世界中の女子が読んだ！

からだと性の教科書

GLEDEN MED SKJEDEN

エレン・ストッケン・ダール
ニナ・ブロックマン
高橋幸子 医療監修（埼玉医科大学 産婦人科医師）
池田真紀子 訳

NHK出版

装幀　名久井直子

世界中の女子が読んだ！　からだと性の教科書【目次】

第4章　自分の体に合わせて選びたい避妊法……148

・本文中の〔　〕内は訳注を表す。原注のうち脚注（［1］など）は章末に記し、後注（＊1など）は以下のサイトに掲載した。https://www.nhk-book.co.jp/detail/0000818052019.html
・本文中に挙げられた書名は、邦訳版があるものは邦題を表記し、邦訳版がないものは原題とその逐語訳を併記した。
・本書の統計の数字は、特に断りがない場合はノルウェー版原書の数字である。

まえがき

わたしたち、ニナとエレンは、スチロール樹脂《じゅし》でできた真っ白なペニスにコンドームをかぶせていて知り合いました。二〇一一年の初秋のことです。二人ともノルウェーのオスロ大学医学部の一年生で、その少し前、医学部の学生が運営する団体で性教育のボランティア教師の活動を始めたばかりでした。指を合成潤滑剤《じゅんかつざい》でぬらぬらさせたわたしたちは、その出会いが、そしてそこから芽生えた友情が、まもなくこぢんまりした街オスロにおさまりきれなくなり、世界中の読者を巻きこむ一大プロジェクトに発展するなどとは夢にも思っていませんでした。そのときはまだ、コンドームの正しい装着のしかたを世の中に広めようと意気ごむ、好奇心と熱意に満ちたガリ勉コンビにすぎなかったのです。

それから数年のあいだ、性教育のボランティア教師としてノルウェー各地を訪ね、ティーンエイジャーやセックスワーカー、難民の人々と会い、体のこと、あるいは健全な性生活について、基本的な知識を伝えて回りました。黒板にチョークで卵巣や睾丸《こうがん》の図を描き、ロールプレイングを通じてセクシュアル・コンセント（性的同意）について一緒に考え、ティーンエイジャーには初体験に望んでいることを書き出してもらったりしました。どれも得がたくて意義深い経験ではありましたが、行く先々であまりにもたくさんの質問を浴びたり、不安を打ち明けられたりして、こちらが押しつぶされそうになることもありました。不安、恥ずかしさ、気おくれ――一番大事な部分であるはずなのに、わたしたちの脚のあいだに隠されているものには、そういったネガティブな感情があまりにもたくさん結びついています。寄せられる質問に答えるだけで一日が暮れてしまいそうでした。わたしのあそこの見た目、ヘンじゃない？　おりものが出るのは性感染症にかかったせいかな？　初夜にかならずシーツに血がつくようにしたいんだけど、何か方法はあるの？……こんなペースではとても追いつけないとすぐに悟りました。全員の質問に一つずつ答えていたら、一生かかっても終わりそうにない！

そこで考えた解決策が、《性器》（Underlivet）というブログを開設して、一度に大勢に向けて発信することでした。わたしたちはどれほどすばらしい体に恵まれているか、その驚きと誇りを、少女たち、女性たちと共有したいと思ったからです。わたしたちの目標は、研究に裏づけられた確かな医学情報を、読んで楽しく、そしてわかりやすい形で書くことでした。お説教や教訓めいた話はみんな省略して、信頼できる情報だけをダイレクトに届けたい。

まもなく《性器》は、ノルウェー最高のアクセス数を誇る健康情報ブログに成長しました。そして、それに勇気をもらい、二人で本を書こうと思い立ちました。それがいまあなたが手にしているこの本です。原書『*Gleden Med Skjeden*（膣《ちつ》の幸せ）』は、二〇一七年一月にノルウェーで刊行され、一年とたたないうちに三〇の言語に翻訳されました。韓国語からポーランド語、ロシア語、オランダ語まで――初めて書いた本が世界中の人に読んでもらえるなんて、最高に名誉なこと（ちょっぴり怖い気もするけれど）。これだけはぜひ知っておいてほしいという知識を世界中の女性たち、女の子たちに伝えられるのだと思うと、それだけで幸せな気分になります。性の健康は誰にとってもすごく大事なことだと二人とも固く信じているのですから。その一方で、この本にそれだけの関心が寄せられたことをちょっぴり悲しく感じてもいます。これまでは女性の性の健康に関する情報がほとんど手に入らなかったという証拠だともいえるからです。世界中の女性たちが悩んだり疑問を感じたりしていて、それを解決したいのに、参考にできる正しい知識がほとんど手に入らなかったということです。誰にでも豊富な情報が手に入れられたらどんなによかっただろうと思いますが、よく考えたら、それはきっと驚くようなことではないのでしょう。ノルウェーをはじめ北欧の国々はセクシュアリティ（性のありかた）に関してとても開放的であることで知られていますが、そんな北欧に暮らすわたしたちでも、わからないことだらけなのです。世界のほかの地域に暮らす女性たちは、山ほどの疑問を抱えて悩んでいるにちがいありません。

日本版の『世界中の女子が読んだ！　からだと性の教科書』は、日本の事情に合わせて加筆・補足されています。男性にとっても貴重な（そしてきっとびっくりするような）情報を詰めこみましたが、執筆中に読者として思い描いていたのは、主に若い女性たち——なかでも、自分の体はどこかおかしいのではないか、見た目が人とちがっているのではないか、こんなふうに感じるのはヘンなのではないかといった不安を抱えている大勢の女性たちでした。みなさんが、この本を読んで自信を取り戻してくれることを願っています。また、自分の体に誇りや満足を感じてはいるけれど、脚のあいだにある驚嘆すべき器官についてもっともっと知っておきたいというみなさんに、ぜひ読んでもらいたいと思います。わたしたちの脚のあいだには、信じがたいほど素敵なものが隠れているのですから。そして（性的な側面でもそれ以外でも）健康のカギは、体のしくみや働きを——わたしたちの脚のあいだにある驚異を——理解することにあるとわたしたちは信じています。

体のことやセクシュアリティについて何らかの選択をするとき、人はより広い背景を視野に入れるものです。避妊《ひにん》、中絶、性的アイデンティティ、性行為など、何をどう選ぶにせよ、文化、宗教、政治的な力が干渉してきます。この何十年かで若者たちは、他人から見て自分が性的に魅力的であるかどうかにこだわるようになってきました。このことは若い女性にとりわけ顕著です。そしてその傾向はノルウェーに特有のことではなく、世界中で同じ変化が起きています。そういった環境で生まれ育った若い世代の女性たちは、不愉快な性経験を次々と押しつけられ、それはのちの人生にも影響を及ぼすことになります。そんな現状を黙って見ているわけにはいきません。

他人から干渉を受け、それに影響されて自分のことを決めるのではなく、手もとにある事実だけを基準としてものごとを決められるような社会を実現したいとわたしたちは思っています。みなさんには、噂《うわさ》や誤解、不安ではなく、正しい医学情報に基づいた選択をしてもらいたいのです。体のしくみについてしっかりした知識の土台を作っておけば、自信を持って自分のことを決められるようになるでしょう。セクシュアリティと性の健康にまつわる誤った通説は取り除かなくてはいけませんし、自分の体について決める権利を他人に渡してはいけないのです。この本が目指しているのは、あなた自身が納得できるような、正確な情報に基づいて賢い選択をするチャンスをあなたの手に渡すことです。

きっといま、こう考えているでしょう――「ノルウェーの医学生コンビが書いた医学の本? そんなもの、どうして読まなくちゃいけないの? だって、コンビの一人はまだ医学部を卒業してもいないんでしょ?」〔現在は二人とも医師になっている〕。ノルウェー版の原稿を執筆していたときから、わたしたち自身、同じ疑問を何度も自分たちにぶつけてきました。二人ともまだ一人前の医師でさえありませんし、何かの専門家というわけでもありません。だから、この本を書くにあたっては、何はともあれ〝謙虚であること〟を心がけました。

そんなわたしたちに勇気を与えてくれた人がいます。ドイツの医学生ジュリア・エンダースです。ジュリアの著書『おしゃべりな腸』(サンマーク出版)は各国でベストセラーになって、腸やうんちをゴールデンタイムのトーク番組で盛り上がれる話題に変えました。ジュリアの本が医学の知識をわかりやすくユーモラスに伝えるお手本として、わたしたちの背中を押してくれました。それに、そう、わたしたちの体のなかで一番プライベートな部分について、恥ずかしがらずに堂々と語るにはどうすればいいか、それもジュリアから教わりました。

いまも医学を学んでいる最中であるわたしたちには、誰にも負けない強みがあります――好奇心と若さにあふれていて、いかにも〝しろうと〟っぽい質問を平気でできる図太さがまだ残っているところです。それは、わたしたちも同じことを疑問に思っているから、そして友達からも同じ質問をされるからです。一人前の医師ではないことが幸いして、〝しろうと〟っぽい質問をしたら評判に傷がつくのではと心配する必要はないし、医療関係者ではない人にもわかりやすいふつうの言葉で話すことを忘れてしまうほど、医者だらけの環境で長く過ごしているわけでもありません。この本が、同じ立場にある医者のタマゴたちが何か書こうと思い立つきっかけになってくれたらとも願っています。

この本を書くために調べ物をしていて、自分たちはどうやら根本から誤解していたようだとわかったことは、数えきれないほどありました。わたしたち二人もやはり、女性器にまつわるまちがった通説にまどわされていたということです。根拠のない通説はあまりにも多すぎます。なかでも根強い一つ、〝処女膜神話〟は、世界中の大勢の女性たちをいまも苦しめています。それなのに、そのちっぽけな部位にまつわる誤解を解こうと努力する医師はほとんどいません。それどころか、親に頼まれて〝処女膜検査〟をする医師までいる始末です。わたしたちは本当のことを知りたいと思いました。ところが、先輩の婦人科医はみな処女膜についての質問に興味を示さず、そんなのどうでもいいことじゃないかという態度で答えをはぐらかしました。いったいどうして？　処女膜は大勢の人生におそろしく大きな影響を及ぼしているのに？　ＴＥＤトークのＴＥＤ×Ｏｓｌｏの講演で、わたしたちは「処女性にまつわる嘘」と題したプレゼンテーションを行って、世界に広く行き渡っている処女膜伝説の嘘を暴きました。原書の刊行時点で、講演動画の視聴回数は二〇〇万を超えていて、わたしたちの受信ボックスにはいまも、処女膜に関する誤解がもとで傷ついた女性たちから、その体験を綴ったメールが次々と届いています。

もう一つ広く知られた誤解は、ホルモン避妊法は自然に反していて危険だというもの。この誤解があるために、数えきれないほどの少女たち、女性たちが安全ではない避妊法を選び、その結果、望まない妊娠をしています。ホルモン避妊法の副作用に、みんなが不安や危惧《きぐ》を感じているのです。ところが医療に携わる人たちは、わかりやすく説明しようという努力を怠って、心配はいりませんよと繰り返すばかり。そんなことにはもううんざりです。だからこの本では、避妊法の説明にかなりのページを割《さ》いて、気分の変動や性欲の減退など、考えられる副作用を詳しく調べた重要な研究をたくさん取り上げました。いまはまだはっきりわかっていないことであれば、わからないと正直に書きました。でも、わたしたちが何より大切に考えているのは、みなさんを安心させることです。重篤《じゅうとく》な副作用が表れるケースはとてもまれですし、ホルモン避妊法を使うと、かなりの人が気分の落ちこみや性欲の低下を経験するという通説を裏づける証拠はほとんどありません。どんなことにも例外はあるものですが、この本を読んで、正常と異常の区別をつけられるようになってもらえたらと願っています。

そのほかの通説は、具体的な害を及ぼすような種類のものではありません。それでもやはり、医学研究の世界が男性に主導されていた時代はあまりにも長かったのだと痛感させられます。〝膣オーガズム〟なんて一度も経験したことがないわよという不満を友人から聞かされると、女性のセクシュアリティの解釈は、何世紀にもわたって男性のニーズによってゆがめられてきたのだと思い知らされます。現実には、〝膣オーガズム〟などというものは存在しません。現実には、いろんなタイプの刺激の結果としていろんなタイプのオーガズムがあるというだけで、そのどれもがまったく同じように気持ちのいいものです。膣への挿入だけでは絶頂に達することができず、ほかの種類の刺激がなくてはイケないとしても、そのことで女性が劣等感を抱かずにすむような社会に変えていくことがわたしたちの望みです。

このまえがきに挙げたのは、本書で取り上げたトピックのほんの一部にすぎません。外陰部《がいいんぶ》から卵巣まで、女性器の秘密を探求するわたしたちの旅に、あなたもぜひ加わってください。そしてわたしたちが新しいことを山ほど学んだように、新しい知識をたくさん増やしてください。この本を読み終えたとき、いままでより少しでも気持ちが楽になっていますように。あなたの体は、みんなと同じただの体にすぎません。わたしたち全員に一つずつ与えられているこの体は、一生を通じて、喜びと悩みを等分に与えてくれます。あなたの体が成し遂げるものごとを誇りに思ってください。そして体が悪戦苦闘しているときは、どうか辛抱強く見守ってあげてください。

ノルウェー、オスロにて

エレン・ストッケン・ダール
ニナ・ブロックマン

第1章　女性の体はこんなにすばらしい

脚のあいだにひっそりとあるパーツはきっと、自分の体のなかでもとりわけ親しい相手のはず。お母さんの子宮を飛び出してこの世に生まれた瞬間から、二人三脚で歩んできた相棒です。幼稚園に通うころには体に対する意識が目覚め、異性のお友達とこっそりあそこを見せ合ったりしたかもしれません。思春期にさしかかると、下腹部を覆う毛が生えはじめます。そして、初潮の訪れを誇らしく思った人もいれば、怖《お》じ気づいた人もいるでしょうが、その日のことはいまもしっかり覚えているのでは？　そのあと、もしかしたら自慰《じい》行為を覚え、めくるめく快感を発見した人もいるでしょう。やがて初体験をすませ、弱さ、好奇心、欲望の何たるかをほんの少し知ったことでしょう。もしかしたら、いまはもう子供がいて、生殖器がどれほど劇的に変わるものか、どれほどの奇跡を起こすものか、身をもって知っている人もいるかもしれません。どこまで経験しているにしても、一つ確かにいえるのは、あなたと生殖器は切っても切れない関係にあるということ。せっかくだもの、もっと深く知り合っておきませんか。

外陰部――そこにある驚異

服を脱いで、鏡の前に立ってみましょう。生殖器部の始まりは、おへそからだいぶ下のほうま

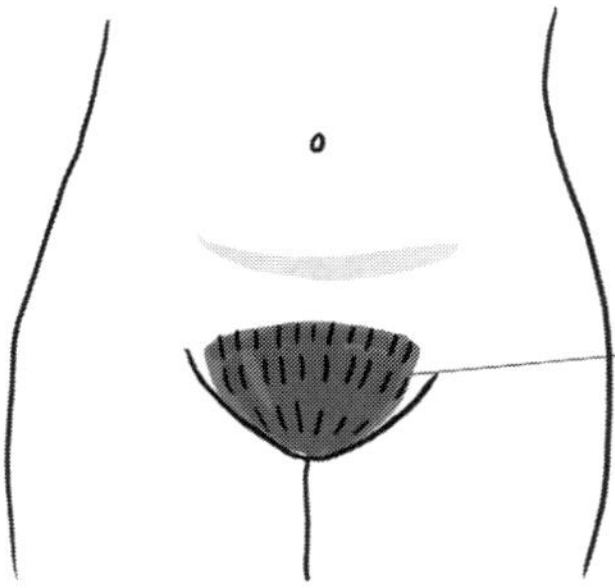

でたどったところ、骨盤の前端《ぜんたん》部分にある、脂肪がたっぷりついたふくらみのあたりです。この柔らかな部分は恥丘《ちきゅう》といって、思春期の終わりまでに陰毛で覆われます。恥丘は人によって厚みがだいぶちがっていて、おなかよりも恥丘のほうが前に張り出している人もいれば、平らに近い人もいます。どちらもまったくふつうですから、心配しないで。

　恥丘をさらに下までたどっていった先が、外陰部です。デリケートゾーン、プッシー、まんこ、われめ、ハマグリ……などなど、上品な言い換えから、かなり品のない呼びかたまで、昔からたくさんの婉曲《えんきょく》表現が使われてきました。〝外陰部〟は毎日のように耳にする言葉ではないけれど、女性にとっては、自分の脚のあいだをのぞいたとき、いつでもそこにあるものが外陰部です。

　女性器のうち、外から観察できる部分を膣《ヴァギナ》だと思っている人は少なくありません。「あたしのヴァギナ、毛が生えてるの」「あなたのヴァギナ、とてもきれいよね」などと話すことがあるかもしれませんが、厳密にいうと、これは誤り。ヴァギナに毛は生えないし、他人から簡単に見えるものではありませ

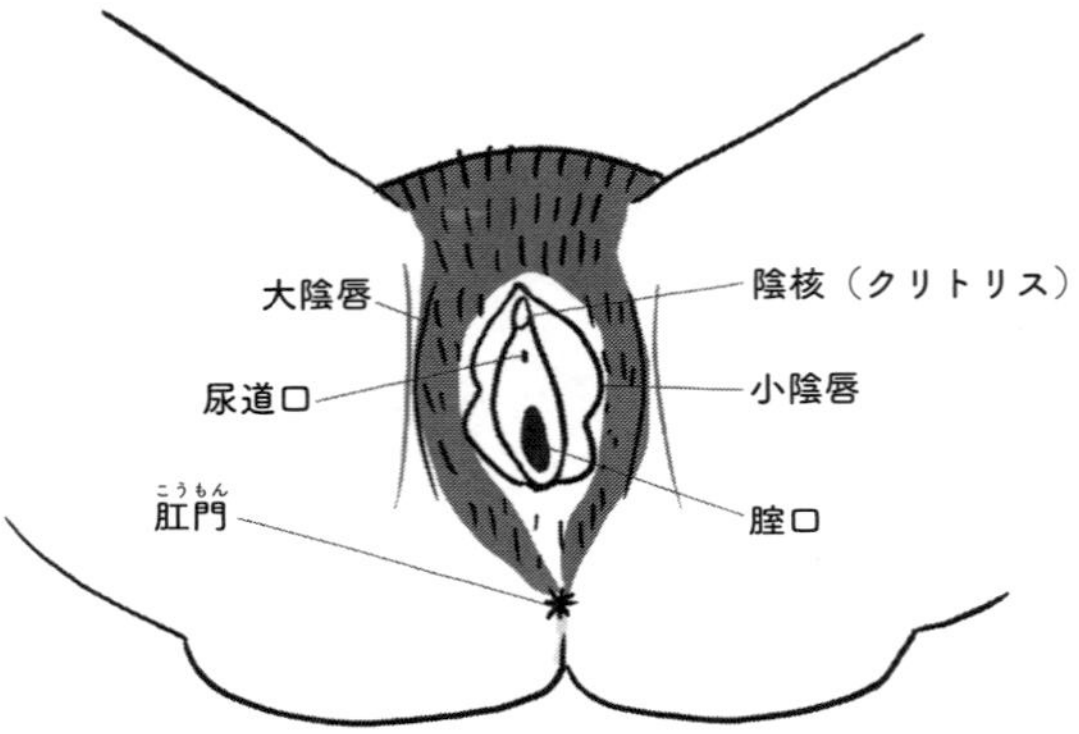

ん（見えなかろうと、とても美しいものであることはまちがいないけれど）。腟とは、女性器の一部分を指す呼び名にすぎないのです。もっと正確にいうと、挿入性交をしたり、出産したりするときに使う、筒型をした筋肉質の器官のこと。つまり、子宮につながっている管《くだ》の部分を指します。いまここで用語にこだわるのはなぜかといえば、腟はわたしたち女性に大きな喜びを与えてくれるものであるけれど、生殖器というのは腟だけではないからです。女性器全体を〝ヴァギナ〟と呼ぶ人も、きっと〝外陰部〟を指して言っているつもりではないかしら。というわけでこの本でも、すばらしき女性器についての説明は外陰部から始めることにしましょう。

　外陰部は、花びらが二重になった花のような形をしています。これまでも外陰部は花にたとえられてきました。外陰部を構成するパーツについて知るには、外側から始めて内側に向けて説明していくとわかりやすそうです。

　二重の花びら、または陰唇《いんしん》は、その内側にある感じやすい部分や器官を保護する役目を果たしています。外側の大陰唇は、内側にある小陰唇よりも厚みがあり、ほとんど脂肪でできているため、自動車のエアバッグやショックアブソーバー（振動を減衰する装置）のように、衝撃をやわらげる働きをします。小陰唇がすっぽり収まるくらい長い人もいれば、明らかに短い人もいます。また、外陰部の左右に皮膚《ひふ》が盛り上がったような薄いふくらみがあるだけという人もいます。

大陰唇の表面は、ふつうの皮膚で覆われています。体のほかの部分の皮膚と同じように、皮脂《ひし》腺《せん》や汗腺《かんせん》、毛穴が並んでいます。陰毛が生える――これはとてもありがたいこと――ほか、ニキビや湿疹《しっしん》ができる――こちらはあまりありがたくないかも――ことも。悲しいかな、皮膚はやっぱり皮膚なのです。

小陰唇は大陰唇より長いことが多いですが、かならずそうというわけではありません。しわやひだが集まって、チュールをぜいたくに使ったスカートのような形状をしている場合もあります。まっすぐ立った状態で鏡に向かったとき、小陰唇が大陰唇より垂れて見える人もいるし、大陰唇を広げないと小陰唇が見えない人もいます。

脂肪の多い大陰唇とはちがって、小陰唇は薄く、とても敏感にできています。女性の体でもっとも感じやすいクリトリスほどではないにしても、神経終末〔神経繊維の末端〕が密集しているので、触るとかなり気持ちがいい部分です。

小陰唇の表面は、ふつうの皮膚ではなく粘膜《ねんまく》でできています。粘膜は誰でも見たことがあるはず。たとえば白目を取り巻いている部分や、口の内側などが粘膜です。ふつうの皮膚の表面には角質層がありますが、これは死んだ細胞からできた毛布のようなもの。この角質層に守られているおかげで、皮膚は乾燥した状態でも健康でいられるわけです。ところが粘膜は、死んだ細胞の保護がないために摩擦《まさつ》に弱く、ちょっとした刺激で裂けてしまうことがあります。たとえば小陰唇が長めだと、タイトなジーンズにこすれて痛むことも。ふつうの皮膚とちがって、粘膜は湿った状態を好みます。粘膜には毛穴がないので、外陰部の大陰唇よりも内側に陰毛はまったく生えません。

小陰唇を左右に広げると、膣前庭《ちつぜんてい》という部分が見えます。ここには穴が二つ——尿道口《にょうどうこう》と膣口《ちつこう》があります。尿道口は、一番上、小陰唇の合わせ目にあるクリトリスと、肛門側にある膣口のあいだに位置しています。

一日に何度も使うのに、ふだん尿道口を意識することはあまりありませんよね。意識するどころか、おしっこ専用の穴があることを知らなくて、男性と同じように、二つの目的（男性なら精液と尿の放出）に使う穴が一つあるだけと思っている人もいます。でも安心して。そういうわけではありません。尿には専用の出口が用意されています。女性器を何度も見たことがあっても勘ちがいしやすいけれど、膣からおしっこが出ることはありません。鏡を見ながら探しても、尿道口を見つけるのはかなりの難題でしょう。尿道はとても細いし、尿道口はたくさんの小さなひだのなかに埋もれていることが多いのです。

膣——伸縮自在のチューブ

控えめなたたずまいの尿道口に比べると、膣口は段ちがいに大きく、簡単に見つかります。膣は筋肉でできた細い管で、長さは七から一〇センチメートルほど。それが外陰部と子宮をつないでいます。ふだんは押しつぶされて内壁の前後がくっついた状態になっていて、そのおかげでウォータープルーフ仕様が実現されています。すごいでしょう？

性的に興奮すると、膣は広がり、長さも幅も大きくなります。また、あらゆる方向に伸び縮みするようにできています。プリーツスカートにちょっと似ているかも。指で探ってみると、たくさんのひだがあるのがわかります。

膣まわりの筋肉はとても強靱《きょうじん》にできています。指を入れてきゅっと締めてみると、その強さを実感できますよ。骨盤底筋《こつばんていきん》というこの筋肉群は、体のほかの部分の筋肉と同じようにエクササイズで鍛えることもできます。

膣の内側は、湿った粘膜でできています。湿り気のほとんどは、腺から分泌《ぶんぴつ》されるものではなく、体内から膣壁《ちつへき》を介して染み出すもの。子宮頸部《しきゅうけいぶ》にある腺から少量の分泌物が分泌される一方で、膣壁には分泌腺がありません。膣内はつねに湿っていますが、性的に興奮すると、いっそうの湿り気を帯びます。これは生殖器部全体の血液量が増えて、膣壁からふだんよりたくさんの液がにじみ出るから。性器の血流が増えていることは、勃起《ぼっき》性組織（そのとおり！　女性にも勃起性組織があります。これについてはまたあとで詳しく）が充血することからわかります。興奮したとき分泌される液は、自慰行為や挿入性交の摩擦をやわらげる潤滑剤の役割を果たします。摩擦が減るおかげで、セックスでかなり荒っぽく痛めつけられる外陰部の粘膜や膣壁のダメージは軽くなります。セックスのあとひりひり痛んだり、膣壁にできた小さな裂《さ》け目から少々の出血があったりしても異常ではないので、心配はいりません。膣壁の自己修復能力はとても高いのです。

膣壁から染み出す湿り気のほかに、膣前庭にある二つの分泌腺からも粘液が分泌されます。この分泌腺は、膣口のお尻側の左右にあり、一七世紀デンマークの解剖学者カスパー・バルトリン（同名のおじいさんがいますが、孫のほうです）の名をとってバルトリン腺と呼ばれています。ここから粘り気のある液が分泌され、膣口をなめらかに潤します。バルトリン腺はエンドウ豆くらいの大きさの楕円形《だえん》をしていて、ときにトラブルメーカーになることも。この腺の管は細く、それが詰まると粘液がたまって腫《は》れ、バルトリン腺嚢胞《のうほう》ができてしまうのです。外陰部の片側にちっちゃな風船みたいな硬いかたまりができていたら、それが嚢胞です。ここが感染症を起こして膿瘍《のうよう》になるとかなり痛みますが、簡単な手術一つで解決できます。膣に湿り気を与えることにこのバルトリン腺がどのくらい大きな役割を果たしているか、学者の意見は完全には一致していません。[*1] 嚢胞が腫瘍《しゅよう》化し、手術でバルトリン腺を切除した女性も、性的に興奮すれば、やはり膣を潤す粘液の量が増加することがわかっているからです。

膣前壁《ちつぜんへき》――膣壁の膀胱《ぼうこう》側――に、女性誌のセックス特集でよく取り上げられるスポットがあります。そう、Gスポットです。これを発見したドイツの産婦人科医エルンスト・グレフェンベルグにちなんでGスポットと呼ばれています。大勢の研究者が一九四〇年代から議論を重ね、Gスポットを探し続けていますが、これはいまも論争の尽きないテーマです。誰も正体を突き止められていないばかりか、Gスポットという独立した部位があるのかどうかさえ、まだはっきりわかっていません。

Gスポットは、女性の一部の膣内にある超敏感な部分《スポット》で、その一点を刺激するだけでオーガズムを得られるという人もいます。Gスポットは膣前壁の奥のほう、おなかに近い位置にあるとされていて、指で〝こっち来て〟のしぐさをすると、ちょうどそこを刺激することになるとか。ディズニー映画の魔女が妖《あや》しい表情で人差し指を立て、くいくいと動かしているところを想像してみて。まさにあの動きです。一部の女性の説明によれば、Gスポットへの刺激は、膣のほかの部分を刺激されるよりずっと気持ちがいいし、快感の質もちがうといいます。おそらくみなさんもご存じのように、外陰部――とくにクリトリス――と比べると、膣そのものはあまり敏感ではありません。一番敏感なのは膣口で、奥へ行くほど鈍くなっています。

メディアでは、Gスポットは解剖学的に独立した部位として扱われていることが多いようです。たとえば雑誌のセックス特集やセックス指南書などを読むと、そのような印象を受けます。けれども、二〇一二年に発表されたイギリスの研究論文は、Gスポットを膣のなかにある独立した部位と仮定して研究を行った過去の論文を調査して、独立した部位であることを裏づける証拠は乏しいという結論を出しています。Gスポット関連の研究のほとんどは、女性を対象にしたアンケートの回答をもとに行われていました。また、同じ研究論文によると、Gスポットという部位があると信じる女性たちの多くは、自分の体のこの部分がGスポットですとはっきり指し示すことはできませんでした。さらに、最新の撮像《さつぞう》技術を駆使して行われた研究でも、オーガズムや性的快感を生み出すような独立した部位は、クリトリス以外に見つかっていません。[*2]

一つの仮説として、Gスポットとは解剖学的に独立した部位ではなく、クリトリスのうち体内の奥深くまで伸びている部分にすぎず、セックスのとき、膣壁越しにそこに刺激が加わるのではないかというものがあります。二〇一〇年に、パートナーと膣性交中の女性の膣前壁を観察した研究論文が発表されましたが、超音波を使ってGスポットを探索したものの、やはりそれらしき部位は見つからず、クリトリスの体内の奥深くに埋もれた部分が膣前壁のすぐ近くにあることから、神秘のGスポットの正体はクリトリスかもしれないと結論づけられています。[*3]

潮吹きというタイプのオーガズムに達するのに、Gスポットが大きな役割を果たしていると考える研究もあり、[*4] ここからまた別の仮説を導き出すことができます。もしかしたらGスポットは、尿道と膣前壁とのあいだにある分泌腺のことなのかもしれません。スキーン腺と呼ばれるこの分泌腺は、男性の前立腺《ぜんりつせん》の女性バージョンとされています。男性の前立腺はクルミほどの大きさがあり、膀胱とペニスをつなぐ尿道を取り囲むように存在しています。女性のスキーン腺は、男性の前立腺と同様、オーガズムの際に液体を放出することから、女性の射精《しゃせい》現象（潮吹き）に関連しているのではないかと考えられているわけです。

膣壁は容易に観察できる部位なのに、これほど謎に包まれているというのも奇妙な話でしょう？　ことにGスポットについては、推論ばかりがあって、結論らしい結論はいまもありません。女性の体について、これまで以上に精度の高い研究が行われるのをどきどきしながら待つことにしましょう。

クリトリス――実はペニスの別バージョン

少し前に出てきた、クリトリスの〝体内の奥深くまで伸びている部分〟というところを読んで、ちょっと驚きませんでしたか。〝奥深くまで伸びている〟？　きっとみんなこう思っているでしょうから――クリトリスとは、干しぶどうサイズのもの、外陰部のてっぺん、小陰唇の合わせ目にちんまり収まっている部位である、と。ところがこの小さなボタン、実は氷山の一角にすぎません。性器を包んでいる深い闇の奥に、わたしたちの想像をはるかに超える器官がひっそりと隠されているのです。

クリトリスは大部分が体内に埋もれた器官であるという事実は、一八〇〇年代から解剖学者には知られていました〔1〕が、一般の人も知っている常識とはとてもいえませんでした。男性のペニスの構造は解剖学的な研究が進んで、教科書にも載っているのに、クリトリスの研究は進まないままだったのです。のちの解剖学研究に大きな影響を及ぼした『グレイ解剖学』（エルゼビア・ジャパン株式会社）が刊行されたのは、一八五八年。この時点でもまだ、クリトリスという項目は取り上げられていません。男性優位の見本みたいな医学界は、クリトリスの詳細な研究にはあいかわらずほとんど関心を抱かないまま、いまに至っています。クリトリスを構成しているパーツやその働きについて、現在でも意見のちがいが残されたままになっているのです。医学の観点からすると、とても嘆かわしいことです。

それでも、一つ確かにいえることがあります。世の中の多くの人がクリトリスと呼んでいるのは、骨盤に沿って外陰部の左右に伸びている大きな器官のごく一部分にすぎないということ。[*5,6,7] も

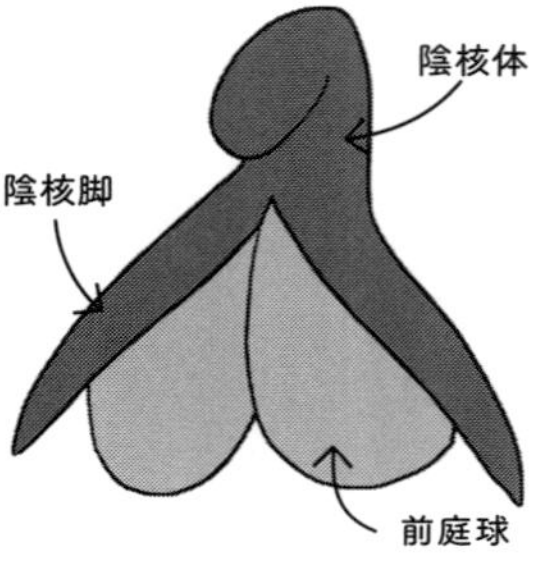

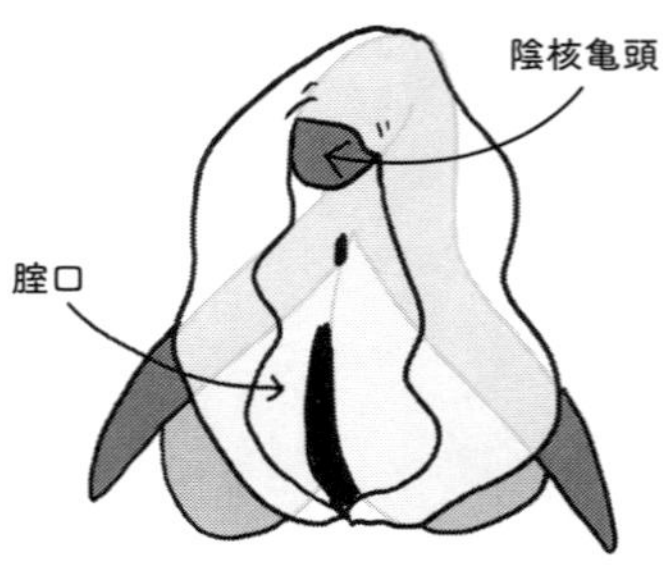

しX線メガネがあったら、クリトリスは全体として、アルファベットのYを上下ひっくり返したような形をしていることがわかるでしょう。ちっちゃな干しぶどう、陰核亀頭《いんかくきとう》とか、クリトリスの〝頭〟と呼ばれている部分は、そのてっぺんに位置しています。長さは〇・五から三・五センチメートルほど。でも、部分的に包皮《ほうひ》をかぶっているため、実サイズより小さく見えます。[8] 目で確認できるのは、クリトリスの先端だけなのです。そこから陰核体《シャフト》が体の奥に向かって斜めに伸び、途中から二股の陰核脚《いんかくきゃく》に分かれて、それぞれ外陰部の左右、陰唇の内側へと続いています。

陰核脚は勃起組織、つまり海綿体《かいめんたい》でできていて、性的に興奮すると充血して膨張します。二本の陰核脚のあいだにはやはり海綿体でできた前庭球《ぜんていきゅう》があり、これが膣口と尿道口を取り囲んでいます。

セックスに関する本を読んだことがある人なら、こういった用語に見覚えがあるのでは？　だけど、ちょっと待って。亀頭や陰茎《シャフト》や海綿体があるのは、男性のペニスじゃなかった？　誰が見てもわかる勃起したペニスとは対照的に、女性の快感の源であるクリトリスは大切にしまいこまれた秘密のようなもの。そう考えると、クリトリスとペニスは実は同じ器官の女性・男性バージョンなんですよといわれたら、ちょっとした驚きかもしれません。

子宮内の一二週までの胎児に備わっている生殖器は男女ともまったく同じで、生殖結節《けっせつ》と呼ばれるミニ・ペニス（または特大クリトリス）です。これは女性器にも男性器にもなれる可能性を秘めています。ペニスとクリトリスはこの共通の基本構造から発達した器官ですから、形状や機能にも似通った点がたくさんあるのです。

ペニスの〝頭〟とクリトリスの〝ボタン〟は、形はちがっても同じものなので、同じように亀頭と呼ばれています。亀頭は、男女とも全身のなかで一番敏感な部位です。どちらにも八〇〇〇以上の感覚神経終末があるとされています。感覚神経終末は、圧力や刺激に関する情報を受け取って、脳に信号を送ります。脳は受け取った情報を調べて、苦痛や快感に分類します。神経終末が多ければ多いほど、脳が受け取る信号は強力になり、しかもさまざまなニュアンスを含んだものになります。とはいえ、クリトリスの亀頭はペニスの亀頭に比べると、段ちがいに敏感です。なぜかというと、神経終末がずっと小さい面積に密集しているから――その密度はなんと、ペニスの亀頭の五〇倍にもなるのです[*9]！

クリトリスとは快感のスイッチであると考え、それならとにかく圧力を加えれば快感が高まるだろうと誤解している男性も残念ながらいます。軽く愛撫《あいぶ》してみて、女性から思ったほどの反応を得られないと、どんどん強く愛撫してしまいます。ところが、クリトリスはそういうしくみになっていません。神経終末が密集しているため、刺激の微妙なちがいまで感知できます。これが思いもよらない新しい刺激や快感の扉を開くこともありますが、快感だったものが次の瞬間、痛みや無反応に変わることもあるのです。強い圧力を長時間にわたって受けていると、神経終末は脳に信号を送るのをやめてしまいます。クリトリス・ボタンは〝無音《ミュート》〟に切り替わるわけです。こうなったらもう、クリトリスをしばらく放っておいて、ふたたび話をする気になってくれるのを待つしかありません。ちょっとデートに似ていますね。あまり張りきりすぎると、相手は引いてしまいます。

男性が勃起するのは、ペニスの海綿体に血液が集まって膨張するから。女性のクリトリスの海綿体も、まったく同じ働きをします。性的な興奮が高まると、クリトリス全体がふだんの二倍ほどにふくらみます。[*10] 二倍とは、なかなかすごい勃起でしょう? 陰核脚と前庭球は陰唇の下にあって、その内側に尿道口と膣口が位置しているため、興奮しているあいだは外陰部全体がふだんより大きくなったように見えます。また、前庭球と小陰唇に血液が集まるため、暗い赤紫色を帯びます。

ペニスとクリトリスが似ている点は、それだけではありません。男性は〝朝立ち〟や、眠っているあいだの勃起のことを自慢げに話したりしますが、女性だってその気になれば自慢できそうです。一九七〇年代にフロリダ大学で、クリトリスが大きめの女性と男性とを比較する研究が行われた結果、女性が熟睡中に〝勃起〟する頻度は、男性に負けないことが判明しているのです。[*11] また別の研究では、女性は一晩で多ければ八度も〝勃起〟することがわかっています。その時間を合計すると、平均一時間二〇分になるとか![*12]

そうです。クリトリスについて、みなさんが教えてもらっていないことはまだまだたくさんあるのです。とてもすばらしい器官なのに、あまりにも長いあいだ無視され、過小評価され、秘密にされてきました。クリトリスが骨盤周辺全体を網羅《もうら》するように伸びていると知って初めて、わたしたち女性には驚異に満ちあふれたすばらしい快楽のツールが備わっていることを理解できるでしょう。

処女膜の正体

数千年のあいだ、いろいろな文化が処女性に関心を向けてきました。しかし、注目されるのはたいがい女性の処女性ばかりで、男性のそれは話題に上りません。男性は聖母だとか尻軽だとかと言われることはありませんし、純潔にも不純にも分類されることがないのに、女性にはそういったレッテルが貼られがちです。しかも〝幸いにも〟結婚初夜に膣から出血があったかどうかを見れば、花嫁がどんな人なのかまでわかるとされています。

ここからしばらく処女膜の話をしましょう。膣口にあるとされるもの、時代後れの伝統と誤った情報だけを根拠に、この時代になってもなお世界中の女性たちから尊厳を――場合によっては生命まで――奪っている神話の存在、処女膜。いまだに男女がこんなふうに区別されているなんて――セックスという建設的ですばらしい行為が、男性には悪い影響など何一つ残さないのに、女性にとっては破滅の原因になりかねないなんて――とても許しがたいことです。

処女膜は古くから貞操《ていそう》の証とされてきました。通説によれば、女性が初めて性交を経験したとき（しかもその一度にかぎり）、膜が破れて血が流れます。この出血こそ処女の証拠と見なされてきました。古い時代には、初夜が明けると、血の染みのついたシーツを外に干して、何も問題がなかったことを近所の人に知らしめる習わしまであったそうです。

処女膜神話いわく、性交で出血すれば、これまでセックスの経験がなかった証。出血がなければ、すでに経験があったという証。神話なんてたいがいそうですが、この神話もやはり完全にまちがっています。

この神話がいまも生き延びているのは、処女膜とはまさに〝膜〟であるという共通の認識に支えられているからです。〝膜〟と聞いて頭に浮かぶのは、ぴんと張ったキッチン用のラップのようなものでしょう。指で突いたら、ぽん！とはじけるようなもの。ただ、脚を開いて鏡で見てみたことが一度でもあれば、まだセックスの経験が一度もない人でも、膣の入口にラップが張ってあったりしないことは知っているはず。近年、「処女膜なんて膜は存在しない」という意味の発言をよく耳にするようになりました。まるで封印でもするように膣の入口をふさいでいるものはないという点では正しい見解ですが、そもそもの誤解の原因になった解剖学的なパーツがまったく存在しないわけではありません。処女膜は、ちゃんと存在しています。

膣口からほんの少し奥に入ったところに、膣の内壁に沿って環状になった粘膜のひだがあります。この小さな輪っかのようなものが、古くから処女膜と呼ばれてきたものの正体です。呼び名はほかにもいろいろありますが、一番多く使われている〝処女膜〟の膜が誤解を招く大きな原因になっていそうです。

処女膜はすべての女性に生まれつき備わっていますが、何かの役に立つわけではありません。その意味で、男性の乳首と似たようなものといえそうです。とくに用途はなく、胎児だったころの名残《なごり》にすぎません。

処女膜には厚みと幅があります。つまり、キッチン用のラップのように薄いわけではなく、厚くしっかりしています。思春期前の女の子の処女膜は、たいがいつるりとしていて、ドーナツのように真ん中に穴が開いています。ホルモン交響楽団がステージに上って演奏を開始し、体のさまざまな部位が変化を始めると、処女膜も同じように変わります。思春期の終わりごろまでに、処女膜は三日月形になっていることが多いとされます。後ろ側――肛門の側に行くほど広くなっていて、あいかわらず膣の内壁に沿って輪っか状になってはいますが、真ん中の穴はそれまでよりも大きくなっています。[*13] 少なくとも、理屈の上ではそういう形状をしています。実際には、決まった形状があるわけではないのです。

真ん中に穴がある輪の形をしていることが多いですが、なめらかでつるりとしているとはかぎりません。しわや凹凸《おうとつ》があることもしばしば。形状と性的な経験の有無には関係がありません。処女膜の一部が細い筋状になって膣口を横切っていることもあります。〝Ø〟（ノルウェー語の母音の一つ）に近い形状です。また、大きな穴が真ん中に一つあるのではなく、小さな穴がたくさん開いて網の目のように見える場合もあれば、膣壁を飾る小さなフリルのように見える場合もあります。少女のごく一部では、膣口を処女膜が本当に完全にふさいでしまっている例もありますなかにはかなりしっかりと厚みのある処女膜をしている人もいて、これはトラブルの予兆になります。というのも、当然といえば当然だけれど、月経血《げっけいけつ》には出口が必要だから。こういった処女膜を生まれつき持つ人は、初潮を迎えて初めて問題に気づきます。月経血が膣のなかにたまってしまうと激しく痛み、手術が必要になります。処女膜とは封印であるという神話は、こういった本当にまれな形状の処女膜にしか当てはまりません。*14

形はどうあれ、処女膜は柔軟性と伸縮性に富んでいます(例外は、膣口が完全にふさがれてしまっているごく一握りの人だけ)。しなやかなものではありますが、処女膜は、膣が一番細くなっている部分にあります。膣はびっくりするほど伸び、しかも元どおりに縮まります。考えてもみて、赤ちゃんが通れるくらいだもの。処女膜も伸縮性に富んでいるとはいえ、性交に耐えるほどではありません。たとえるなら、輪ゴムです。ある程度の長さまでは自在に伸びるけれど、限界を超えたとたん、ぷつんと切れてしまうのです。

初めて膣性交を経験すると、処女膜は膣のほかの部分と一緒に伸びます。ほとんどの場合、処女膜はしなやかで伸縮にも耐え、ダメージをこうむることはありませんが、裂けてしまって少量の血が出ることもあります。つまり、初めてのセックスで出血する人もいれば、しない人もいるということ。出血の有無は、処女膜の形状や伸縮性によります。まれな形状、たとえば一部が膣口を横切るような形状をしていると、ペニスや指に道を譲るために、その部分が裂けるわけです。

初めてのセックスで出血する人の割合はどのくらいか、数字で表すのはちょっと困難です。統計資料がないわけではありませんが、数値にばらつきがあるからです。わたしたちが参照した二種類の研究では、全女性のうち、合意による初めての膣性交で出血した人の割合は、それぞれ五六パーセントと四〇パーセント。この数値は、全女性が出血すると断定するにはほど遠いものの、かなり高い割合といえそうです。[*15,16]

この二つの研究は、対象の女性に面接し、初体験について話を聞く対話形式で行われました。つまり、処女膜は膣のもっとも細くなった箇所にあるのは確かだけれど、出血したのは本当に処女膜だったのか、ほかの部分だったのか、客観的には判断できないということ。少し前の膣の項で説明したように、ほんの少しでも手荒なセックスをすると、膣壁に小さな裂け目ができて、そこから出血することはふつうにあるからです。緊張から膣の筋肉に力が入っていたりしても同じ。初めてのセックスで、条件によっては誰でも出血するということです。

要するに、女性の脚のあいだをのぞいてみたところで、性経験の有無は簡単には判断できないということ。処女膜は未経験の人にだけあるものではないし、経験ずみの人に特有の形状が一種類だけ存在するわけでもなく、また、〝処女〟に特有の形状があるわけでもないのです。体のほかの部分と同じように、処女膜の形状は十人十色。処女検査はまったくの無意味です。

残念なことに、処女膜についてのこの事実はあまり広く知られていません。結婚初夜に確実に出血するようにと手術に頼る女性も、ごくまれにではありますが、現在でもいます。

本当なら、そういった解決法に頼るのではなく、「出血がない＝処女ではない」という等式が誤りであることを広く知ってもらうべきでしょう。結婚まで〝無傷〟でいた裏づけがなくてはならないと信じる女性がまだいるのは、いったいなぜ？　出血の有無が問題になることがまずおかしいし、処女検査なんて、きっぱりと廃止すべきです。そもそも処女であることが大切という考えを葬らなくてはなりません。

それを邪魔しているのは、処女膜について信頼できる情報がほとんど見つからない現状です。しかも、厳密には正しいといえない情報や明らかに誤っている情報と、本当に正しい情報をより分けるのがあまりにもむずかしいのです。わたしたちも情報を探してあちこち調べましたが、一般的に誰にでも理解しやすく、簡単に手に入り、しかも正しいという条件をそろえた情報はほとんど見つかりませんでした。研究文献ならいくらでもあります。でも、処女膜について少しでも触れている本といえば、医学部でよく使われている婦人科の教科書くらいで、医学の教科書なのに、通説をそのまま載せているものまである始末でした。解明されていない疑問はまだまだ山のようにあります。これはいまこの時代に生きている女性たちの尊厳を奪いかねないもの、場合によっては生命さえ奪いかねない問題です。それなのに、関心を持つ医師がこれまでほとんどいなかったのだと考えると、絶望的な気持ちになります。そのうえ手に入るわずかばかりの情報は、それを本当に必要としている人たちには届いていないのです。

もう一つの穴——肛門の役割

英語では、お尻の穴のことを〝陽の射さないところ〟と呼んだりします。このしわしわの茶色い穴は、女性の生殖器の説明から省かれてしまうことも多いけれど、膣と肛門とは、薄い壁一枚で隔てられているだけのもの。いってみればおとなりさんであるわけで、肛門は、膣や外陰部、そして多くの女性の性における自己イメージと分かちがたく結びついています。

〝アヌス〟とも呼ばれる肛門は、筋肉でできた頼りがいのある輪っかで、排泄《はいせつ》が可能なタイミングまで大便をしかるべき場所に閉じこめておく役割を果たしています。この役割は、遠い昔にはとても重要な仕事だったにちがいありません。わたしたちの体には、一つではなく二つの括約筋《かつやくきん》が備わっています。片方がサボっていても、もう一方がその役割を補って、大便が許可なく出ていくことのないよう目を光らせています。

そのうちの一つ、内肛門括約筋《ないこうもんかつやくきん》は、自律神経によって制御されています。自律神経とは、意識とは無関係に働く神経系の一部です。直腸が大便で満杯になりかけていることに気づくと、体から内肛門括約筋に向けて、リラックスせよという信号が送られます。これを排便反射といい、大至急トイレを探す必要に迫られたときのあの感覚がそれです。

人間の体にこの原始反射しか備わっていなかったら、わたしたちはみな、おむつをしている赤ちゃんと同じように、いつでもどこでもおかまいなしにうんちをしているでしょう。しかし、人間は社会性を持った生き物です。成長とともに学習し、いつどこで排便するかコントロールできるようになっていきます。コントロールのカギを握っているのは、もう一つの括約筋、外肛門括約筋《がいこうもんかつやくきん》です（肛門に指を入れて締めると、その存在を確認できます）。こちらは意識的に制御できる随意筋で、プライバシーが確保できる状況が整うまで我慢していられるのは、この外肛門括約筋あってのこと。肛門に力を入れて漏れるのを我慢していると、やがて体がその意味を察して、原始反射は敗北を悟ります。大便は人知れず結腸《けっちょう》まで退却し、状況が改善するのを辛抱強く待ちます。うんちチャンス――と著者たちは呼んでいます――は当面お預けです。

ムダ毛処理のアドバイス

人間であることは、脚のあいだに毛が生えているということでもあります（少なくとも自然の観点からは）。思春期を迎えると、恥丘から陰唇に沿って、細くて濃い色をした毛が生えてきます。時間とともにその本数は何倍にも増え、最終的には三角形の鬱蒼《うっそう》とした草原がお尻の穴まで広がります。人によっては、いわゆるビキニラインを超えて、ももの内側まで領土を拡大することも。

美の流行からいえば、無毛またはきちんと手入れされた状態がふたたび好まれるようになってきているようです。多くの女性にとってこの流行は、不安と悩みの種でもあるでしょう。ムダ毛処理をするとかえって増えてしまうのではないか、濃くなるのではないかと心配になりますよね。毛の伸びるスピードが上がるのではと不安に思う人もいます。わたしたちも長年、あまり頻繁にカミソリで剃《そ》っていると、ビキニラインが四方八方に拡大して手に負えなくなるのではとびくびくしながら生きてきました。同じ理由から、十代の少年は、定期的にパパのカミソリを拝借しては唇の上にうっすら生えた産毛《うぶげ》を剃り、男らしいひげが生えてきてニキビを覆い隠してくれるのを願ってきたでしょう。女性にとっては幸いなことに、そして十代の少年たちにとっては不運なことに、これはまったくのナンセンスです。

体毛の濃さや生えるタイミングを決めるのは、遺伝子とホルモンです。[*17] 誕生の時点で持っていた毛嚢《もうのう》の数――およそ五〇〇万個――が増えることはありません。その一部、たとえば性器周辺や脇の下の毛嚢は、ホルモンにとりわけ敏感に反応します。思春期にさしかかると性ホルモンが爆発的に増え、これに敏感な毛嚢は大きく成長し、ほかより太く濃い毛を作ります。ホルモン感受性が高い毛嚢の分布には個人差があって、それを決めるのは遺伝子です。背中にぼうぼうと毛が生えている男性がいるかと思えば、胸毛が一本もない人もいるのはそのためです。現実は想像とはちがって、思春期に体毛が増えるわけではないのです。実際には、ダウンのように柔らかだった毛がだんだんと〝おとな仕様の毛〟に変わっていくだけのこと。毛を剃ると、伸びるスピードが速くなると感じる人が多いのは、単に体毛が変化する時期に処理を始めるからにすぎません。

体毛を剃ると、濃くなる、太くなると思っている人もいます。陰毛の手入れをした翌日など、ヤマアラシみたいな剛毛がちくちくするのは確かですが、本当に濃くなったり、太くなったりすることはありえません。体毛は基本的に死んだ物質でできています。より正確にいうなら、皮膚から突き出して見えている部分はすべて死んだタンパク質で、生きているのは皮膚の下に隠れた毛嚢だけ。髪の毛を切ったとしても、毛嚢は切られたことに気づきません。苦労して作った毛を無情にも全部剃り落とされたとしても、毛嚢はそれまでと変わらないペースで新しい毛を産出しつづけます。

体毛の濃さを決定するのは、毛嚢のサイズです。たとえあなたが毛を剃りまくろうと、毛嚢の大きさは変わりません。とはいうものの、いったん短くなってふたたび伸びた毛は、以前より手触りが硬くなったように感じられるのは事実ですよね。伸びるまま放っておかれたふつうの毛は、先端に向かって細くなっているため、柔らかく感じます。しかしそれを剃ると、毛の一番太いところ、すなわち皮膚の表面ぎりぎりで切ることになり、次にまた伸びはじめてからしばらくは、剃る前よりも先端が太い状態が続くのです。[*18]

体毛の成長を恨めしく思ったとしても（あるいは宝物として慈《いつく》しんで育てているとしても）、どこにどれだけ生やすかは遺伝であらかじめ決まっていて、変えることはできません。でも、生えてきたものをどうするかは、自分で決めることができます。体毛にはそれぞれちゃんと役割がありますが、そこまで重要な機能を持つわけではなく、剃ってしまうと何か害があるということはありません。ただ、一つ知っておいてもらいたいのは、体毛は性的な感受性を高めるのに一役買っていることです。パートナーが恥丘を優しくなでたとしましょう。陰毛に加わったその圧力は、毛嚢に信号として伝わり、そのメッセージは神経系に伝達されます。[*19] 毛嚢はたくさんの神経終末に接続されていて、もし体毛がなかったら、知覚体験の一部が失われます。

歴史を振り返ると、男女とも時代ごとにさまざまな方法で体毛を処理してきました。現代では一時的な解決法がよりどりみどりです——カミソリ、ワックス、脱毛器、除毛クリーム。どれを使うかはあくまでも好みの問題ですが、結果にはそれなりにちがいがあります。[*20]

脱毛器やワックスを使った脱毛では、毛根から引き抜くことで毛嚢にダメージを与えるため、長い目で見ると毛が薄くなることがあります。脱毛のデメリットは、細くなった毛には皮膚を突き破って表に出る力がないため、皮膚の下にもぐったまま成長する〝埋没毛《まいぼつ》〟になったり、毛嚢が炎症を起こしたりといった問題が生じやすいこと。除毛クリームは、皮膚表面より上に出ている部分のタンパク質構造を破壊することによって〝毛を溶かす〟ものです。毛嚢は影響を受けないので、除毛クリームを使うと、埋没毛に悩まされるリスクは低くなります。

脱毛の結果引き起こされる問題には、いろいろな呼び名があります——カミソリ負け、埋没毛、偽性毛嚢炎《ぎせいもうのうえん》。[*21] なかでも縮れた毛は、脱毛後に内向きに伸びて皮膚の下に入りこんでしまいがちです。体はそういった埋没毛を異物と認識し、その結果、毛嚢が炎症を起こして、ニキビに似た赤い小さなぷつぷつができます。運が悪いと、あるいはこのぷつぷつをいじってしまうと、細菌感染症を起こします。こうなると腫れてひどく痛み、治っても痕《あと》が残ってしまうことも。最悪の場合、感染症が広がります。毛嚢が重度の感染症を起こして膿《う》み、ブドウの粒くらいの大きさまで腫れることもあります。そこまで悪化したらもう、病院で切開して膿を出し、必要なら薬を処方してもらうしかありません。

　メディアには、埋没毛を起こしにくい脱毛法の情報があふれていて、そういった〝ビューティエキスパート〟のアドバイスをつい鵜呑《うの》みにしてしまいますよね。デリケートゾーンの毛はきれいになくなったけれど、代わりに埋没毛や赤いぷつぷつだらけになったとしたら、ちっともうれしくないでしょう。しかし、脱毛サロンがオススメですよと宣伝する六五ドルの除毛クリームは、本当に必要でしょうか。一本五ドルもする敏感肌用のカミソリを使わなくては本当にだめなの？

　残念ながら、そういった商品を購入するのはお金を捨てるようなものです。埋没毛や毛嚢炎に悩んでいるなら、除毛クリームを試してみて。それでもやはり脱毛器やワックス、カミソリを使うほうが好みなら、くれぐれも衛生面に気をつけること。始める前に、これから脱毛・剃毛《ていもう》する部分をよく洗ってください。毛嚢炎を起こしやすい人は、終わったあとに抗菌ローションなどを使って手入れしましょう。ドラッグストアで売っていますから、豪華なボトル入りのサロン専売品を買うよりずっと安上がりにすみます。

ムダ毛剃りの五戒

1 **毛の生えている向きに逆らわないこと。**皮膚を伸ばし、毛の流れに逆らって剃ると、皮膚表面より下で毛を切れるから、仕上がりはすべすべでなめらかになります。ただし、次に伸びはじめたとき毛が皮膚の下に埋もれてしまいがちで、毛嚢炎を起こすリスクも。

2 **清潔でよく切れるカミソリを使うこと。できれば毎回新品に交換しましょう。**カミソリはとても高いから、同じものを何度も繰り返し使いたくなる気持ちはわかります。でも、それではかえって不経済になることも。それに、使用ずみの刃には細菌がびっしりついていて、毛嚢炎の原因になります。よく切れる刃は毛をすっぱり切るので、毛が皮膚の下にもぐりこむことは少なく、すんなり外に向かって伸びてくれるし、肌にカミソリの刃を強く押しつける必要がないため、肌荒れやカミソリ負けも起こしません。

3 **一枚刃の（お安い）カミソリを使うこと。**カミソリの高級化が進み、刃の数はどんどん増え、お値段も果てしなく上昇していて、たいがい〝深剃り〟を売りにしています。ところが、意外なことかもしれないけれど、複数刃のカミソリは埋没毛の原因になりやすいのです。これは、刃が一枚増えるごとに、皮膚表面よりさらに奥の層で毛を切ることになるから。しかも高価なものを買うと、新品に交換する頻度が下がり、刃はなまくらになって、付着している細菌の数も増えます。男性のヒゲ剃り用のカミソリのほうが安価な場合が多いので、女性用をうたった商品ではなく、男性用を選ぶのも一つの手です。

4　**ぬるま湯をたっぷり使うこと。**肌を濡《ぬ》らさずにカミソリを当てるのは厳禁です。乾いた毛は硬くて切りにくく、つい力を入れて剃ることになって肌荒れを起こしやすく、毛嚢炎になるおそれが高くなります。ぬるま湯のシャワーを当てると、毛は柔らかくなります。シェービングフォームも、塗《ぬ》って五分ほど待ってから剃ると同じ効果がありますが、ほとんどの人の使い方（さっと塗ってすぐに剃る）ではあまり効果がないので、要注意。

5　**古い角質を取り除いておくこと。**埋没毛ができてしまっているなら、角質取りグローブやスクラブ入りのボディソープなどを使い、円を描くように優しく肌をなでて、あらかじめ古い角質を落としておきましょう。このときあまり強くこすらないように。カミソリ負けや肌荒れが悪化してしまいます。

内性器——秘丘に埋まった宝物

女性器とは外陰部と膣だけではないのに、そのことは忘れられがちです。しかし皮膚と脂肪と筋肉の層の下に柔らかな内臓がひっそりと収まっていて、そのうちの一つに内性器があります。外から内側に向けて観察の旅を始めましょう。膣に指を入れると、七から一〇センチメートルくらい奥に小さな柔らかい突起に触れます。鼻のてっぺんに似た固さと形をしていて、鼻先よりは少しだけ大きいはずです。これが子宮頸部、子宮の入口です。膣の側から見ると、子宮頸部は手前に向かってゆるやかに張り出しています。ちょっと探しただけでは出口も入口も見つかりませんが、実は真ん中に小さな穴が開いていて、ここは子宮口と呼ばれています。この奥に長さ二、三センチメートルほどのごくごく細い管があり、子宮の内側に通じています。月経血やおりものはここから外に出されます。より厳密にいうと、分泌物の大半はこの細い通路で作られています。

多くの人が、膣と子宮を結ぶ管は広いと思っています。わたしたちもよくこんな質問を受けます——「妊娠中にセックスをしたら、ペニスが赤ちゃんにぶつかってしまったりしない？」。セックスと子宮の関係について疑問を持つ人もたくさんいます。村上春樹の小説『海辺のカフカ』（新潮社）を読んだことがあれば、男性の精液が子宮の内壁に降り注ぐのを感じるというくだりがあったことをきっと覚えているでしょう。[*22] まるで男性が射精したとき、ペニスが子宮のなかまで入っていたかのような描写です。でも、ペニスが子宮に入ることはありません（精液は最終的には子宮に到達します——しないと誰も生まれません）。子宮頸部は開いたエアロックではなく、閉じています。いずれにせよ、膣の伸縮性は高く、たいがいのペニスを受け入れられる奥行きを備えています。膣より奥まで入る理由は一つもないのです。

自分の子宮頸部の存在なんて意識したことがないという女性が大部分ではないでしょうか。それはさほど意外なことではありません。でも、健康を考えるなら、ありったけの注意を注ぐべきです。子宮頸部は、若年層の女性でもがんになる可能性がある部位の一つだし、性感染症の症状

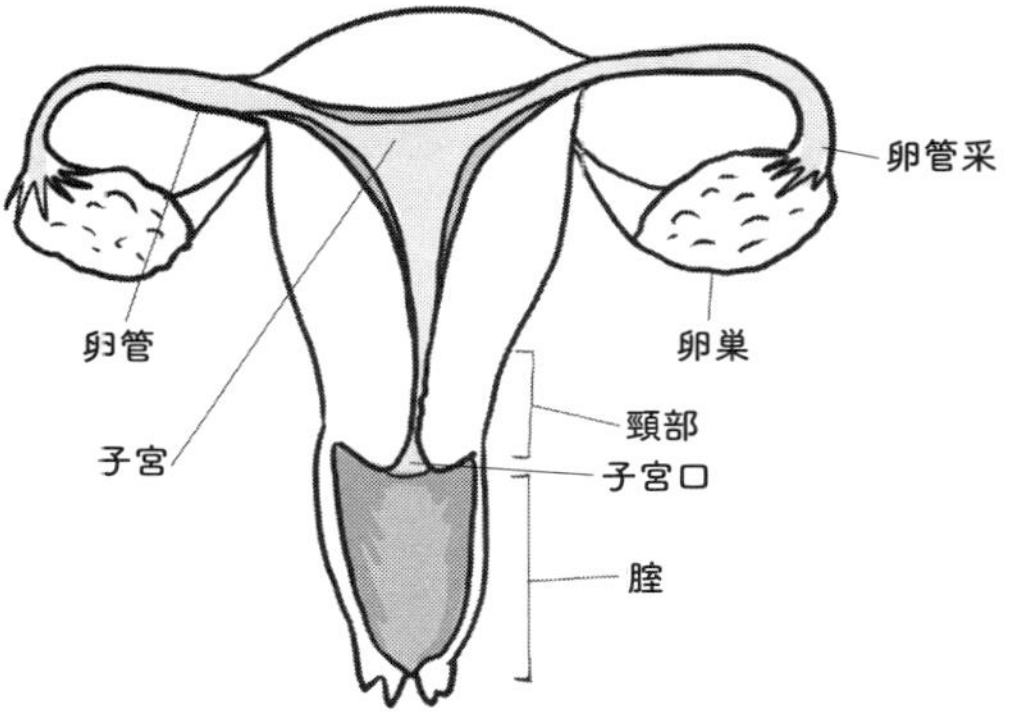

が高い確率で発現する部位でもあります。

　重要ではあるとはいえ、子宮頸部はもっと大きな臓器、子宮のほんの小さな一部にすぎません。ふだんの子宮はニワトリの卵ほどのサイズの小ぶりな臓器ですが、妊娠中はびっくりするくらい大きくなります。なんといっても、一人（あるいは二人以上）の胎児を一人前の赤ん坊になるまでここで育てなくてはならないのですから。閉経前の成人女性の子宮は、長さおよそ七・五センチメートル、重さは七〇グラムほど。洋ナシをさかさまにしたような形状をしていて、子宮頸部はヘタのように下に向けて細く伸びています。

　子宮はたいがいおへそ側にかたむき、膣とおおよそ九〇度の角度を作っています。ペニスが子宮に入らない理由の一つはそれです。勃起中のペニスは曲がりませんよね。無理に曲げたら折れてしまいます。ペニスに曲芸を求めてはいけません！　子宮が背中側に傾いている女性も二割ほどいますが、前屈でも後屈でも機能にはまったく問題がありません。瞳がブルーの人もいればブラウンの人もいるようなものーー何色であろうと、見る機能には影響しませんよね。

子宮は空洞になっています。といっても、樽《たる》が空洞なのとはちょっとちがいます。なかに入っているのは空気ではありません。子宮の前壁と後壁は、膣壁と同じように互いにくっついていて、壁と壁のあいだに薄い液体が入っています。

子宮の壁は、力持ちの筋肉でできています。そのパワフルさは、たとえば粘度の高い月経血をものすごく細い子宮頸部に押しこんで排出するときなどに役立ちます。そういうとき、子宮の筋肉は、ふきんをしぼるように収縮します。月経中、おなかや背中がぎゅうぎゅうねじられるような痛みを感じますが、あれは子宮そのものが血液や粘液を押し出そうとしている痛みです。

子宮壁にはいくつか層があります。一番内側の層、子宮内膜《しきゅうないまく》は粘膜で、月経周期に基づいて大きく変化する月経のキープレイヤーです。子宮内膜は毎月、大きさと厚みを増します。その月は妊娠しないままだと、子宮から追い出されます。〝子宮内膜〟という名前はぜひ覚えておいて。大勢の女性を悩ませる子宮内膜症と関連していますから。これは子宮の内壁が、子宮のなかだけではなく、体のほかの部位にまで増殖してしまう病気で、尋常ではなく重い月経痛の原因になるなど、さまざまな症状を引き起こします。子宮内膜症については第6章で詳しく触れます。

子宮は逆三角形をしていて、上の二つの角からそれぞれ細い管が伸びています。これは卵管と呼ばれていて、長さは一〇センチメートルほど。卵巣から子宮に卵子を運ぶ役割を果たしています。この管の先端に、てのひらに似た形をした小さな突起があります。卵管采《らんかんさい》です。これが卵巣の近くまで伸びて、送り出された卵子を受け取ります。精子による受精は卵管で行われ、受精卵は子宮に移動して子宮内膜にくっつき、そこで成長します。

卵巣は小さな袋のようなもので、子宮の左右に一つずつあります。卵巣の役割は二つ。女性の生殖細胞である卵子の育成と保管です。男性とちがい、女性は生涯ずっと新しい生殖細胞を作りつづけるわけではありません。生まれた時点でおよそ三〇〇万個の卵子を体内に持っています。しかし、そのときの卵子はまだ未熟です。誕生時に持っているのは、未分化の卵子なのです。五カ月目の胎児はすでにこの未成熟な卵子を持っています。月経周期が開始する思春期まで、未成熟な卵子は、将来の任務のリハーサルを延々と繰り返します。一度に何個かずつ成長して成熟するものの、脳から排卵の指示が送られてこないため、そのまま死にます。ものすごい数です。思春期に達するまでにリハーサルで三分の一ほどの卵子を失って、精鋭と認められたおよそ一八万個だけが残ります。二五歳時点での残りは、ざっと六万五〇〇〇個。この六万五〇〇〇個は、自分の順番がめぐってくるのを辛抱強く待ち、やがて成熟して、月経のサイクルごとに次々と送り出されます。

ここまで読んだみなさんはおそらく、思春期のスタート時点で一八万個の卵子を持っているなんてどうしてと疑問に思っているでしょう。死ぬまでのあいだに一八万回も月経はありませんよね。なのになぜ、そんなにたくさんの卵子を持っているのでしょう。実をいうと——これを知ってわたしたちも驚きました——一回の月経周期で排出される卵子は一個といわれますが、実際には毎月、最大で一〇〇〇個ほどの卵子を消費しているのです。この数は年代によって変わり、年齢が進めば進むほど減っていきます。計算してみると、たしかに数は合っています。

言い換えると、女性の卵子と男性の精子には、世の中でいわれているほど大きなちがいはないということ。女性の場合も男性と同じように、子を作る権利をめぐって、多数の生殖細胞が熾烈《しれつ》な戦いを繰り広げます。毎月、数えきれないほどの卵子が成熟する一方で、審査に合格して卵巣から送り出されるのは、たった一個のえり抜きの卵子だけ。残りは無情にも失格とされ、破棄されます。[*23]

これまでに何度か、ホルモン避妊法について興味深い質問を受けてきました――「排卵を抑止する避妊法を使うと、卵子が減らずにすむわけだから、出産可能年齢が延びるのでは?」。たしかに、理屈の上では、毎月の月経で卵子を排出せずに、出産できる環境が整うまで温存するほうが得策でしょう。ところが残念ながら、そういうしくみにはなっていません。ホルモン避妊法は、毎月、選抜された一個の卵子が卵巣から排出されるのを妨げるにすぎず、一〇〇〇個の卵子が成熟するのを止めることはできないのです。どれだけの期間、ホルモン避妊法を使おうと、そのあいだも毎月一〇〇〇個の卵子が減っていくことに変わりはないということです。[*24]

だいたい四五歳から五五歳のあいだにほとんどの女性が閉経を迎え、この時期に女性の体は思春期のそれに負けない劇的な変化を経験します。[*25]最大の変化は、生殖能力がなくなること。単純に、卵子の在庫を使い果たしてしまうのです。閉経の年齢は人によってまちまちで、それを決めるのは主に遺伝的な要素です。なかにはもともと通常よりたくさんの卵子を持っている人もいます。男性の場合は、心臓が鼓動を止めるその瞬間まで生殖細胞の生産を続け、一日に最大で数百万個が新しく生み出されています。年齢とともに精子の質は低下する［2］ものの、男性の生殖能力には賞味期限がありません。ミック・ジャガーは二〇一六年に七三歳で八番目の子供のお父さんになりました。その子を産んだのは、ミックよりずっと年下のバレリーナ。そう、この世はつねに公平とはかぎりません。

卵巣のもう一つの仕事は、ホルモンの生産です。重要な働きを持っていて、しかも一般によく知られているホルモンは、エストロゲンとプロゲステロンでしょう。この二種類のホルモンは、生涯のさまざまな段階で女性の体に変化を起こし、脳を含めたほかの部位で生産されるホルモンと協調して月経周期をコントロールします。この話はまたあとで。

ジェンダーに関わる三つの要素

多くの人にとって、〝性別《ジェンダー》〟という言葉には、対立する概念が含まれます——女性／男性、女の子／男の子。「男性って何？」「女性って何？」と尋ねられたとしたら、答えるのは簡単だろうと思いますよね。「考えるまでもなく、男性の体を持っている人が男性で、女性の体を持っている人が女性」。たとえば本書は、膣をはじめとする女性器を備えている人について書かれた本です。とすると、本書は女性についての本だということになります。そうでしょう？

みなさんがそう考えたとしてもまったく不思議ではありませんが、現実はそう単純ではありません。女性であるか男性であるかを決めるのは、性器や体の特徴ではないからです。さらにいえば、両性の身体的な差異は、みなさんが考えているよりずっと小さいのです。

この項では、人の性別に関わる三つの要素を詳しく見てみましょう。その三つとは、染色体

（ここでは〝遺伝的性別〟と呼びます）、体（〝身体的性別〟）、心（〝心理的性別〟）。ただし、〝性別〟を構成するのはこの三つだけではありません。社会的・文化的な要因も考えに入れなければならないのは当然のこと。でも、これは医学の本だから、ここでは遺伝、身体、心理の三つに的をしぼることとしましょう。

遺伝的性別――レシピ本

ＤＮＡ鎖の図を見たことはありますか。巨大な顕微鏡で拡大すると、ＤＮＡは、はしごをねじったような形をしています。ただし〝ＤＮＡはしご〟の横桟《よこざん》は、電球を変えるとき使う脚立《きゃたつ》のそれとはちがいます。顕微鏡で拡大してもまだ小さくて見えないほど幅がせまいのに、ＤＮＡはしごは気が遠くなるほど高くて、そこにものすごく特殊な横桟が並んでいるのです。

横桟は、文字にたとえられるような内容を含んでいます。一段につき二文字あり、つなげると、プログラムやちょっとしたレシピのように読むことができます。レシピには、体内で特殊な役割を果たすタンパク質の作りかたが暗号で書かれています。それをいくつか集めたものが、一般に遺伝子と呼ばれています。目はブルーなのかブラウンなのか、脚は二本なのか、翼や尻尾はあるのか、脳は大きいのかどうか、決めるのは遺伝子です。これらの遺伝子群は、わたしたち一人ひとりを作るのに必要な全パーツの作りかたを並べたレシピ本のようなもの。そしてこのレシピ本は、専門用語ではゲノムと呼ばれています。ゲノムは、わたしたちを作っている全遺伝子のレシピです。

体に存在するすべての細胞が、その人専用の全ゲノム（レシピ本）を一式持っています。つまり、すべての細胞の一つひとつに長さ三メートルほどのＤＮＡ鎖が入っているということ。事件捜査で犯人を特定するために血液や精液、爪、皮膚細胞を分析するのは、このためです。誰かのどこかの細胞を一つ——たとえば歌手のビヨンセの細胞を一つ手に入れれば、理屈の上では、新しいビヨンセ、すなわちクローンを作るのに必要な情報がすべてそろうことになります。それにしても、長さ三メートルもあるレシピ本が、細胞のように小さなものにどうやって入っているのでしょう。延々と続くＤＮＡ鎖は、毛糸玉のようにきっちり巻かれたかたまりになっていて、そこに遺伝情報がまるごと収められています。このかたまりが細胞一つにつき四六個入っており、それを合わせると完全な遺伝暗号——完全なレシピ本になるのです。四六個あるかたまりは染色体と呼ばれています。

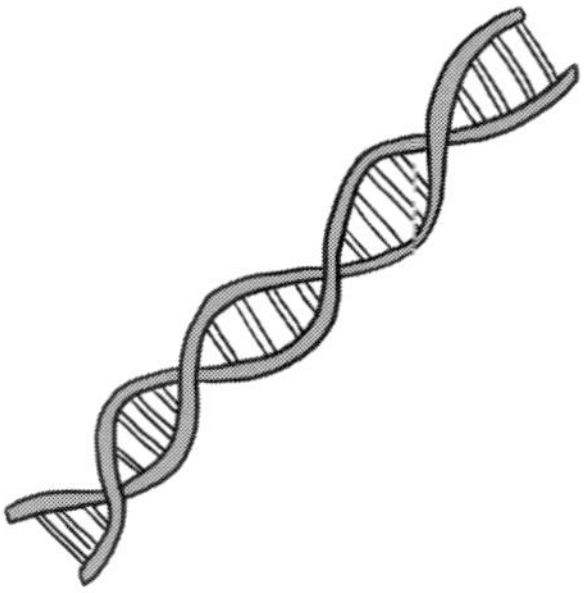

染色体は二つずつ対《つい》になっています。四六個の染色体が二三対あって、ペアをなす染色体の一方は母親から、もう一方は父親からもらったものです。

性別を決める染色体は一対だけ——二三番目——で、性染色体と呼ばれます。この二三番目の染色体が、遺伝的な性別を決めています。性染色体にはＸとＹの二種類あり、女性は同じ種類の性染色体を二つ持っています。つまり、〝ＸＸ〟ですね。そして男性はＸを一つ、Ｙを一つずつ持っています。

こちらは〝XY〟です。

少し前に述べたように、わたしたちはみな母親が持っていた細胞の一つ（卵子）と、父親の細胞の一つ（精子）から生まれます。生殖細胞それぞれに、染色体セットの半分、つまり二三個のかたまり、レシピ本の半分が含まれています。赤ちゃんは、半分だけのレシピ本を母親から、もう半分を父親から受け継ぎ、この二つを合わせて、その子の構成が書かれた完全なレシピ本ができあがっているわけです。

遺伝学的に女性である人がY染色体を持っていることはありません。持っているのはX染色体二つだけだから、卵子はかならずX染色体を持っています。胎児の二三番目の染色体の片方は、母親から受け継がれるX染色体です。つまり、母親からY染色体を渡されることは決してありません。一方、父親の性細胞、精子には、XとYのどちらか一つが含まれています。ざっと半数にはXが、残り半数にはYが備わっているわけです。Y染色体を持つ精子が卵子と結合すると、胎児は男性になります。合わせるとXYになるからです。X染色体を持った精子が卵子と結合すれば、胎児はXXの女性になります。

このように、子の遺伝的性別を〝決める〟のは、つねに父親の性細胞です。ところが、歴史を振り返ると、女性には〝男子を産め〟という大きなプレッシャーがかけられてきました。どこかの国の王様が、正統なあと継ぎ――王様の身分を継ぐ子は、もちろん、男でなくてはなりません――をなかなか産んでくれない女王に腹を立てるお話を一つふたつ、みなさんも聞いたことがあるでしょう。

しかし現代に生きるわたしたちは、王様の怒りは見当ちがいであることを知っています。子供の性別は、純粋な偶然から決まるのです。どんな場合でも確率は半々〔3〕、卵子と結合する精子しだいです。女性の卵子は、子の性別になんの影響も及ぼしません。

以上のことから導かれる結論は、次のようになります。二三番目の染色体が二つのXの組み合わせなら、胎児のレシピ本にはこう書かれます――「女の子を作りましょう」。二三番目の染色体がXとYなら、レシピ本にはこう書かれます――「男の子を作りましょう」。

とても簡単なことに聞こえるし、レシピ本の成り立ちを考えると、たった二つの選択肢しかないように思えますよね。でも、このあと詳しく説明するように、性別とはそう単純なものではありません。単純どころか、少し前の説明にあったとおり、男性と女性の性器はとても似通っていて、性器が完成するまでのプロセスにいろんな要素が割りこんできます。ちがっている点にばかりつい注目してしまいますが、わたしたちの脚のあいだにあるのは〝穴または棒〟だけではないのです。

それに、DNAの染色体や個別の遺伝子のいずれにも、なんらかのエラーが発生して、予定していたのとは別のレシピができあがってしまう場合があります。レシピの混乱は、完成品も意図したのとはちがってしまうことを意味します。たとえるなら、一カップのバターを加えるはずがオイルを入れてしまうようなもの。それでも美味しいかもしれないけれど、想定していたのとは別の料理ですよね。

実際に、染色体が多すぎたり少なすぎたりした状態で生まれる人もいます。その場合、その人の性別はどちらになるのでしょうか。X、XXX、XXYは、男性、それとも女性? これはとてもむずかしい問題です(ここまで読んできたあなたは、YYがありえないことをもう知っているはず。だって、精子二つが結合して赤ちゃんになることはありませんから)。

この問題に決着をつけるには、人の性器の成長過程を詳しく知る必要がありそうです。というわけで、次に性別を決める二つ目の要素を見ていきましょう。

身体的性別——体と性器

卵細胞と精細胞が結合し、とくにトラブルがなければ、XXまたはXYのレシピ、つまり女性か男性ができあがることは説明しました。ところが、男性と女性の胎児は、スタート時点ではまったく同じなのです。できたばかりの胎児は、染色体の組み合わせ以外、完全に同じ。胎児の生殖器には性別がなく、いずれかの(または両方の)性別になる能力を備えています。胎児の内性器は、精巣にも卵巣にもなれるのです。

話を簡単にするために、ここでは基本的に外性器だけに注目しましょう。左に、ごく初期の外性器の図を示しました。

生殖器部の一番上にあるのが生殖結節。ミニ・ペニスに見える? それとも——もしかしたらクリトリス? 生殖結節には、そのどちらにもなる能力があります。

まだ性別のない胚《はい》の性器が男性器に成長するには、妊娠初期のもっとも大事な数日間に、何もかもがプランどおり正確に進まなくてはなりません。きっちり正確なタイミングで男性ホルモン

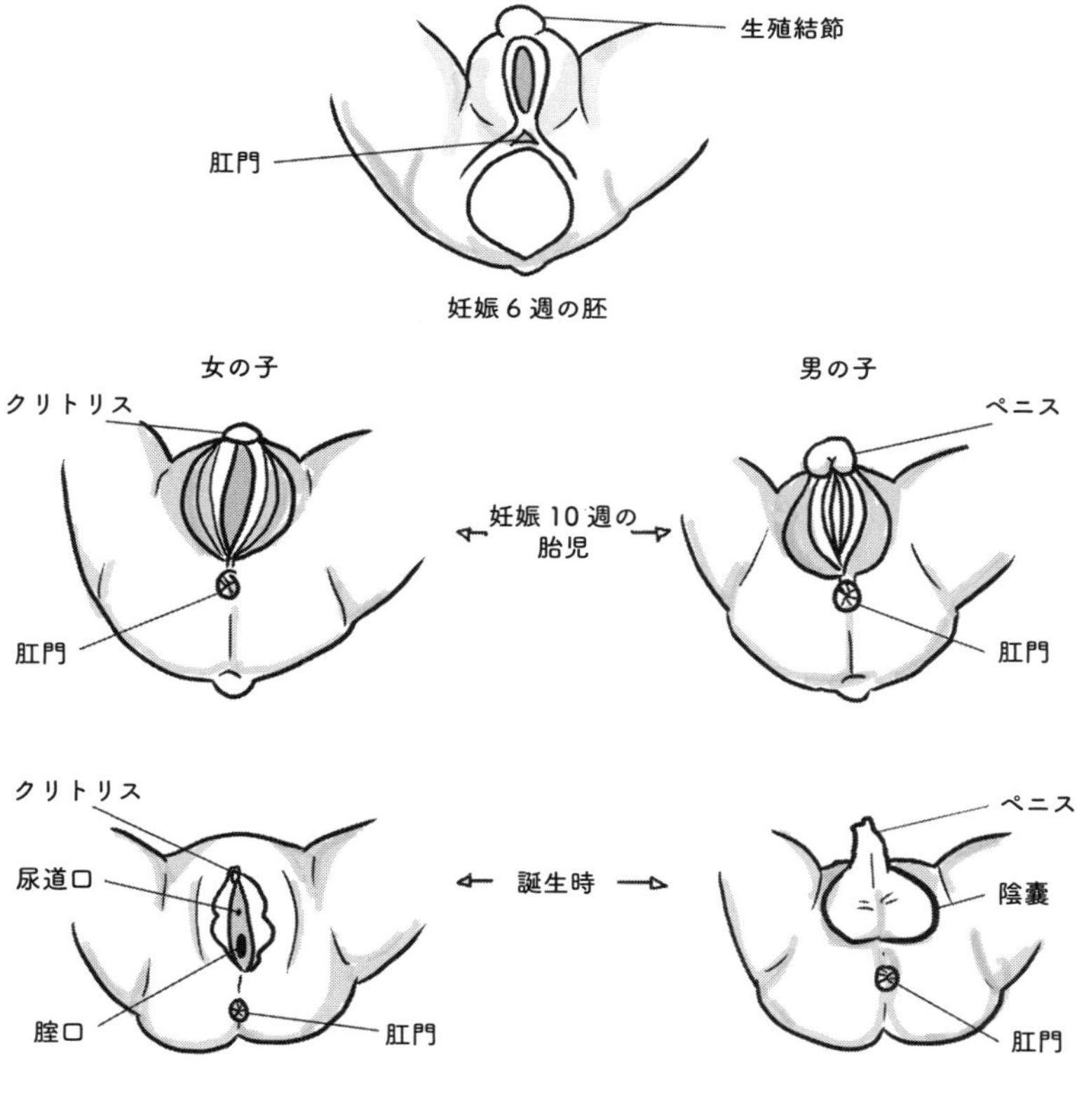
生殖結節
肛門
妊娠６週の胚
女の子
男の子
クリトリス
ペニス
妊娠 10 週の
胎児
肛門
肛門
クリトリス
ペニス
尿道口
誕生時
陰嚢
腟口
肛門
肛門

にさらされる必要があるのです。ここで絶対に欠かせないのは、胚がY染色体を持っている場合にかぎって生産されるテストステロンです。Y染色体を持つ胚がテストステロンにさらされないと——その原因はたいがい、胚の遺伝子の一つか二つにあるエラーですが——生殖器部周辺は、自動的に女性の外陰部の形状に変わっていきます。その結果、遺伝的には男性だけれど、女性の性器を持った赤ちゃんが生まれます。

言い換えるなら、特殊なコマンドが発せられないかぎり、どの胚も自動的に女性の外陰部を作るということです。これを聞いて、「男は特別仕様」で、女性は基本仕様——男はパーティ向けの華やかな服で、女は平凡な白いTシャツ——というふうに解釈する男性も一部にいます。まあ、好きなように考えてもらってかまいませんけどね。いずれにせよ、女性は基本的な土台となる性で、男性はその派生形、第二の性といえそうです。あらら、ちょっと待って……昔は女性が〝第二の性〟って呼ばれてなかった？

性器の成長図をもう一度見てください。前にも述べたように、胚の生殖器部の一番上にある小さな突起、生殖結節はペニスにもクリトリスにもなれます。ペニスについての知識が少しでもあって、この本のクリトリスを取り上げた項を読んだみなさんなら、二種類の性器には共通点が多いことを知っているでしょう。

陰核亀頭のサイズで悩んでいる女性にとって、このことはとても重要です。わたしたちは、クリトリスはちっちゃな愛らしいボタンであるはずだと思いこまされています。ところが、自分のクリトリスの外から見える部分がやけに大きいような気がしたら……？　たとえそうであっても、心配しなくて大丈夫。あなたは男性に近いというわけではありません。クリトリスのサイズは人それぞれだし、ペニスのサイズにしても七から二〇センチメートルとさまざまです。ペニスが短めだからだといって、その男性は女性だということにはなりませんよね。

胎児の話に戻りましょう。女性の尿道は独立していますが、男性の尿道はペニスと一体化しています。クリトリスにもペニスにもなれる生殖結節の両側からひだが形成されて、これがやがて男性なら陰嚢に、女性なら大陰唇になります。両側から延びてきたひだがくっつけば陰嚢になり、分かれたまま大きくなれば大陰唇になるわけです。

男性の外性器と自分の外性器がほとんど同じだなんて信じられないと思うなら、次に裸の男性に遭遇したとき、股間《こかん》をよくよく観察してみて。陰嚢の真ん中に細い一本線があるのがわかるはず。継ぎ目のように見えます。驚くなかれ――それは本当に継ぎ目なのです。陰唇になるかもしれなかったひだが、陰嚢になるために合わさった名残なのです。ペニスは大きくなりすぎたクリトリスで、そこに尿道が内蔵されています。ペニスをだいぶ縮小し、尿道を少し下に移動して、さらに陰嚢を二つに分割したら、女性の外陰部にそっくりになります。

驚きでしょう！　とてもクールな話だけれど、ボーイフレンドや、たまたま目についた男性の股間の袋を切り開いてみたりしないように。男性の陰嚢は、睾丸をしまっておくのに必要ですから。とはいえ、男性から女性への性別適合手術の際、外科医はまさにそのとおりのこと――陰嚢を切り開いて陰唇に作り替える――をしています。

染色体異常の話に戻りましょう。Ｙ染色体を持たない胚はすべて身体的には女性になり、Ｙ染色体を持つ胚はすべてテストステロンの影響を受けて身体的には男性になります。

いま述べたのは理論に基づいた原則で、胚が持つ染色体がXまたはXXXだった場合、そのレシピ本には〝女性〟と書かれています。もしYやXXYなら、男性を作るためのレシピです。ところが、どんなレシピ本の場合にも同じことがいえるけれど、最終的にできあがったものはレシピどおりではないこともあります。身体的には女性だけれど、遺伝的には男性という赤ちゃんが生まれたり、その反対の赤ちゃんが生まれたりするのです。

身体的に男性である胚のなかには、体内で分泌されるテストステロンにうまく反応しないものが一部にあります。テストステロンを浴びないと、胚は女性の外見を持つことになります。つまり、脚のあいだにペニスと陰嚢ではなく、女性の外陰部ができるということ。しかもこういった条件にはグラデーションのような濃淡があり、たとえば外性器はあるけれど子宮はなく、卵巣の代わりに睾丸がある状態で生まれる人もいます。ペニスと睾丸の組み合わせ（男性）とも女性生殖器とも分類できない場合もあります。

両親から男の子ですか女の子ですかと尋ねられて、助産師がとっさに答えに困るような子供は毎年何人も生まれているのです。実際、ベテランの助産師でも判断がつきにくいでしょう。こういった赤ちゃんは〝間性《かんせい》（インターセックス、インターセクシュアル）〟［4］と呼ばれます。これは〝両性の中間の形質を持つ人〟という意味で、一般に使われている語としては、ほかに性分化疾患《しっかん》（DSD）もあります。

前述したケース――遺伝的な性別と外性器の性別が一致しない場合――も、インターセックスの一例です。それでわかるとおり、インターセックスにはさまざまな様態があります。外性器が性別と食いちがったり、外性器と内性器が別々の性別に属していたり、どちらとも分類できなかったり。

インターセックスの特徴を備えて生まれた多くの子供は手術を受けることになります。ここに、歴史の悲しい教訓があります。ノルウェーでは一九九〇年代まで、〝性別があいまいな〟外性器を備えて生まれた子供はみんな、手術で女性にされていました。当時はそれでかまわないと考えられていたのです。というのも、性別とは、社会に順応するための教育によって確立されるものという前提があったからです。いずれかの性別に合わせて育てれば、子供もそのとおりの性別を自認するようになる――たとえば人形やピンク色の衣服を与えられれば、その子の性自認は女性になる――と考えられていたわけです。

さらに、手術を行う医師たちが、ペニスや睾丸より、女性の外陰部を新たに作るほうが本人が順応しやすいだろうと考えていたという事情もあります。大部分が男性だった医師の視点からは、サイズが小さいうえに機能も完全ではないペニスで、男性としての生涯を送らせるのは酷だけれど、機能が完全でない外陰部を持った女性として生涯を送ることにはさほど問題がないだろうと思えたということ。要するに、男性から見て、セックスはそれだけ重要なものだったのでしょう。結果として、遺伝的・心理的には男性である子供が、身体だけ女性にされて、数多くの人が苦しむことになりました。

この慣行が精神の健康を害することが広く知られるようになるにつれて、大勢の医師が方針を大きく変更しました。両親と話し合って手術のタイミングを先送りし、そのあいだにもっと詳しい検査を行ってその子の性別を判断する材料を集め、どの子も〝自分に合った性別〟の体を持てるような手術を行おうと努力しています。かつては誕生直後に手術をしていましたが、現在では検査に数年をかけることも珍しくなくなりました。

しかし、こういった性別適合手術については異論もあります。子供のうちに手術をするより、おとなになるのを待って、本人の判断にまかせるべきだと考える人も大勢いるからです。この意見を持つ人たちは、全員が〝男の子〟〝女の子〟の型にはまらなくてはならないとの考えがそもそもまちがっていると考えています。〝男女のあいだのどこか〟ではなぜいけないのか。周囲はその子をただ〝その子〟として育て、本人が自分の性アイデンティティを決めるのを待てばいいのでは？　というわけで次は、性別にまつわる三つ目の要素――心理的な性別について見てみることにしましょう。

心理的性別――アイデンティティの問題

心理的な性別を生物学の観点から説明するのはむずかしいことです。心理的な性別は、アイデンティティの問題、つまり自分自身をどう認識するかの問題だからです。とても個人的な問題であり、何が正しいかは当人にしかわかりません。

わたしたちは〝ふつう〟ばかりに気をとられて、たくさんの大切なものごとを見過ごしています。ほとんどの人にとって、三つの要素は一致して男女いずれかの性を指していますよね。わたしたちは女性らしく考え、女性の性器を持っていて、また遺伝子も、女性であることを裏づけています。けれども、わたしたちの大部分がそうだからといって、この世の全員が同じとはかぎりません。人類はいつの時代もその教訓を学びそこねては、また学び直してきました。

みなさんに息子がいたとして、その子が自分は女の子であり、女の子の服しか着たくないし、電車セットやサッカーボールではなくお姉ちゃんのバービー人形で遊ぶほうが楽しいと言ったとしましょう。誰にでもそういう時期はあるからと片づけてしまうのは簡単だけれど、本当にそうなのでしょうか。女の子であるためには〝女らしく〟しなくてはならず、スポーツよりも人形遊びを好まなくてはならないという決めつけだって、かならずしも正しいとはかぎりません。心の性別は、個性や性格とは別のものであり、昔ながらの性別の役割につねに一致するわけでもありません。それどころか、心理的な性別が身体的・遺伝的な性別と食いちがうことは大いにありえるのです。身体の特徴や遺伝子によって割り当てられた性別と、本人が自認する性別とが異なっている人たちを、一般に〝トランスジェンダー〟と呼びます。

トランスジェンダーとはどういう意味でしょうか。〝トランス〟は〝越える〟〝変える〟を意味するラテン語に由来していて、〝トランスジェンダー〟は、遺伝的・身体的な性別と、本人が認識している性別が食いちがっている人のことを指します。自分は男女どちらの性別にも属さないと感じる人もトランスジェンダーと呼びます。トランスジェンダーの人をどう呼ぶべきか迷ったら、本人に確かめるのが一番です。彼？　彼女？　ときには〝かれら〟という、男女の区別のない代名詞を好む人もいますし、もしかしたら、まったくちがう呼ばれかたを望んでいるかもしれません。これは本人だけにしかわからないことだから、どう呼べばいいか迷ったら、本人に尋ねることとです。勝手な決めつけをすると、あとで自分が気まずい思いをしたり、他人を傷つけてしまったりしかねません。

トランスジェンダーではない人々、非トランスジェンダーのことは、〝シスジェンダー〟と呼びます。〝シス〟もやはりラテン語から来ていて、〝越える〟の反対——〝何かのこちら側にとどまる〟ことを意味します。

トランスウーマンとは、男性の体を持って生まれたけれど、心が女性である人のことで、人によっては身体的な性別と心理的な性別を一致させるために体を変えたいと望みます。トランスマンは反対に、体は女性だけれど、心の認識は男性である人のこと。

トランスジェンダーの人たちは、自分が認識している性別と体の性別が食いちがっていることを子供のころから自覚しています。そのことを知らされて、怯《おび》えてしまう親も少なくありません。これは未知のものを怖がる心理と似ています。だから、世の中でもっとトランスジェンダーの話をし、彼らの存在を広く知ってもらわなくてはなりません。自分の子供は〝本人に合わない〟体で生まれてきたのではと感じることがあったら、かかりつけ医に相談して、専門医を紹介してもらいましょう。必要と判断されれば、ホルモン投与や性別適合手術などを受けることができます。

人がどの性別に属するかを決定づける要素は、（少なくとも）三つあります。ここで取り上げたのは、遺伝的、身体的、心理的な性別。あなたにぜひ覚えておいてもらいたいのは、性別はかならずしも二種類ではないということです。染色体にエラーがあって、代表的なＸＸ、ＸＹ以外の組み合わせの性染色体を持つ人もいます。遺伝的なエラーから、生殖器の発育過程で男性と女性のどこか中間の性別を持つようになる人もいます。心理的な性別が、持って生まれた性器の性別や遺伝的な性別と食いちがっていることもあります。要するに、性別とは見た目ほど単純なものではないということ。わたしたちの説明を読んで、あなたがもっと詳しく知りたいと思ってくれること、ジェンダーが持つモザイクのような可能性をいまよりもっとオープンに受け入れるようになることを心から願っています。

〔1〕一八四〇年代、ドイツの解剖学者ゲオルク・ルートヴィヒ・コーベルトはクリトリスの内部構造を記述し、男性と女性の生殖器の構造は共通していると結論づけた。

〔2〕つまり、男性の年齢は、カップルの生殖能力や子供の先天性疾患の有無に影響する。

〔3〕厳密にいえば、きっかり半々ではない。どういうわけか、自然にまかせると、女の子より男の子のほうが若干多く生まれる。

〔4〕インターセックスという語はさまざまな面を持つ。医学的な疾患を指すこともあれば、アイデンティティを指すことも。身体的な形質が男女のどちらにも明確に分類できない状態を示す語として適切だとわたしたちは考えているけれど、当事者が自分のことを説明するときどのような表現を使うかは人それぞれであることも知っている。

第2章　月経とおりものを正しく知ろう

わたしたちの体にたくさんある開口部と同じように、膣は出入口であって、一方通行の入口ではありません。ここから、産声《うぶごえ》を上げる赤ちゃん、血液、粘液やそのほかのぬめぬめしたものが外へ出ていきます。無上の喜びの源であると同時に、悩みの種でもあります。その悩みのもとは、脚のあいだに何か問題が起きているのかどうかを知るヒントになることもあります。さらに、各種ホルモンも陰で働いています——ホルモンとは、さまざまな合図を発してわたしたちの体をコントロールしている物質です。この章では、女性の性器の、外からはわかりにくい部分について説明していきましょう。

おりものは頼りになる味方

女性ならおなじみのおりものとは、思春期以降、よく下着につくようになった、乳白色、または黄みがかった白いぬるりとした染《し》み、わたしたちの下着を汚すあれのこと。決してトレンドの話題ではないし、大きな声であれこれ議論したい種類のトピックでもありませんし、そのことを誰も意外には思わないはず。だけど、おりものっていったい何？　脚のあいだからいろんな液体が出てくるけれど、それぞれどうちがうの？　そもそも、おりものの話なんか、本当にしなくちやだめ？

まずは大事な話から始めましょう。思春期を迎えたすべての健康な女性なら誰でも、下着におりものがつくことがあります。毎日だってつきます。おりものとは、思春期を迎え、生殖器がエストロゲンというホルモンの影響を受けるようになったときから、膣がひっきりなしに排出している液体を指します。これには、子宮頸管《しきゅうけいかん》の腺から分泌された成分も含まれています。前述のとおり、膣には腺が存在しませんが、膣壁からたくさんの体液がにじみ出て、それが子宮頸部や、バルトリン腺を含む膣口周辺の腺から分泌された液と混じり合います。

平均すると一日につきティースプーン一杯半分ほどのおりものが体外に排出されますが、量には個人差があるうえ、月経周期や膣の健康状態によっても変わります。[*1] おりものの粘度もさまざま。水のようにさらさらしていることもあれば、糸を引きそうにねばついた卵白のようなもののこともあります。

おりものが出るのはごくノーマルであるだけでなく、体にとって必要なことでもあります。そのおかげで膣の自浄機能が保たれているのですから。おりものは膣を清潔に保ち、菌類や細菌といった歓迎できないお客さんや、粘膜からはがれ落ちた細胞を体の外に追い払う役割も果たしています。それに加えて、乳酸桿菌《にゅうさんかんきん》と呼ばれる種類の善玉乳酸菌も含まれています。おりものにわずかに酸っぱいようなにおいと味があるのは、この乳酸桿菌が――名前から察しがつくとおり――乳酸を産生するからです。

さらに、乳酸菌は、健康な膣を保つために絶対に必要な条件である弱酸性を保つのにも役立っています。病気を引き起こす細菌の大部分は、酸性の環境では繁殖しません。しかもどの乳酸菌も、体に害を与えかねない細菌が繁殖しやすい環境を探す邪魔をしてくれます。同じ場所、同じ栄養を互いに奪い合うからです。その結果、感染症を防ぐことができるわけです。ここまでの話を要約するなら、おりものは腟の健康を維持している立役者です。

それと同時に、おりものは粘膜をなめらかにし、湿った状態を保ちます。湿り気を失った粘膜は傷つきやすく、傷はそのまま問題に直結しかねません。唾液《だえき》がまったくなくなった口のなかと似ています。おりものがないと、腟の粘膜に傷がついて小さな炎症を起こしやすくなります。セックスをすればすごく痛いだろうし、体の防護壁がもろくなるため、性感染症にかかるリスクも高くなります。つまりおりものとは、腟からさっさと出ていってもらいたい汚物ではなく、頼りになる味方なのです。

問題は、おりものを不快に感じる人が多いこと——不潔だからとか、衛生に気を配っていないせいで出るものだと思うのでしょうね。脱いだ下着をそのへんに放っておいたり、バスルームに干しておいたりする女性はほとんどいないでしょう。場合によっては、腟内のおりものをすべてきれいに洗い流すべきと考える人もいますが、それはやりすぎ。デリケートゾーンは、ぬるま湯か、オイルや肌に優しい洗浄剤を使うかして優しく洗うのが一番です。ふつうの石けんやボディソープを使うと、粘膜が乾燥したり荒れたりしやすいからです。デリケートゾーンのかゆみやひりひり感の原因はだいたい、洗浄成分が強すぎるか、頻繁に洗いすぎているかのどちらか。いずれにせよ、腟のなかまで洗ってはいけません。かえって細菌が繁殖しやすくなってしまいます。

では、膣のなかまで洗い流したいと感じる理由はいったい何でしょう。多くの女性が気にしているのはおそらく、においです。わたしたちが話を聞いた人たちのなかにも、自分のあそこのにおいが〝ノーマル〟なのかどうか不安がっている人が大勢いました。会議でとなりに座っている同僚ににおいが届くのではないかと心配したり、においで引かれてしまうかもしれないと不安で、セックスのパートナーが口でしようとしても拒んだりしているといいます。

でも、健康な性器にはにおいがあります。そういうものなのです。排出されたばかりのおりものには乳酸が含まれているため、少し酸っぱいようなにおいと味がします。しかも、外陰部やデリケートゾーンには汗腺が密集しています。タイトなパンツやパンティ、合成繊維でできた下着、脚を組む癖のせいで、その周辺には熱がこもります。長い一日のあいだには自然に大量の汗だってかくでしょう。こうして、一日分のおりものと汗、微量に残った尿が混じり合って、独特のにおいを作り出します。

おりもののにおいと量は、月経周期のどのあたりにさしかかっているかで変わってきます。わたしたちの体は、性ホルモンの作用によって、トリメチルアミンというにおい物質の発生を抑制しています。ちなみに、よく言われる〝魚くささ〟のもとは、このトリメチルアミンです。健康な女性の場合、月経の開始から終了までのあいだ、トリメチルアミンを抑制する能力が六割から七割低下します。[*2] 健康な女性であっても、月経中に性器周辺から魚っぽいにおいがすることがあるのはこのためです。

デリケートゾーンのにおいは、わたしたちが発するにおいのどれよりも個人的なもの。長い一日の終わりに、ちょっとくらいにおったとしてもまったく気にすることはありません。ただし、いやなにおいがしたら——単なるにおいではなく、悪臭というレベルのにおいがしたら——それは要注意です。いやなにおいがする原因は感染症かもしれません。念のため病院で診《み》てもらいましょう。検査の結果、においの原因は感染症ではなさそうだとわかったら、体を締めつけないパンツやスカートをはくようにしたり、一日に何度か下着を替えたりしてみて。あとは清潔に気を配ること（といっても、洗いすぎちゃだめ！）。

ここまでの話でわかるように、おりものは性器の健康状態と密接に関係しています。ちょっと気をつけて観察するだけで、脚のあいだで何が起きているか、たくさんのヒントが手に入ります。感染症や腟内細菌叢《フローラ》のバランスの乱れが原因で、おりものの見た目やにおいが変わることもあるし、通常の月経周期のあいだで大きな変化が見られることもあります。

まず大切なのは、自分の通常のおりものの状態——におい、色、粘度——を知っておくこと。量が少ない人もいれば、一日に何度も下着を替えなくてはならないほど多い人もいます。どちらも異常ではありません。一番大事なことは、自分にとっての〝ノーマル状態〟を把握しておくことです。そうすれば、異常が起きればすぐにわかるし、病院に行くべきかどうかの判断基準にもなります。また、月経周期のどのあたりにいるのかもわかります。参考までに、おりもののガイドを作成しました。

おりものガイド

要注意！（病院の診察を受けるべきおりもの）

- 魚が腐ったような異臭がする、灰色がかった水っぽい多量のおりもの。腟内フローラのバランスが崩れたために起きる細菌性腟炎かも。
- ふだんより多い黄みがかった白いおりもの。クラミジア、マイコプラズマ、淋菌《りんきん》などの感染による性感染症かも。淋菌では、クラミジアやマイコプラズマの場合より、おりものが黄緑色がかることが多い。
- 強い異臭のある黄緑色の水っぽい泡状のおりもの。トリコモナス腟炎の症状かも〔1〕。
- においに異常はなく、白っぽい多量のおりもの。酒かす状のことも。かゆみや陰部痛をともなうようなら、カンジダ腟炎・外陰炎かも。
- 月経中ではないのに血液が混じっているおりもの。茶色の小さな斑点《はんてん》が混じっている、全体がピンク、茶褐色《ちゃかっしょく》、鮮血の色をしているなど。性感染症や子宮頸部のポリープやがんかも。不正出血があった場合はかならず病院で検査を受けること。

異常なし！（心配しなくてもいいおりもの）

- 粘り気があって糸を引くような卵白状の透明なおりもの。排卵が迫っていることを示している。

・ふだんと同じにおい、色、粘り具合で、量だけが多いとき。経口避妊薬《けいこうひにんやく》（ピル）や妊娠が原因のことも。

月経――出血しても死なずにすむわけ

それは月に一度やってくる。痛くて苦しい月もあれば、想定外の不都合なタイミングで来たりする月も。でも通常はとくに何ごともなく過ぎる。毎月、膣から血が流れるなんてやっかいなだけなのに、状況によっては月経（生理）が来て心の底からほっとすることもある――「よかった！　妊娠してなかったみたい！」。

月経は女性の人生や生活の大きな部分を占めています。月に一度のペース、一度の月経期間を五日として計算すると、年に六〇日は月経日。それが四〇年間続くとすると、生涯では二四〇〇日――ざっと六年半！　そう考えたら、月経についてもっとオープンに話すべきでしょう。月経前症候群（ＰＭＳ。これについては七九ページ）や生活上の不便、ひどい月経痛といった問題がつきまとうのですから。

そういった問題だけでも充分に困りものではあるけれど、タンポンや月経カップ、生理用ナプキンが発明される前の時代の女性たちの苦労に比べたら、現代女性は最小限の苦労ですんでいるといえそうです。その昔、国や地域によっては綿糸を自分で編んだり織ったりして布ナプキンを作らなくてはならなかったし、しかも使うたびに煮沸《しゃふつ》消毒して干さなくてはいけませんでした。月経はいまも世界中の女性に大きな負担を強いています。月経が理由で学校をやめなければならなかったり、一部の地域では当たり前に販売されている清潔な使い捨て生理用品が手に入りにくいために、不潔な布を代わりに使って感染症にかかってしまったりする女性もいるという現実を知ると、ＰＭＳなんてちっぽけな悩みに思えてきます。真の平等とは何かを議論するとき、月経の問題は見過ごされがち。次にお店でタンポンを買うとき、そのことをちょっと思い出してください。

ここからは月経そのものを見ていきましょう。月経と出産可能年齢が関係していることは、みなさんも知っていますよね。月経は、体内サイクルができて子供を産む能力が備わっていることを示すもの。でも、どこから出血するの？　出血するような傷がいったいどこに？　月経血の色が茶色から赤に変わるのはどうして？　どろりとしている理由は何？

月経血は、子宮が受精卵を受け入れる準備を整えていたのに、受精卵がやってこなかったために排出されるもの。子宮は子宮内膜——子宮の内壁を覆う粘膜——の量を増やして妊娠に備えます。受精卵は子宮内膜にくっつき、母体の血液を介してそこから栄養をもらいます。しかし受精卵がやってこないと、使い道がなくなった分厚い粘膜は、子宮の外に排出されます。月経血がどろりとしているのはそのせい。そこに含まれるかたまりの一部は、不用になって捨てられた粘膜の破片なのです。月経血は、傷口から流れ出した血液とはちがいます。

月経血の色や粘度がふだんとちがっていることに気づくと、不安になる女性は大勢います。でも、鮮血のように真っ赤でさらさらしていても、茶色っぽくてどろどろしていても、どちらも異常ではありません。色や粘度は、同じ人でも月経ごとにちがうし、一度の月経でも何日目かによってちがってくるものです。鮮やかな赤い色をして、水のようにさらさらした月経血は、新鮮であること——子宮から排出されたあと、凝固する間がないまま体外に流れ出たことを示しています。一方、茶色っぽくてどろどろした月経血は、少し時間がたったもの。量が多く、子宮が楽に押し出せている日は、月経血は鮮やかな色をしてさらさらです。量が少なくなってくると、血液が腟の内側にとどまっている時間が長くなって、凝固が始まります。それでも体は時間をかけて、固まりかけた血をどうにか自力で押し出します。月経血が体内にたまることはありません。

月経血は不潔でも危険でもありません。成分は主に血液と粘膜で、それをどう思うかは自分しだい。月経中にセックスをしてはいけない理由はないけれど、コンドームを忘れずに使いましょう。月経中だからといって妊娠しないとはかぎらないし、性感染症が伝染しなくなるわけではないのです。

これで月経とは何か、だいたいわかったわけだから、妊娠中は月経が止まる理由もきっとわかったはず。月経は子宮の内張りである子宮内膜を排出しますが、子宮内膜は受精卵のベッドになる場所です。妊娠したのに月経が起きたら、月経血と一緒に赤ちゃんまで流れ出てしまいます。だから妊娠中は、このあと詳しく説明するプロゲステロンというホルモンが働いて、子宮内膜ははがれ落ちないようになっています。

月経にメリットはあるの？

でも、ちょっと待って。月経のしくみについては学びました。でも、それって本当に必要なものなの？　みなさんはもう知っているかもしれないけれど、ヒト以外の動物のメスには、月ごとの月経はありません。発情期のメス犬に生理があると思っている人もいますが、あの出血は人間の月経とはまるでちがいます。メス犬が膣から出血するのは、排卵準備中で、妊娠が可能な状態にあるときです。実際、月経のある動物はまれで、人間以外には高等霊長類と何種類かの意外な動物（コウモリの一種も含まれます）くらい。つまり動物の世界では、月経そのものは子孫を残すためにかならずしも必要ではないわけです。そう考えると、なんだかばかみたいに思えてきませんか。だって、どうして月ごとにせっせと子宮の内張りを交換しなくてはならないの？　次の月にはまた捨てるだけなのに？　ちゃんと説明してもらいたいんですけど、ダーウィン先生。

〝進化〟〝自然選択〟という言葉は耳にしたことがあるでしょう。ある種の歴史をたどってみると、いずれかの個体に生じた突然変異が生存や繁殖に有利だった場合、その遺伝子は子孫に受け継がれていくことがわかります。それが繰り返されて、その遺伝形質はのちの世代で優性になるのです。何千年もの歳月をかけ、人間も動物もそうやって進化してきました。ほかの大部分の哺乳《ほにゅう》類《るい》とは異なり、人間には月経があります。とすると、月経があるほうが有利ってこと？　生物学者のディーナ・エメラの答えは、ノー。エメラのむずかしい言葉でいえば、月経は適応的な優位ではなく、非適応的な結果です[*3]。

エメラによると、月経は、わたしたちが生活を送るうえで意識することのない適応的な優位——粘膜の自発的成長とでも呼ぶべきもの〔2〕と結びついています。前述したように、子宮内膜が成長する目的は、受精卵のための〝まかないつき下宿〟を整えること。月経のない動物では、受精卵が子宮内にあるときしか内膜は成長しません。言い換えれば、母体は受精卵の「ねえ、手を貸して!」という叫びを聞いてからようやく子宮の内張りを厚くするのです。ところが人間の場合、受精卵がなくても粘膜は毎月成長します。

人間など月経のある種《しゅ》では、受精卵が来ないと、子宮内膜ははがれて排出されます。必要のない組織を維持するのにはコストがかかるからです。わたしたちに月経があるのはそのためで、放っておいても粘膜が勝手に成長する結果と言い換えることもできます。粘膜が自発的に成長しない動物は、そもそも毎月捨てなくてはならない余分な組織を持っていないから、月経がありません。必要に迫られてから、初めて子宮内膜を作ります。

とすると、粘膜が自然に成長するメリットはどこに? エメラの仮説には、母体にとっての利益と胎児にとっての利益はつねに一致するわけではないという前提があります。母体と胎児の利益は一致するどころか、エメラによると、母体と胎児はヒトの進化の過程で〝軍拡競争〟を繰り広げてきました。その競争はいまも続いていて、胎児は母体の資源を少しでも多く自分のものにできるような特性を、母体は自分の生存に必要な資源を確保できるような特性を手に入れようとします。この軍拡競争を背景に、エメラは粘膜の自発的な成長がなぜヒトにとって有利なのか、その理由を二つの仮説を用いて説明しました。

一つは、子宮内膜の成長は、攻撃的で侵略的な胎児から母体を守るため。月経のない種の胎児に比べ、月経のある種の胎児はより攻撃的です。胎児は遠慮というものを知りません。エネルギーと栄養を奪い取ろうとして寄生虫のように母体に侵入し、手に入るものは何でも手に入れようとします。そこで人間は、あらかじめ子宮内膜を厚くしておいて、それを胎児の侵略に対抗する防護壁に利用していると考えられています。防護壁で胎児のそれ以上の侵入を防ぎ、胎児に分け与えるぶんの資源と、母体が自分用にキープしておきたい資源とを管理できるようにしているわけです。

もう一つの仮説は、事前に準備しておいた子宮内膜に受精卵が着床した時点で、その受精卵の質を見きわめることができるから。もっとあとで詳しく述べますが、受精卵のすべてが赤ちゃんになって生まれてくるわけではありません。たくさんの受精卵が、妊娠のごく初期に自然流産によって失われます。遺伝子に何らかの異常が見つかったからです。成長できないとわかっている子を出産するのは、エネルギーのムダでしかありません。子宮内膜を通じて異常を感知できれば、不完全な胚を妊娠初期のうちに排除して、貴重なエネルギーのムダづかいを防げます。

というわけで、月経のメリットは、月経そのものにはなく、粘膜の自発的な成長にあって、月経はその成長の結果になりそうです。粘膜の成長は妊娠を確立するために必要なものであって、毎月必要なわけではないのです。出血があることが肝心だとか、月経があるほうが健康的だと考える人も少なくないけれど、そうとは言いきれないということ。月々の粘膜の成長がなければ、月経の意味もなくなります。月経は結果にすぎず、出血そのものにメリットがあるわけではないからです。

ジャーナリストのローン・フランクは、ある記事でエメラの研究を取り上げ、現代の女性は、何万年も前に女性の体が月経のしくみを編み出したころとは置かれている状況がまるきりちがっていると指摘しました。[*4] 現代の女性は、生涯のうちにおよそ五〇〇回の月経を経験します。原始時代の女性は一〇〇回程度。なぜでしょうか。信頼できる避妊法が存在しなかった大昔の女性は、妊娠したり、子供に母乳を与えたりすることに生涯のうちのかなりの歳月を費やしていたからです。

いまの時代、これ以上はもう子供を産まないと決めたら、ピルを使って月経を止めるのは自然な流れでしょう。そもそも子供を持たない選択だって受け入れられるようになっています。現代女性にとって、月経はもはや本来持っていた生物学的な価値さえ失いかけているのです。

生理用ナプキン、タンポン、月経カップのすべて

生理用品が手もとにあるかぎり、月経中でもふだんと同じように好きなことができるはず。何らかの手段で血の流れを遮断しておけば、友達の家のソファを汚してしまう心配だってほとんどありません。

もっとも広く使われている衛生用品は、使い捨ての生理用ナプキンとタンポンです。ところがここ数年、月経カップを愛用する人が少しずつ増えています。理由はそれぞれでしょう――安上がりにすむから、環境を汚さずにすむから、快適だから。どれを使うかは、完全に個人の自由です。好みや状況に応じて好きなものを選びましょう。

ヒトが文明のゆりかごから独り立ちして以来、実にさまざまな生理用ナプキンが使われてきました。歴史上名の知られた最初の女性学者の逸話に、ナプキンに関する最古の（ちょっと笑え

る）記述の一つが見つかります。四〇〇年ごろのギリシアで活躍したヒュパティアは、ある男性がしつこく言い寄ってくることにうんざりし、ついに月経血まみれのぼろきれを投げつけたんだそう。[*5] それで男性を追い払えたかどうかまでは記録に残っていないようですが。

　現代の生理用ナプキンは、裏の粘着テープで下着に固定し、膣からゆっくり染み出てくる月経血を吸収するしくみになっています。ちっちゃなパンティライナーから大判で厚手の夜用まで、さまざまなサイズのナプキンが販売されています。タンポンと比較した場合のナプキンのメリットは、膣のなかで細菌が繁殖する危険性がないこと。ですから、感染リスクが高い時期――子宮内避妊器具を挿入した直後や中絶のあと、出産後など――には、かならずナプキンを使うようにしてください。

　タンポンは吸収材を押し固めた小さな弾丸のような物体で、膣内に挿入して使います。月経血を膣内で吸収するメリットは、ふだんの動作を妨げず、エクササイズだって可能な点です。水泳もできます。タンポンとはフランス語で〝プラグ〟を意味しますが、栓《プラグ》のように血液を膣内にせき止めているわけではありません。タンポン自体が膣内で月経血を吸収しているのです。決して新しい発明とはいえませんが、昔はいまのようにビニール個装されて販売されているわけではありませんでした。古代エジプトの女性は、パピルスの柔らかい部分をタンポンのように膣に挿入していたそうです。

　現在販売されているタンポンにはアプリケーター付きとなしがあり、またサイズもいろいろです。出血量に見合ったサイズを選びましょう。交換する回数を減らすために大きなサイズを選んでもあまり意味がありません。タンポンは頻繁に交換しながら使うものです。三時間から八時間に一度は交換しましょう。細菌の繁殖を防ぐため、交換前にはかならず手をよく洗ってください。

タンポンにまつわるエピソードはいろいろ聞きますよね。よく耳にする〝古典〟は、いっぺんに二つ入れてしまったとか、膣のなかでタンポンが〝失踪《しっそう》〟したというもの。たいへん、助けて――みんな心のなかでそう叫びます。このまま出てこなくなったらどうしよう！　でも、タンポンがおなかの奥までもぐりこむことはないから、安心して。うっかりするとコンタクトレンズが脳に入ってしまうという話を聞いたことがあると思いますが、それにまったく根拠がないのと同じことです。ここまで読んだあなたはもう知っているとおり、膣はほぼ完全に密閉されたチューブのようなものですし、子宮頸部から子宮内部に入る通路はとてもせまくて、一番小さいサイズのタンポンでもそこを通り抜けて子宮までもぐりこむことはありません。それに子宮頸部はふだん、子宮への入口をぴたりと閉ざしています。膣から入った異物がその奥まで進んでしまうことはありえません。ただ、膣の奥のほうにある深いひだのあいだにものが隠れてしまうことは、ないとはいいきれません。そういうときのために、タンポンには取り出し用のひもがついています。

タンポンが膣のなかで行方不明になったのではと不安になったら、自力で押し出す方法があります。中腰になって、大をするときのように下腹部に力を入れてみて。指でなかを探ってもいいでしょう。膣はせいぜい一〇センチメートル程度の長さしかないから、ほとんどの場合はつまんで引き出せます。どうしてもダメなら、できるだけ急いで病院に行くこと。タンポンをあまり長時間入れっぱなしにしておくと、感染症のリスクが高まります。タンポンが出せなくなって病院にかかるなんて自分だけかも、と心配することはありません。みなさんが思っている以上によくある話ですから。

月経カップは、柔らかいシリコンでできた広口《ひろくち》カップのようなもので、使うときは折りたたんで腟に挿入します。月経血を吸収するのではなく、カップ内にためるしくみになっています。腟に挿入すると、子宮頸部に近い側、つまりカップの口がある側が広がり、カップのふちが腟壁に密着して、そこから動かなくなります。使い捨ての製品ではないので、衛生に気を配ることが何より大切です。長くても一二時間に一度はたまった血を捨て、水ですすぎ、低刺激の洗浄剤で洗いましょう。次の月経までのあいだに煮沸《しゃふつ》消毒しておけば万全です。

月経カップの一番のメリットは、タンポンより長時間入れておけること。しかも月経血を腟内にとどめるから、エクササイズも水泳もできます。一つの月経カップを最長で一〇年くらい使えるので、長期的に見れば経済的で、環境にも優しい生理用品です。月経カップ一つでタンポンやナプキン数千個分の代わりになり、ごみの量を減らせます。

タンポンは正しく使いましょうとの注意書きをきっと目にしたことがあるでしょう。タンポンの箱にはかならず薄いパンフレットが入っていて、トキシックショック症候群という、いかにもおそろしげな疾患に関する警告があります。

トキシックショック症候群（ＴＳＳ）は、黄色ブドウ球菌などの細菌が増殖して産生した毒素が全身に影響を及ぼす疾患です。発症したときは、おそらく自分ですぐにわかります。高熱、発赤、喉《のど》の痛み、嘔吐《おうと》、下痢、意識混濁といった症状が現れ、つらくてふつうにしていられません。

ついでにいうと、重い症状、予想外の症状が出ていないか、体調にはふだんから気を配っておきましょう。TSSではないかと不安を感じたら、急いで病院に行くこと。時間が過ぎるとともに症状は進むばかりですし、短時間で急激に悪化する場合もあります。最悪の場合、生命に関わることも。

タンポンを使うと重い病気を発症することがあるというのは、どこまで本当なのでしょうか。タンポンが危険な要素の一つであるのは確かです。温度の高い膣のなかで血をたっぷり吸収したタンポンは、細菌にとってはさぞかし住み心地のよい環境でしょう。不潔な手でタンポンを挿入し、そのまま長時間交換せずにいると、最悪の事態を引き寄せてしまうかもしれません。だから、タンポンを八時間以上入れっぱなしにしないこと。細菌が繁殖し、体の奥へと侵入するには時間がかかります。タンポンを入れたことを忘れてしまうと、その発症リスクは時間とともに高くなりますが、正しい使いかたをしていれば、タンポンは決して危険なものではありません。

TSSはひじょうに重い症状を引き起こす病気ですが、発症に至ることはまれです。吸収性がきわめて高い素材でできたタンポンの販売が中止されて以来、タンポンが原因のTSS症例は劇的に減りました。現在、TSSの症例のうち、原因が月経と関係しているのは半数程度です。切り傷などがひどく膿んだり、手術痕が原因になったりしてTSSを発症する例もあります。つまり、タンポンを使わなくてもTSSを発症することはありえるし、男性が発症することもあるということ。だから、TSSとタンポンの関連ばかりがいわれるのは、タンポンに不公平なことかもしれません。[*6]

　では、ＴＳＳと月経カップの関連はどうでしょうか。これを取り上げた研究がいまのところほとんどないので、詳しいことはわかりません。月経カップが普及したのは、わりあい最近のこと。これまでのところ、月経カップが原因と疑われるＴＳＳの症例は、全世界で一件だけです。[*7] ＴＳＳのことを考えた場合、月経カップがタンポンより安全かどうかはまだなんともいえません。衛生にはつねに気を配ることがともかく大切です。

ＰＭＳ――月経前の不快な症状

「なんだよ。さては生理中か?」。これは他人よりも優位に立つための古典的なテクニックの一つです。女をまともに相手にするより、女なんてみんな怒りっぽくて感情的な生き物だと決めつけるほうが簡単な場面で使われます。このような〝生理中か〟というせりふは、女性を下に見る意識の表れというだけではありません。生理学の観点からしてもまちがっています。こういったまちがいは、義務教育レベルの知識として正されるべき。だって、女性なら経験から知っているように、月経周期が原因で情緒が乱れがちになるのは、生理中ではありませんよね。生理前から問題は始まっています。ここで取り上げる問題とは、そう、誰もが知っているのに定義がいまひとつはっきりしないあれ――月経前症候群（ＰＭＳ）です。

　ＰＭＳは楽しいものではないけれど、うまくつきあおうと思えばできないわけではありません。小さな問題を引き起こすことがあるにはありますが、だからといって女性を下に見る正当な理由になどならないのです。女は怒りっぽく、無能で、月経周期のせいで〝ホルモンの影響〟を受けやすかったりはしません。ひどい態度をとってしまうことは、自認する性別にかかわらず、誰にだってあるでしょう――それは否定しません――が、誰かが不機嫌そうにしているからといって、それを性別のせいにするのはまちがっているし、不公平な話です。

ＰＭＳは、月経前に表れる不快な症状をみんなひっくるめた呼称で、ありとあらゆる身体的・心理的な不調が含まれます――痛み、いらいら、憂鬱《ゆううつ》、むくみ、気分変動、涙もろさ、不安、ニキビ。挙げていったらきりがありません。偏頭痛《へんずつう》やてんかん、喘息《ぜんそく》など、ふだんからある疾患の症状が悪化することもあります。月経周期の排卵期から月経期までのあいだ――月経前あるいは黄体期《おうたいき》とも呼ぶ――症状が表れます。月経が始まるとつらさはやわらぎ、まもなく症状も消えます。

ＰＭＳの診断に具体的な基準はなく、婦人科検診を受けてもＰＭＳを指摘されることはないでしょう。診断はややむずかしい部類です。ＰＭＳの診断は、現に症状が出ているかどうかが基準になりますが、月経前に軽い症状がいくつか表れる程度なら、治療は必要ありません。全女性の八五から九五パーセントで、月経開始一、二日前に軽い症状が表れるという統計もあります。[*8] つまり、ほぼ全員に何らかの症状があるということです。だからといって、全員にＰＭＳの診断が下ったり、治療が必要になったりするわけではありません。単にあなたは性別が女性の体を持っているというだけのことです。

ＰＭＳの診断が下るのは、基準を超えた重い症状がある場合にかぎられます。もちろん、症状の深刻さや日常生活への影響の度合いには個人差があります。誰にでもそれらしい症状はあるでしょうが、言い出したらきりがありません。本当に何一つできなくなるような重い症状が出る人もいますから、その人たちには医療が手を差し伸べるべきでしょう。ＰＭＳの診断には、深刻な症状があるという条件に加え、周期性があること――つまり、ほとんど毎月同じ症状が出ることという条件があります。さらに、ＰＭＳに典型的なタイミングで症状が表れ、消えなくてはなりません。すなわち、月経前に始まって、月経開始とほぼ同時に消えなくてはならないわけです。こういった条件でふるいにかけると、二〇から三〇パーセントの女性が軽度から中度のＰＭＳと診断されます。[*9]

　ＰＭＳと共通する症状でも、きわめて重症である場合、ＰＭＳよりも診断の基準が厳しい、別の診断がつきます。月経前不快気分症候群（ＰＭＤＤ）がそれで、〝なんとか我慢できるレベル〟を明らかに超えて〝耐えがたいレベル〟になります。いらいらしやすい、怒りっぽい、感情のコントロールができないといった心理的な症状がとくに目立ちます。全女性の三から八パーセントがこのＰＭＤＤに該当するといいます。[*10]月経周期ごとに自殺念慮のような重度の抑鬱《よくうつ》症状が出る場合もあり、当然のことながら、放っておいては危険です。三つの診断基準は一部で重なり合っています。

　月経は思春期から閉経まで続くものですが、ＰＭＳはそこまで長くは続きません。ＰＭＳの症状は、初潮を迎えてからはいつ表れてもおかしくないけれど、初潮から数年はＰＭＳとは無縁という人がほとんどです。ＰＭＳに苦しむ女性の多くは、二十代初めまでに症状が出るようになり、たいがいはそのまま閉経まで続きます。年齢が進むにつれて重症化する例もあり、三十代、四十代になって初めて婦人科を受診する人も少なくありません。[*11] それでも閉経を迎えると、ＰＭＳは過去のものになります。[*12]

ＰＭＳの原因はまだよくわかっていません。ふだんより過敏になるためとする説や、ホルモンレベルの変動、神経学的なもの、文化的な原因とする説もあります。[*13] 月経周期によるホルモンレベルの変動は全女性に起きるのに、ＰＭＳやＰＭＤＤに苦しむ人がいる一方で、症状らしい症状が出ない人がいるのはなぜなのかはわかっていません。いつか解明される日が来るでしょう。

ほとんどの人は、ＰＭＳの治療を受ける必要はありません。治療を受けるとき大事なのは、ホルモンレベルの自然な変動からくる、ほんの小さな不調まで対象としてしまわないことです。一般的にはＰＭＳは我慢できないものではないし、限度を超えた問題を抱える人にも、薬を使って治療する前にできることがあります。

重い月経障害に悩む患者には、問題ごとに別個の治療が行われます。しかし、問題はさまざまです。気分の落ちこみが激しかったり、不安からくる症状があったりする場合の治療と、身体的な痛みがある場合の治療はちがってきます。エストロゲンを含む経口避妊薬（ピル）で月経を止めてしまえば症状がやわらぐ場合もあるし、主として精神的な症状がつらい人なら、抗鬱剤《こううつざい》が役に立ちます。身体的な痛みがつらければ、鎮痛剤が使えます。

さて、女性と話をするとき、性差別的な発言で相手をコントロールしようとする人たちの話に戻りましょうか。彼らがどう考えていようと、月経前でＰＭＳの症状が出ている女性はキレやすい、理性的な対応ができなくなる、と決めつけるのはまちがいです。月経がある年齢の女性に対してそれを攻撃材料に使いたいなら、「なんだよ。さては生理中か？」ではなく、「どうした？あと二日か三日で生理か？」と正確にいってもらわなくては。この二種類のせりふの破壊力にはだいぶ差があるけれど、相手を侮辱するときは、せめて生理学的に正しい知識を身につけておくべきですよね。

ホルモン――わたしたちをコントロールしている物質

生殖年齢にある女性は、毎月、ホルモンレベルの変動による体内周期を経験します。それが月経周期です。だいたいの人は、ひととおりの知識を持っているはず――周期のどこかの時点で新しい卵子が排出され、適切な（あるいは都合の悪い）タイミングでセックスをすると妊娠する可能性があって、次の月経が来たら、それは妊娠していないことを意味する、というように。

それ以上の知識は果たして必要でしょうか。医学部の学生でも、月経周期の章に来たとたんに教科書をぱたんと閉じてしまう人が少なくありません。なのに、この本で学んでおくべき理由は何でしょう？　第一に、きっとあなたの役に立つからです。第二に、とてもおもしろいから。そして第三に、ここでは世の中で使われている教科書より、ずっとわかりやすく説明するつもりだからです。

月経周期があるのは、ホルモンというごくわずかな生理活性物質が作用するためです。その作用のしくみを少し詳しく知るだけで、女性なら誰でも日常生活のなかで向き合ういろんなことが理解しやすくなります。わたしたちはよくこんな質問を受けます。「ピルはどういう働きをするの？」「受胎期《じゅたいき》っていったい何？　それはいつのこと？」「何が月経をコントロールしている「女性特有の病気のメカニズムって？」

第1章の内性器の項の最後に、卵巣やそこで合成・分泌される二種類の女性ホルモン――エストロゲンとプロゲステロン――について触れました。ここでその二つについてさらに詳しく説明していきましょう。

エストロゲンは、このところ気の毒なくらい悪者扱いされています。たとえば血栓症《けっせんしょう》や気分変動、乳がんの発症リスクと結びついた恐ろしい情報ばかりが流れてきます。でも、エストロゲンは、実際にはとてもありがたいホルモンです。いわゆる〝女性らしさ〟を作ってくれているのだから。たとえば乳房のふくらみや腰からお尻にかけての曲線は、エストロゲンが作っています。腟の内壁が厚みを維持しているのも、そこが潤ってセックスを楽しめるのもエストロゲンのおかげだし、子宮が赤ちゃんを育んで出産できるのだってそうです。ひげが生えないのも、ニキビができにくいのもそう。トランスウーマンは、エストロゲンの投与によって脂肪のつきかたが変化し、男性らしい体つきから女性らしい体つきに変わっていきます。エストロゲンは驚くほどいろんなところでわたしたちの役に立ってくれています。

言葉に敏感な人なら、プロゲステロンの意味に察しがつくかもしれません。〝プロ〟は〝賛成〟とか〝～のために〟という意味で、〝ゲステーション〟は〝妊娠〟を意味します。二つが合わさったプロゲステロンは〝妊娠のため〟という意味になります。受精卵を待つ毎月の一定の期間中、女性の体は大量のプロゲステロンを必要とします。プロゲステロンは子宮の収縮を止め、受精した可能性のある卵子が押し出されてしまわないようにします。それに加えて、子宮の内張りを厚くして住み心地をよくし、未来の子孫の栄養となる血液や粘液を各腺から分泌させます。

月経周期に必要なホルモンはもう二種類あります。この二つは脳内にある、陰嚢に似た形をした豆粒サイズの腺、脳下垂体《のうかすいたい》から分泌されます。

脳が分泌する二種類の性腺刺激ホルモンとは、卵胞刺激ホルモン（ＦＳＨ）と黄体形成ホルモン（ＬＨ）です。簡単に説明すると、ＦＳＨは未成熟の卵胞の成長を促します。そのため、卵胞刺激ホルモンと呼ばれています。ＬＨは排卵を誘発します。男性の脳もこの二種類のホルモンを両方とも分泌しますが、女性の体内での働きにちなんだ名前が与えられています。医学の世界では珍しいことです。すごくクールでしょう？

さて、ここまでは順調に進みました。このショーの主役たる各種ホルモンの紹介がすんだところで、次は月経周期そのものに注目することにしましょう。

月経周期――二八日周期をぐるぐる……

月経周期は、円形のタイムラインにすると理解がぐんと容易になります。周期の長さには個人差があり、一人のなかでも月経ごとに変わってくるものだけれど、ここでは話をわかりやすくするために、二八日周期をモデルに説明します。なぜ二八日かというと、きれいに四週に分けられるから。ちなみに、平均的な月経周期は二五から三八日とされています。

図中の輪のてっぺんで、次の周期の始まりと前の周期の終わりが重なっていますね。新しい周

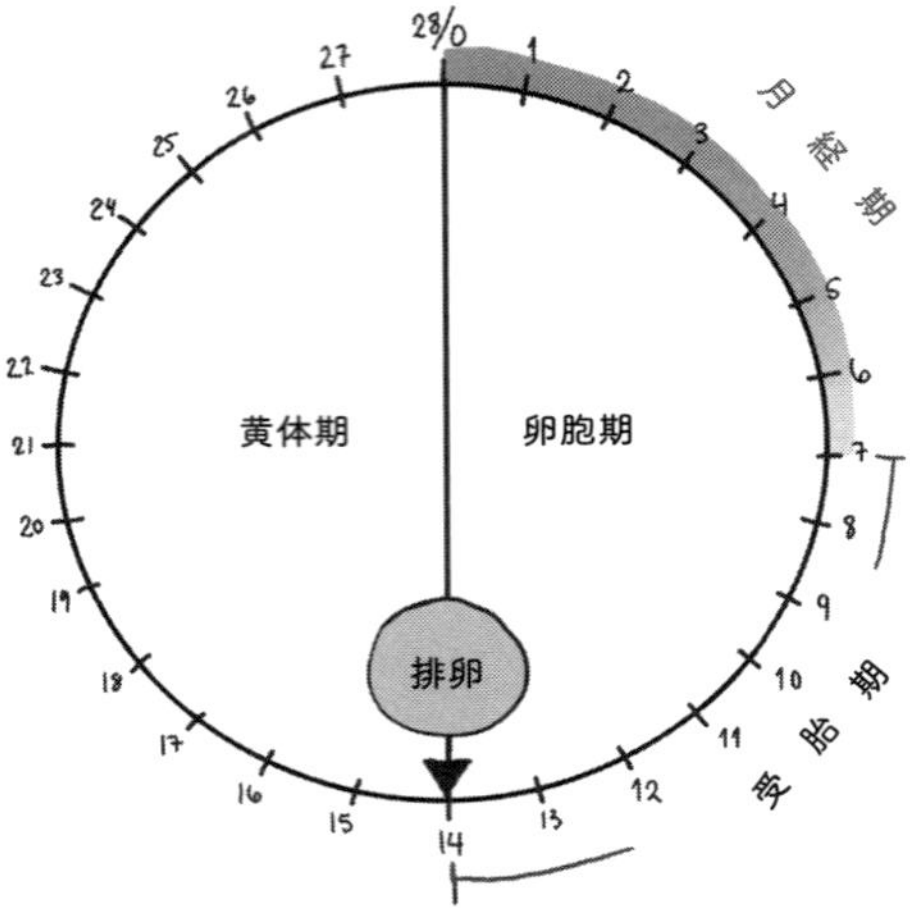

期がふたたび始まることを意味する〝0〟と、前の周期の終点である〝28〟の二つの数字が書いてあるのはそのためです。一つの周期の始まりと前の周期の終わりはつねに同じ。月経周期は永遠に循環するのです。

　この図の意味がよくわからないという人もいます。どうして始まりと終わりが一緒なの？　日常で親しんでいるものにたとえるとわかりやすいかもしれません。前の日から次の日に切り替わるタイミングの時計のことを考えてみて。

　時刻が深夜零時になった瞬間、デジタル時計の時刻表示は前日の終わりの〝24：00〟であると同時に、次の日の始まりの〝00：00〟でもありますよね。前の日から次の日に切り替わる瞬間、わたしたちはその二つの日に同時にいることになります。前日と翌日のあいだに隙間はありません。月経周期もそれと同じです。

　新しい周期の始まりはわかりやすいでしょう。

月経の始まりが周期の始まりです。月経は長くて一週間ほどで終わるから、周期の最初の七日は月経期となります。

あらかじめ説明しておくと、月経周期は大きく二つに分けることができます。新しい周期の始まりは、卵胞期の始まりでもあります。卵細胞を含む組織である卵胞が成熟し、排卵に向けて準備を整える期間です。図でいうと一番下、周期の一四日目ごろに排卵が起きて、後半の黄体期に移行します。この時点で周期の半分が経過しました。ここからの二週間、周期の二八日目までは、とくに何ごともなく過ぎます。二八日目の終わりに周期はゼロに戻って、次の周期が始まります。

ここで話を少し複雑にしてみましょう。あなたの月経周期が三〇日だとすると、排卵は一六日目ごろ起きます。なぜ一五日目ではないのかと不思議でしょう？　たしかに、三〇日の半分は一五日です。なのに一六日目に排卵が起きるのは、排卵から次の月経の初日までの日数は、かならずといっていいほど一四日だから。妊娠したかどうかを体が判断するのに一四日かかるということです。周期が二八日より長くても短くても、その差は原則として排卵までの日数のちがいとして勘定されます。たとえば排卵日と月経開始日が計算上は重なりそうなほど周期が短い女性が仮にいるとしても、月経の初日に排卵が起きることはありません。周期が不順な場合でも、排卵日ではないと確かにいえるのは、月経の初日だけです。

月経周期とホルモンの関わり

基本的な説明がすんだところで、ようやく本当に興味深い話が始まります。月経周期とホルモンの関わりです。周期の輪のてっぺんから始めましょう。周期の一日目は月経の開始日で、卵胞期の始まりでもあります。これは子宮だけの活動ではありません。卵巣や〝脳内の陰囊〟――正式名称は脳下垂体――でも、いろんなことが起きています。今回は受精卵は来そうにないなとあきらめた子宮が内膜の処分に取りかかると同時に、脳下垂体は卵胞刺激ホルモン（ＦＳＨ）の分泌を始めます。そう、脳はあきらめが悪いのです。月経が始まったばかりなのに、早くも次の妊娠のチャンスのことを考えて新しい卵子の準備を始めるわけです。少し前に説明したとおり、卵子は卵巣のなかの卵胞という組織で待機していて、卵胞はＦＳＨの刺激を受けて成長を開始します。月経周期の前半が卵胞期と呼ばれるのは、この期間に卵胞が成熟するからです。

脳からＦＳＨを受け取って成長を始めた卵胞は、エストロゲンを分泌します。卵胞の成長にしたがって血中のエストロゲン濃度は急上昇します。卵胞が大きければ大きいほど、エストロゲンの分泌量は増えます。分泌されたエストロゲンは子宮内膜に働きかけて成長を促し、子宮内膜は月経の終了と同時に再建に着手します。失ったものを嘆いている暇はないのです。毎月、期待しては裏切られているのに、子宮は決してめげません。受精卵を受け取るチャンスを逃さないよう、いそいそと準備を始めます。

卵胞と子宮内膜が成長を続けているころ、月経周期は一四日目――排卵日であり黄体期の初日でもある日に向けて、着々と進みます。卵胞は形を変え、液体をいっぱいに抱えていつ破裂してもおかしくないくらい膨張した水風船のようになります。卵胞から大量のエストロゲンが分泌されて、血中濃度は最高に達します――これこそ、脳下垂体がいまかいまかと待ちわびていたシグナルです。

　エストロゲンの強いシグナルを受け取った脳下垂体は黄体形成ホルモン（ＬＨ）の分泌を開始します。ほんの少しの量ではありません。いきなり血中濃度が最高に達するような量です。これまでに赤ちゃんを授かろうとした経験がある人なら、このＬＨの急上昇に馴染みがあるでしょう。排卵検査は、尿に含まれるＬＨ量の変化を見ています。排卵検査が陽性であれば、すでにＬＨの急上昇が始まっていて、まもなく排卵が起きるということ。大量のＬＨが届くと、卵胞は破裂し、繭《まゆ》から放たれた卵子は卵巣を飛び出します。しばらくのあいだは卵巣のすぐ外を漂っていますが、やがて卵管の小さな触手――卵管采が卵子をつかまえ、卵子は卵管を伝って、精子が待ち受けているかもしれない場所へと送られます。ここまでが月経周期の前半で、排卵が無事に完了しました。

　ここでちょっと横道にそれて、学校では習わなかったことを二つほど書いておきましょう。卵細胞についての話です。〝タフガイ〟精子たちの雄々しいバトル、または決死のレースの話は、きっと聞いたことがあるでしょう。精子たちは必死に泳ぎます。一着でゴールに飛びこめば、そこで待っている受け身の卵子と結合できるからです。さて、ここにぜひ知っておいてもらいたいポイントの一つ目があります。卵子は動かずにいるわけではありません。バーのスツールに座り、そわそわしながら精子が迎えにくるのをただ待っているわけではないのです。卵子は〝ディーヴア〟です。わがままな歌姫《ディーヴァ》らしく、パーティにはわざと遅れて華々しく登場します。このあとでもう少し詳しく見るように、赤ちゃんを授かるためにセックスをするタイミングとして最良なのは、排卵の直前です。卵子は受け身ではありません。精子に負けないくらい活動的です。精子が卵子を目指して泳ぐというより、待ち構えている精子たちのところに卵子がゆらゆらと下りていくといったほうが近いかもしれません。精子はそこで何日もひたすら卵子を待ちつづけることもあるのです……。

ポイントの二つ目――卵子のあいだでも、精子たちに負けないくらい激しいバトルが繰り広げられます。でも、なぜかこのことは学校で教わりません。FSHが働きかける卵胞は、月に一個だけではないのです。前にも説明したとおり、月に最高一〇〇〇個の卵胞が成長と成熟を始めます。しかし破裂してなかの卵子を排出するのは、一番大きな一個に限られます。ほかの卵子は、精子と出会うチャンスさえ与えられることなく衰弱して死んでいきます。たかが一〇〇〇個の競争なら、数億の精子が参加するレースに比べると大したことがないのではと思ってしまいそうです。でも、忘れないで。男性は毎日数億の精子を新しく作っていますが、女性は生まれたときに持っていた卵子がすべて。増えることはないのです。いつか尽きてしまいます。

現実はまったくちがうのに、女性の卵子は受け身、男性の精子は活動的とのイメージで語られるのは、いったいなぜ？　ちょっと不思議ですよね……。

さて、月経周期の話に戻りましょう。排卵が起きると、周期の後半、つまり一五日目から二八日目の黄体期に入ります。卵子は排出され、卵胞から分泌された大量のエストロゲンのおかげで、子宮内膜はふかふかの状態です。周期前半では、エストロゲンが活躍して受精卵のベッドを整えたけれど、周期後半の主役のホルモンはプロゲステロンです。プロゲステロンは、排出前の卵子が入っていた卵胞の残骸から分泌されます。残骸は形や色を変え、黄体と呼ばれる小さなかたまりになります。黄色をしていることから、ラテン語では〝コルプス・ルテウム〟、黄色い体と呼ばれています。笑ってしまうくらい単純なネーミングでしょう？

少し前に、プロゲステロンは〝妊娠のため〟という意味だと説明しました。排卵後の体は受精卵を受け取る準備の最終段階に入ります。プロゲステロンは、子宮が収縮して内膜を排出するのを妨げると同時に、子宮内膜を最高に居心地のよい住居に整えます。

このタイミングで脳下垂体は、ＦＳＨとＬＨ——新しい卵子の成長と成熟を促す二種類のホルモン——の分泌を止めます。いよいよ受精卵が届くかもしれないというときに、次の卵子を育てる必要はないものね！　脳下垂体がＦＳＨとＬＨの分泌を中断するのは、黄体から分泌されたプロゲステロンがそのように働きかけるから。

（黄体の立場からは）残念なことに、月経周期の後半は、かならずといっていいほど悲劇的な死で幕を閉じます。黄体から分泌されたプロゲステロンは、脳下垂体の働きを妨げてＦＳＨとＬＨの分泌を中断させます。ここでの悲劇は、その二つのホルモンがないと、黄体は生きていけないということ。つまり黄体は、自分の救命具の製造を止めてしまうのです。受精卵が来なければ、生きる望みは完全に絶たれます。別のいいかたをするなら、黄体は自分を犠牲にして受精した可能性のある卵子を生かそうとするということ。受精しなければ、黄体はしだいに衰弱して死に、同時にプロゲステロンの供給も止まります。

黄体がなくなると、脳下垂体の本来の任務——二種のホルモンの産生——を中断させるプロゲステロンも消えます。FSHとLHの血中濃度はふたたび上昇し、卵巣内の卵胞が再始動して、新しい卵子を成熟させ、自分は破裂し、たった一つだけ選ばれた精子と結びつく可能性にかけて卵子を送り出します。黄体から分泌されるプロゲステロンがなければ、子宮内膜を分厚くして維持するよう促したり、子宮の収縮を妨げたりするものはありません。その結果は——もうおわかりですね——出血が始まります。月経の一日目です。わたしたちは月経周期の輪のてっぺんに戻りました。一つの周期が終わると同時に、次の周期がすでに始まっています。

妊娠可能な時期っていつなの?

妊娠は女性の人生における重要な分岐点になります。赤ちゃんができたのではと怯え、なかったことにするにはどうするのが一番か、必死に知恵をしぼることもあれば、子供がほしくてたまらずに待ちきれないこともあるでしょう。人生のどんな局面にいるか、相手が誰なのかによって、最悪の事態にも最良のできごとにもなるわけです。そう考えると、妊娠について二つのグループのどちらにも有益なものになる項を書くのはたいへんなことに思えるけれど、実際にはとても簡単です。赤ちゃんができるしくみをきちんと知っておくことこそ、妊娠を避けたい人にも、希望する人にも、最良の薬になるからです。では、何がどうなると妊娠するのでしょうか。

まずは言わずもがなの話から。肛門性交《アナルセックス》、口腔性交《オーラルセックス》で妊娠することはありません。精液がついた便座（うげぇー）に座っても妊娠しません。膣性交、つまり膣に挿入するセックスが必要で、話がちょっと複雑になるのはそのあとです。

膣性交をして男性がオーガズムに達すると、一から三億個の精子が女性の膣内に放出されますが、大部分は短時間で死んでしまいます。大半は性交後に膣から流れ出るか、膣の人知れぬ隙間に入りこんだまま行方不明になるかします。子宮頸管の入口までたどりつくのはほんの一握りだけで、そこから先へ進めるかどうかはタイミングにかかっています。

子宮頸管の入口はふだん、プロゲステロン分泌量の上昇によって作られる、ゼラチンのように硬い粘液の栓でふたをされています。この粘液栓が溶けて子宮腔内《しきゅうくうない》へ入る通路が開くのは、排卵前後だけ。排卵の数日前くらいから、粘り気のある糸状の粘液がおりものに混じっていることに気づく人もいるでしょう。卵白に似たこの粘液は、二本指で取ってみるとびっくりするほど糸を引きます。

排卵が近づくとプロゲステロンの分泌量は減少し、エストロゲンが増えます。エストロゲンは子宮頸管に働きかけ、それまで精子の進入を防いでいたゼラチン状の粘液に代わって、水っぽいさらさらの液体を分泌させます。精子はここを泳いで子宮腔内に入れるようになります。この変化もおりもので観察できます。いつもより水っぽくてやや白濁《はくだく》しています。こういうおりものは、排卵が起きて一番妊娠しやすい時期に入っているという合図です。

排卵前後のこの時期、子宮頸管の入口が開いている期間に、避妊せずにセックスしたとしましょう。数百の精子の群れは入口まで泳ぎつき、子宮内に入ります。精子たちは二から七時間かけて子宮腔内を移動し、二つある卵管のいずれかに進みます。子宮と卵管の小さくリズミカルな動きが子宮内に波を起こし、精子はそれに乗って上昇を続けます。ここでどちらの方角を目指すか、それが彼らの運命を分けることになります。というのも、卵子はいずれか一方の卵巣からしか排出されないからです。卵管に入った精子は、そこでいったん休憩して、卵子が下りてくるのを待ちます。少し前に説明したように、卵子はディーヴァですから、パーティにはわざと遅れて登場し、精子を待たせるのです。精子は通常、子宮内や卵管で四八時間くらい生存できますが、性交から五日とか七日後にもまだ生きている精子が見つかる例もあります。精子がそこまで丈夫で忍耐強いなんて、知らなかったでしょう?

排卵後、卵子はゆらゆらと卵管を伝い、待ち受けている精子のところに下りていきます。卵管内で一つの精子が一つの卵子と出会って受精が行われ、精子と卵子は胎児の先駆体である受精卵(胚)を作ります。排卵の際、一個ではなく二個の卵子が排出されて双子(二卵性双生児)が生まれることも。女性の年齢が進むにつれて双子が生まれる確率は高くなり、また遺伝しやすい性質でもあるため、家族に複数組の双子がいる例も珍しくありません。まれに一個の卵子から双子(一卵性双生児)が生まれます。これは一個の精子によって受精してできた受精卵が、その直後に二つに分かれた結果です。

受精の一日後、受精卵はまだ卵管のなかを漂っていますが、細胞分裂はすでに始まっています。それでも、まだ妊娠すると決まったわけではありません。妊娠が確立するには、大きく育ちはじめた細胞のかたまりが子宮に下り、適切なタイミングで内壁に着床しなくてはならないからです。それに加えて、細胞のかたまりが着床したとの知らせが、ｈＣＧというホルモンを通じて子宮から母体に伝えられる必要もあります。ちなみに妊娠検査薬は尿中のｈＣＧ量を計測しています。

月経周期の項で出てきた黄体が生き延びてプロゲステロンの分泌を続けるには、このｈＣＧが欠かせません。子宮からの着床の知らせが届かないと、母体が何も気づかないまま、受精卵は次の月経時に排出されてしまいます。

受精後、細胞のかたまりが子宮内膜に着床するまでに七から一〇日かかります。着床して初めて、妊娠が成立します。そこから三八週の妊娠期間は長い長い旅路です。この本ではその詳細は省くことにしました。妊娠についての本は書店にたくさん並んでいますからね。

最後に、妊娠可能な時期について考えます。前述のとおり、精子は最長で七日くらい女性の体内で生存できます。とすると、理屈の上では、排卵の七日前から排卵の翌日までの計八日間は、妊娠の可能性があることになります。つまり、妊娠可能期間は八日間あると考えるべきだということです。

月経周期の項で説明したように、多くの場合、排卵は次の月経の一四日前に起きます。月経周期が二八日で安定している人なら、周期のちょうど真ん中、一四日目、次の月経の二週間前に排卵が起きる計算です。これに〝妊娠可能期間は八日間〟を当てはめると、月経周期の八日目から一五日目は妊娠の可能性があるということになります。

月経周期のうち、妊娠する可能性があるのはたった八日だけなら、安全期間を割り出すくらい簡単だと思えるかもしれません。やっかいなのは、月経周期がまったく乱れない女性はほとんどいないということ。みなさんにも思い当たるところがあるでしょう。排卵日がいつもより早く来るのか、遅くなるのか、あらかじめ知っておくことはできないから、妊娠可能期間はつねに長めに想定しておかなくてはなりません。排卵日がたった二日、前後にずれただけで、危険期間は一二日まで延びてしまいます。現実には、排卵日が二日よりもっと大きくずれることなどしょっちゅうですよね。しかも、月経中のセックスはお断りというタイプの女性なら、妊娠のリスクなしと安心して避妊具なしでセックスできる日は、月経周期のうちわずか数日しかないことになります。つまり、どんなときも避妊具を使うのが賢明なのです。

[1] 膣トリコモナスはトリコモナス膣炎を発症させる原虫。トリコモナス膣炎はノルウェーや日本ではまれだけれど、世界全体ではもっともよく見られる性感染症の一つ。外陰部や膣が猛烈にかゆくなったり、いやなにおいのするおりものが出たり、おしっこをするとき焼けるように痛んだりといった症状が出る場合もある一方、ほとんどは自覚症状がない。トリコモナス膣炎はさほど深刻な感染症ではなく、専用の抗生物質メトロニダゾールが投与される。

[2] エメラが論文で使っている〝自発的脱落膜化〟という語を簡単に言い換えたもの。脱落膜化のプロセスには、粘膜の成長以外の要素も含まれる。

第3章　セックスの話をしよう

太古の昔から全人類に共通していたものがあるとすれば、セックスでしょう。ほとんどの人に、自分自身、または誰か他人とのセックスの経験があります。いまはまだない人も、きっとこれから経験します。セックスがなかったら地球上から人類は消えてしまうだろうし、セックスのない生活なんて誰だって退屈に感じるでしょう。わたしたちにできるもっとも自然な行為のうちの一つがセックスなのです。セックスのしかただって——ホモセクシュアルであろうとヘテロセクシュアルであろうと——ほかの動物たちとそう変わりません。

ちがいを一つ挙げるなら、セックスを恥ずかしいと感じるのは人間だけだということ。いざ行為に及ぶとき、人間は他人の目を避けます——少なくとも、人目のないところでするのがふつうです。この秘密主義ゆえに、セックスはどんな時代でも変わらず不安の雲で覆い隠されてきました。ほかの人たちがどんなふうにしているのかなんて、ふつうは知らないし、自分の性欲が強いのか弱いのかを測る基準もありません。自分のやりかたで合っているのかどうかさえわかりませんよね。矛盾して聞こえるかもしれないけれど、ふつうは二人でするものであるとはいえ、セックスとはとても孤独なものなのです。セックスライフをまさにこれから始めようとしている思春期のただなかにいる人にとっては、なおのこと心細いでしょう。

近年はセックスを取り上げた記事がメディアにあふれているし、若い世代の多くはポルノ視聴に何時間も費やしています。ソーシャルメディアでセックス動画がシェアされ、ティーンエイジャーが勃起したペニスや固くなった乳首の写真を撮って知人に送ったりもします。そう考えると、かつてないほど性にオープンな時代を迎えているという人もいるかもしれません。

でも、そこには意外な二元性が隠れています。現代に生きるわたしたちは、性的な願望や肉体に関する情報や知見に、まったく新しい方法でアクセスできるようになりました。マウスのクリック一つで知識がいくらでも手に入ります。なのに、その自由がみんなに自信を与えているようには見えません。それどころか、かえって自信を失わせているように思えます。

問題は、中身をともなわない知識ばかりを頭に詰めこんでいること。セックスに求める理想は高くなる一方なのに、不安はあいかわらず心に居座ったままです。性的な興奮を感じたとき、この時代になってもまだわたしたちはそのことを無意識に隠そうとします。なのに、わたしたちを取り巻く環境は、何もかもシェアするように促します。そのギャップがあまりに大きくて、誰もがとまどっています。そんな背景があって、自分は性欲が弱すぎるようだ、めくるめくようなセックスの経験やオーガズムの経験が少なすぎるようだと思いこむ女性が増えているのではないでしょうか。

いまこそ現実をきちんと見つめ直す必要がありそうです。この章では、著者二人が考えるノーマルなセックスライフについて話をします。もちろん、ここでいう〝ノーマル〟とは、たとえばそれに該当しなければ異常だとか、恥ずかしいことだという意味ではありません。世間の多くの人がしていることが〝ノーマル〟ということでもありません。セクシュアリティの形は、無限に存在します。誰かにとって何が正解か、それを知っているのはその人ひとりだけです。この章を読んで、あなたのセックス観にこれまでにない奥行きが加わることを願っています。また、ストレスのない満ち足りたセックスライフにつながる道を見つけるためのヒントをここで手に入れてもらえたらと思っています。

初めてのセックス

人生で経験することのなかで、〝初体験〟ほど伝説のベールに包まれているものはないでしょう。（あなた自身やパートナーの）パフォーマンスに対する期待値ばかりが異様に高くなって、どんな体験が待っているのか、想像することさえできなくなってしまいます。

その結果、初めてのセックスのあと、自分に、あるいは相手に失望する人もいます。オーガズムを感じなかった？　本や記事で読んだ体位でできなかった？　挿入から一〇秒でボーイフレンドのペニスが萎《な》えてしまった？　パートナーにクリトリスを愛撫してもらえなかった？

大丈夫！　セックスは人生で出合うほとんどのものごとと変わりません。上達には練習が必要で、それはみなさんのパートナーにしても同じことです。初回からパーフェクトにできるわけがないことを心にとめておくことが大切だし、期待値をあらかじめ少し下げておけば、たとえ今回は完璧でなくても、次につながる経験になるでしょう。何ごとにも〝初めて〟はあるのだから。

ここでは、初めてのセックスを少しでもよい経験にするために、参考になりそうな情報をいくつか紹介しましょう。

映画『ジャスト・ベア』は、オスロの高校に入学したての仲よしグループの物語。グループのなかで、ベアだけがまだ初体験をすませていません。グループには、処女喪失記念に近所のベーカリーでマジパンケーキを買うしきたりがありました。一六歳と九カ月のベアは、とにかくしてしまわないことには何も始まらないような気がして焦っています。ベーカリーのウィンドウの奥から、マジパンケーキがベアを呼んでいます。

〝すませていないのは自分一人だけ〟と思い悩み、急がなくては取り残されると感じているのはベア一人ではありませんよね。そんな考えがあなたの頭に浮かんだときのために、事実をいくつか並べて検討してみましょう。

ノルウェーの初体験の平均年齢はだいたい一七歳くらい、[*1]日本ではだいたい一九歳くらい。といっても、これはあくまでも平均であって、一七歳まで、一九歳までにすませなさいよ、という意味ではありません。もっと早い人もいれば遅い人もいます。統計値を見ると、一六歳までに性的経験を持つ人は若年層全体の二〇パーセントにすぎず、アメリカのグットマッカー研究所の調査によれば一五歳までに初体験をすますティーンエイジャーの数は減少傾向にあります。[*2]日本の調査でもだいたい同じ結果が出ています。つまり、若い世代の五人のうち四人は高校入学の時点で未経験。ベアがマジパンケーキを早く買わなくちゃと焦る理由はなさそうですよね。

参考値として平均年齢を知っておくのはいいことかもしれませんが、みなさんの初体験は、あくまでもみなさんとパートナーのものです。セックスは、双方の準備ができてからすべきです。

性欲（これは頭のなかで）と性的興奮（こちらは体で）を感じたら、準備ができたというサインでしょう。頭と体の意見が一致しないこともあるかもしれません。その場合はもう少し待つのがベター。どのくらいの年齢でどんな相手に性的興奮を感じるかは人それぞれです。高校時代に準備ができる人もいれば、大学に入ってからという人もいます。二十代、三十代以降になってからという人だっています。

たいがいの場合、初めての相手は同年代の人でしょう。恋人の場合もあれば、行きずりの人だったり、親しい女友達や男友達だったりする場合もあるかもしれません。場所もさまざまで、ベッドルームだったり、車の後部座席だったり。双方が納得してのことなら、ここに挙げたことがらは、どこにもおかしいところはありません。

処女を〝失う〟とは何を指すのか、さまざまな説が言われ、書かれてきました。何らかの形で性的な行為をしたのに、それでもまだ処女ということはありえる？　アナルセックスはしたことがあるけれど、膣ではしたことがなかったら、その人はバージン？　口や指でしただけだったら？　〝本物〟のセックスとは、何を指すの？　その答えはわかりません。線引きに関心が集まりすぎているように思います。双方の同意さえあれば、どんなセックスもまちがいではありませんん。〝本物〟の度合いの高い、低いだってありません。初めてのセックスに決まった様式はないのです。オーラルセックス、指でするセックス、膣でするセックス、アナルセックス。たとえ膣に挿入しなくても、すばらしいセックスはできます。考えてみて。男性と膣性交をしたことがないからというだけで、レズビアンの女性をバージンと呼ぶとしたら、やっぱり違和感があるでしょう?

いまの若い世代は、セックスについての知識が豊富です。性教育だけを通じて与えられた知識ではなく、アダルトビデオなどで具体的なセックスを目にしているからです[*3]。それにもかかわらず(もしかしたら、だからこそ?)若い世代は、初めて経験する以前から、自分はセックスが〝人並みには上手〟なのかどうか心配するようです。

初めてのセックスではきっと、ぶざまに手足をばたつかせることになります。何をするにも、アダルトビデオで見たようにはいきません。ほかのジャンルの映画とまったく同じように、視覚効果を活用して現実とはかけ離れた映像を見せていますし、作り話もたくさん盛りこまれています。現実を踏まえて作られている映像ではありますが、アダルトビデオで見たとおりのことを再現してみようとしてもおそらく無理でしょう。

有名なポルノスターみたいにできるだろうと期待しないこと。初めてなのに、上級者向けの体位に挑戦するのは無謀というもの。いつになっても習得できないかもしれないけれど、それでかまわないのです。よいセックスのためにどうしても必要なものというわけではないのですから。初めてのセックスは、かなりぎこちないものになるでしょう。でもそれがふつうだし、そこが微笑《ほほえ》ましくもあります。初めは自分の手足なのに思うように動かなくてもどかしい思いをするでしょうが、練習を重ねていくうちにかならず上達します。

自分に対する期待値をあらかじめ下げておくだけではまだ足りません。パートナーのことも大目に見てあげましょう。彼または彼女にしても、あなたとする初めてのセックスなのだから、あなたがどうしてほしいと思っているかわからないだろうし、あなたに負けないくらい緊張しているはず。いずれにせよ、終わったあとに話し合う時間を持つことをすすめます。ちょっとした感想を打ち明け合うだけでかまいません。よかった？　またしたい？　またしたいと思うなら、次はどこをどんなふうに変えたらもっとよくなりそう？

あそこに入れるなんて、無理じゃない？

セックスのありかたは一種類ではないのに、腟への挿入ばかりが重視されているために、あまりにも多くの人が排除されてしまっています。異性愛を唯一ノーマルな性指向としているような社会では、セックスとは女性と男性がするものと考えられているかもしれないけれど、その組み合わせでなくてはいけないということはありません。たとえばノルウェーでは、女性のおよそ一〇人に一人が同性との性経験を持っています。[*4] またアメリカでは、思春期の男子より女子のほうが同性のセックスパートナーがいる割合が高いとされていて、二〇〇一年から〇九年に八つの地点で収集されたデータに基づく青少年危険行動調査報告書を見ると、異性愛者を自認する学生（中央値四四パーセント）よりレズビアンまたはゲイと自認している学生（中央値六七パーセント）のほうがセックスの経験がある割合が高いと判明しています。[*5] 本章では初めての腟性交に多くのページを割くこととします。腟性交だけがセックスの方法だからというわけではなく、わたしたちに寄せられる質問のなかで一番多いものが腟性交に関するものだからです。

驚くほど多くの若い女性が、腟性交の前にこんな不安を感じます。血が出るの？　やっぱり痛い？　自分の膣はきつすぎるのではないかと怯えたりもするでしょう。ここに何か入れたりしたら、はち切れちゃう！　だって、タンポンだって入らないのに！

ペニスのように大きな物体を膣に入れるなんて、とても無理じゃないかと思えるかもしれないけれど、実はけっこう余裕なものです。膣には想像する以上に伸縮性があって、性的に興奮すると、あらゆる方向に広がります。セックスが未経験の人の膣は、経験がある人に比べて細いはずと思っている人が多いし、セックスをすればするほどゆるくなるという話もきっと耳にしたことがあるでしょう？　でも、そんなことはありません。

膣は筋肉質でパワフル。驚くなかれ、自分で締まり具合を調節することもできます。何度ペニスやディルドーを迎え入れた経験があろうと、この調節機構が衰えることはありません。完全にリラックスしていればペニスは楽に入るけれど、力を入れて締めると、どんなに小さなものでも挿入しにくくなります。また、何度もセックスをしたことがある人でも、膣を締めて細くできます。膣筋を意識して使えば、膣とペニスの摩擦の大きさを自在に調節することだって可能。いろいろ試してみて！

初めての膣性交の前は誰だって緊張するし、期待が重圧になってのしかかることを思えば、それも当然です。ちょっとの緊張くらいはまったく気にしなくていいけれど、あまりにも緊張していると、初めての経験がいやな思い出になってしまうかもしれません。緊張すると無意識のうちに筋肉に力が入って膣がせまくなり、挿入しにくくなるからです。つまり、少々痛いかもしれないということ。

性的に興奮すると、女性の生殖器はふだんよりも多くの体液を分泌し、その粘り気が天然の潤滑剤の役割を果たします〔1〕が、ひどく緊張していると、性的に興奮しても濡れにくくなります。自分はセックスをしたいと頭で考えていても、濡れないことはあります。緊張すると、頭で考えていることと体の反応が食いちがってしまうことがあるのです。

濡れないと、または無意識のうちに腟に力が入っていると、腟壁に小さな傷がつきやすくなり、そこから軽く出血します。危険はないとはいえ、気になるだろうし、痛むこともあるでしょう。大切なのは、初めてのときは焦らないことです。キスや前戯《ぜんぎ》に時間をかけて筋肉をリラックスさせましょう。興奮が高まるのを焦らずに待てば、それだけ濡れやすくもなります。

リラックスし、前戯に時間をかけ、本当にセックスがしたいと思っているのに、それでもまだ濡れない人もいます。一方で、性的な興奮を感じていないときに濡れる人も。脳と生殖器はつねにきっちりリンクしているわけではありません。ただ、ありがたいことに、腟の天然の潤滑剤の代わりになるものはあります。唾液《だえき》を代用してもいいし、スーパーマーケットやドラッグストアで売っている潤滑剤を使ってもいいでしょう。潤滑剤があると、よりスムーズに進む場面が多くなります。初めてのときは、自分の体の反応を予想できませんから、あらかじめ潤滑剤を用意しておくと安心できそうです。

さらに、処女膜の問題もあります。処女膜は腟のもっとも細くなった部分です。すでに説明したことではあるけれど、大事なポイントをここでもう一度おさらいしておきましょう。初めてのセックスで、かならず処女膜から血が流れるわけではありません。出血の可能性は、ざっくりいって半々くらい。初体験のあと、たとえ誰かがみなさんの性器を調べたとしても、セックスの経験があるかどうかは、それだけではわかりません。初体験で破れる膜が膣に張ってあるというわけではなく、柔軟性に富んだ組織の輪っかがあるだけ。だから、処女膜のことをあれこれ気にしないこと。エネルギーを使うべき大切な問題はほかにたくさんあるのだから——環境危機や難民問題、学校における性教育の不足とか。処女膜のことで悩んで寝不足になるなんて、もったいない。

ヒントやコツ

セックスのとき膣のなかでどんなことが起きるか、おおよその知識は手に入れました。でも、現実問題として、何をどうすればいいの？　初めての膣性交を控えた人に向けて、専門的な視点からのアドバイスが二つあります。ただ、それにかならず従わなければいけないということではありません。結局のところ、あなたの膣は、あなたのものなのだから。ほかのどんなやりかたをしようと、それもここで挙げるアドバイスに負けないくらいよい選択肢です。

最初のアドバイスは、笑っちゃうくらい当たり前のことかもしれませんが、考慮に値することはまちがいありません。正常位は、アダルトビデオではあまり見ませんよね。それはなぜかというと、性器がほとんど映らないから（だって、性器がばっちり映っていないアダルトものなんて……）。でも現実の世界では、正常位こそ初めてのセックスにふさわしい体位です。正常位とは、あなた（女性）があおむけになって脚を開き、男性が胸と胸、おなかとおなかを合わせるようにして上から重なる体位のことです。あなたの上で男性が前後に動くと、ペニスが膣に出入りします。女性があまり動きやすい体位ではないとはいえ、ここから始めるといい理由はいくつかあります。まず、互いの体に触れやすく、見やすいこと。キスがしやすいこと。そしてもう一つ大事なのは、相手の反応を観察しやすく、楽しんでいるかどうか確かめられることです。これは二人とも緊張している初めてのセックスでは、とても大切なことでしょう。ずっと目が合っているのはちょっと気まずいと思ったら、ただ目を閉じればいいのです。

　主導権を相手に渡すのは怖い、自分が主導権を握りたい人もいるでしょう。たとえば高速道路を車で走るとき、他人の運転が怖くて後部座席でずっと身を固くしている人、いますよね。あなたはそのタイプ？　もしそうなら、あなたがハンドルを握ってしまいましょう。あなたが上になるということです。男性にあおむけになってもらい、あなたがその上に乗るのがおすすめ。正常位の上下をひっくり返したようなもの。彼のお尻の左右に膝をつき、ペニスの上に腰を沈めます。ベッドにひじや手をついて体重を支えてもいいでしょう。この体位はよく〝騎乗位《きじょうい》〟とか〝カウガール〟と呼ばれているけれど、かならずしも馬に乗っているような姿勢を取る必要はありません。上半身を起こしたままでいると、なんだか丸見えな気がして恥ずかしかったら、前かがみになってみて。安心できる姿勢を取ったら、あとは楽しむだけです。あなたが主導権を握り、動く役割のほとんどを引き受けることになります。ペニスの挿入の深さ、動くスピードをあなたがコントロールできるということ。上になるメリットはそれだもの！　正常位と同じく、騎乗位も相手の表情を観察しやすい体位です。たしかに、初めは目が合うのが気まずいかもしれないけれど、そのまま続けてほしいのか、それともやめてほしいのか、互いに伝えやすい体位といえます。

アダルトビデオやハリウッド映画を観ていると、セックスはどんなときもオーガズムで終わるという印象を持ってしまいがちですが、現実にはそうとはかぎりません。オーガズムは熟達が必要なもので、初めてのセックスで得られるだろうとは、自分にも相手にも期待しないこと。オーガズムを経験するには、自分の体をよく知っておかなくてはならないし、安心できる状況でなくてはなりません。この二つの理由から、安定した関係を築いている相手とのほうがオーガズムを得やすいという女性もいます。自分の体を知る一つの方法として、マスターベーションがあります。パートナーとの行為でオーガズムを得られるまでに何年かかかる人も少なくありません。自分でしたほうが簡単にいけるということも多いようです。〝習うより慣れろ〟っていうでしょう?

パートナーとの意思疎通はとても重要です。どうしてほしいのか、遠慮せずに伝えること。ただ、どうすればあなたがオーガズムに達するか、彼または彼女にわかるとはかぎりません。あなたが自分で問題を解決してもまったく問題ないし、それはノーマルなことです。パートナーとのセックスだからといって、同時に自分に注意を向けてはいけないということはないのだから。あなたならどうするのか実演して見せて、次にパートナーにも彼または彼女が好きなやりかたを見せてもらうのもいいのでは。

セックスは楽しいもの。そして楽しいものにはリスクがつきものです。車のシートベルトや自転車用ヘルメットが大怪我を防ぐのと同じように、コンドームは性感染症や妊娠のリスクを減少させます。

避妊は共同責任であることはいうまでもないこと。セックスは二人でするものなのだから、避妊を意識し、実際に避妊するのも二人の責任です。パートナーがコンドームを用意しているだろうと甘えてはいけません。わたしたちからのアドバイスは、どんなときも主体的に行動すること。もし若い男性がこれを読んでいるなら、その人にも同じアドバイスが当てはまります。パートナーも避妊具を用意していたら、それはよいサインです。良識のある人だという証拠ですから。

避妊には事前の準備や研究が欠かせません。初めてのセックスにのぞむ前に、コンドームの使いかたをきちんと知っておくこと。医師や看護師に相談して教えてもらったり、この本の避妊法を取り上げた第4章を熟読しておきましょう。知っておかなくてはならないことはみんな書いてあります。コンドームのほかに、妊娠を確実に防げる避妊法も同時に使うことをおすすめします。いまのところ、避妊法はほとんどが女性向けのものです。けれども、性感染症を防げるのはコンドームだけです。どんなときもコンドームはかならず使い、行為の最中に破けてしまわないように気をつけましょう（コンドームについて詳しくは一六二ページ参照）。万が一想定外のことが起きた場合に備え、どうしたら緊急避妊ピル（アフターピル）を処方してもらえるか、あらかじめ調べておくとなお安心でしょう。これについてもまたのちほど（一六九ページ）。

セックスをしたい気持ちがあり、しかも確実に避妊できるなら、迷うことはありません。あなたに準備ができているかどうか、それを判断できるのはあなた一人です。それでも、とても大切なアドバイスを一つ――あなたにとって〝初めて〟なのだから、どうがんばってもあなたは初心者です。セックスの機会はこれからいくらでもあります。経験を重ねていけば、セックスをもっと楽しめるようになります。

とってもノーマルなセックスライフ――平均的な回数

ドラマ『GIRLS／ガールズ』の放送が開始されたとき、〝ふつう〟の定義はどうあれ、ごくふつうの女性たちがごくふつうのセックスをする画期的なドラマとして話題になりました。何度もオーガズムを迎えたり、キッチンのカウンターでエロチックにからみ合ったりする場面はなく、その代わりに気づまりでぎこちない間があったり、せっかくセクシーな下着でボーイフレンドの家を訪ねたのに何も起きなかったりしました。ポップカルチャーが定義する理想的なセックスライフを実現しようと女性たちが奮闘し、ときには失敗し、またときには成功したりする様子が魅力的なドラマです。女性誌の最新号を開けば、ベッドで淫《みだ》らなことをささやきあったり、お尻をたたいたり《スパンキング》するのがブームのように思えるかもしれませんが、『ガールズ』のアダムとハンナが同じことをすると、視聴者が引きつつも大笑いできるような最高のコメディになっていました。『ガールズ』は、理想と現実の衝突をおもしろおかしく描いています。

『ガールズ』は、セックスをシェアするのが当たり前になった世の中に対する意見表明でもあります。最近では、公《おおやけ》の場で、赤ワインを飲みながら、共通の友人のセックスライフについて微に入り細に入り大きな声で長々としゃべっている声が聞こえてきたりします。女性がセックスの所有権を握るようになっているのです。セックスにのめりこむのはクールなことだし、自分がどんなセックスを求めているのか知っているのもクール。そのうえ望みを実現できているなら、すばらしいことです。

けれど残念なことに、そのことにはセックスライフはどうあるべきかという期待もついて回ります。セックスライフまで、人の目を気にして演技するための場になってしまっているかのよう。もっと繊細でプライベートな疑問を口にできるのは、仲のよい友達との内緒話のときだけ。一週おきにしかセックスしないのって、ふつうなのかな？　フェラチオって毎回してる？　彼とのセックスのときも自分で愛撫しないといけないのって、やっぱりおかしい？

だったら、どういうセックスライフがノーマルなの？　著者二人は、標準的なセックスを探す旅に出ました。

自分のセックスライフを他人と比べて評価しようとするとき、セックスの量がまず基準になりやすいものです。質はとても主観的な問題だけれど、回数を数えるのは簡単だから。異性愛の人を対象に、どのくらいの頻度でセックスをしますかと質問すると、欧米諸国ではどこでもだいたい同じ平均値が出ます——異性愛のカップルは、週に一度か二度、セックスをしています。日本ではもっと低いようです。既婚カップルより、同棲《どうせい》中のカップルのほうがセックスの頻度は高く、頻度が一番低いのはシングルの人たち。[*6]ホモセクシュアルの男性とレズビアンの女性についての統計は少ないけれど、一部のデータによれば、レズビアンのカップルのセックスの頻度は、異性愛のカップルとほぼ同じです。[*7]

長年続けられている研究から、決まった相手がいる人のセックスの頻度を決める重要な要因の一つは、年齢であることがわかっています。その理由はいろいろありますが、一つは体の性機能が年齢とともに低下するからです。性欲は弱くなり、男性は勃起不全の問題を抱え、女性はエストロゲンの分泌が減少するせいで膣の粘膜が弱く薄くなって、性交痛を感じるようになります。でも、セックスの頻度を決定づける要因はそれだけではありません。たとえば恋愛感情が関係します。

　新たな恋が始まったばかりのころは、まるでシャボン玉に包まれているような気持ちでいるもの。快楽や満足、性的欲望を伝える神経伝達物質が脳内に満ちあふれます。恋に夢中で、この世に自分とその人しか存在しないような気になりますよね。眠るより、食べるより、友達より、セックスが大事に思えます。セックスは、言葉にするのはまだちょっと怖い思いをやりとりする、二人だけの言語になるのです――〝あなたさえいればいい。ほかにはもう何もいらない〟。

　ところが、日常は、やがて不意打ちを食らわせます。ある晩、あなたを求める手が下着に忍びこもうとしたとき、あなたは無意識に時計を確かめて、遠慮がちな笑みとともにこう言います。「ねえ、このままただくっついて眠るんじゃだめ？　明日の朝早いんだ」。一日二四時間、週七日、いつだってあれほどセックスしたかったのに、突然それが変わってしまったのは、パートナーとの関係が壊れかけているから？　それともこれが自然ななりゆきなの？

　ドイツで行われたある研究は、決まったパートナーのいる二十代の学生一九〇〇人のセックスライフを調査しました。[*8] すると、交際期間とセックスの頻度には、明らかな関連があるとわかりました。平均すると、交際を始めたばかりのカップルは、月に一〇回――週に二・五回、セックスをしています。七〇パーセントは月に七回以上していました。その後、一年が経過するころから、頻度は下降を始めます。交際一から三年のカップルのうち、週に二回以上セックスをするのは半数以下に減っていました。五年が経過すると、頻度は底をつきます。セックスの回数は、月に一〇回だったのが五回と半減したのです。ほかの研究でも似た傾向が見られ[*9,10]、レズビアンのカップルでも同様でした[*11]。

つまり、以前よりセックスの回数が減ったような気がするとしても、それはあなただけの問題ではないわけです。でも、いったいどうして減ってしまうのでしょう。ドイツの研究は、興味深い指摘をしています。交際を始めたばかりのころは、女性も男性もほぼ同レベルの性欲を感じ、また愛情表現や親密さを求める度合いも変わりませんでした。ところがその後、奇妙なことが起きます。男性は三年が経過したあとも交際開始直後と同じ性欲を感じるのに対し、女性の性欲は一年が経過したころから急激に低下するのです。最初の一年間は、できるだけたくさんセックスをしたい女性は四人のうち三人。ところが三年が過ぎると、四人に一人に激減してしまいます。性的欲求を感じないことがしばしばあると答えた女性は、交際開始直後は九パーセントだったのに、三年後には倍に近い一七パーセントに増えました[*12]。

自分がセックスをしたいのに相手に拒まれたと感じる頻度がこれを裏づけています。ノルウェーの研究によれば、男性の半数はときおりセックスを拒まれると答え、一〇人に一人は拒まれる頻度が高いと答えています。女性を見ると、数値は逆転して、九〇パーセントはパートナーにセックスを拒まれたことは一度もない、またはほとんどないと答えました。

交際期間が長くなって低下するどころか、かえって高まる欲求が一つあります。触れ合ったり寄り添ったりといった親密感を求める女性の欲求です。しかし、男性では、同じ欲求が時間の経過とともに低下していきます。女性はぬくもりを求め、男性はセックスを求めるとよく言われますが、それは世の中の人が考えている以上に真実だということかもしれません。ただ、なぜそうなのかは不明です。ドイツの研究を行った学者は、その原因は進化の過程にあると考えるとうまく説明できるといいます。女性は男性をつなぎ止める手段としてセックスを利用し、目的がかなって男性が自分との関係に定着すると、セックスに対する興味を失うのです。また、生物学的に組みこまれた性衝動の強さに男女で差があるからではないかと考える学者もいます。さらに、男性と女性がそれぞれどうふるまうべきかを書いた台本のようなものが社会に存在するからだと指摘する学者もいます。強い性衝動を男性的なものと見なし、女性が同じ衝動をあらわにするのははしたないと感じるからだという指摘です。そういう考えかたがあるせいで、女性は男性に比べてセックスに無関心になりがちな一方で、性欲のあまり強くない男性は気まずい思いをしがちになるともいえます。

このように、交際期間が長くなればなるほどセックスの回数は減っていきます。その反面、幸福なカップルとはセックスの回数が多いカップルであることもわかっています。慰《なぐさ》めになるデータもありますよ。それは、幸せには上限があるということ。カナダで三万人を対象に行われた調査で、週に二度以上セックスをしても、幸福のレベルはかならずしも上昇しないことが判明しています。[*13] つまり人類は、週に一度か二度のセックスがみんなにとってちょうどいいという黄金ルールを自然に見つけていたということになりそうです。

セックスの質と満足度

では、セックスライフの満足度を測る指標には、回数以外にはどんなものがあるでしょうか。今度もまた、考えるまでもないかもしれません。セックスの〝質〟です。[*14、15、16] 相手との関係に対する満足度とセックスライフの質は、密接に関係しています。簡単にいえば、「満ち足りたセックス＝満ち足りた関係」です。セックスに満足しているから相手との関係にも満足するのか、関係に満足しているからセックスがよくなるのか、どちらなのかは断定できません。おそらくその両方なのでしょう。

よい関係は、コミュニケーションに支えられています。セックスについて、そして自分がセックスに関してどう考えているか、パートナーと話し合わなくてはいけません。え、そんなの無理！　どうしてセックスの話なんかしなくちゃいけないの？　話し合わなくちゃいけないとしたら、それはセックスの面で関係が終わってる証拠じゃない？　一夜かぎりの関係や新しい恋愛のどこがいいといって、話し合う必要がないことでしょう。会話などして雰囲気をぶち壊しにするくらいなら、コンドームを着けるのを忘れたほうがまだマシだというくらい、誰もが話し合いを怖がります。おしゃべりなどしようものなら、わからないものに対する好奇心やわくわく感といった、壊れやすい何かが本当に壊れてしまうのではという気がしますよね。

たとえそうだとしても、事実は否定できません――感情や欲求、期待を言葉にして話し合い、心のつながりを築いたカップルに、長期的に見て、相手との関係やセックスライフが充実していると感じる割合が高いのです。[*17、18、19] セックスに何を望み、何を必要としているかを率直に打ち明け合うことによって安心感が生まれ、それが満足につながります。加えて、ボーナスもついてきます。セックスについて話し合うカップルは、ただ満足度が高いだけでなく、セックスの回数も多いのです。[*20]

性的欲求の低下につながる要素はたくさんあります。ストレス、充実した時間を共有できない事情、自分はセックスが下手なのではないかとの不安、ネガティブな自己イメージ、自分の体に対する自信の欠如。セックスに期待しているものが自分とパートナーではちがうようだと感じたとき、決まった一人がいつも先に誘い、もう一人はそれをはねつけるという悪循環に陥りやすくなります。誰かを拒絶することは心の負担になります。相手の期待に添えなかったという罪悪感がつのり、相手がうんざりして誘ってこなくなればいいのにと願うようにもなるでしょう。そういったことを心配すればするほど、性欲は減退していきます。最終的には、単なる肌の触れ合いやキスまで避けるようになってしまいます。小さな接触をきっかけに、相手がそれ以上のものを期待したらどうしようと不安になるからです。

カップルが定期的にセックスをするのをやめてしまう背景には、そういった気持ちのすれちがいがあることが少なくありません。話し合いをせずに問題を乗り越えられると考えるとしたら、あまりに世間知らずです。何かおかしいと感じた時点ですぐ話し合う勇気を持つカップルが増えていたら、問題が大きくなる前に解決できたことでしょう。だから、パートナーと向き合う時間を作り、スマートフォンをしまって、率直な対話をしましょう。話し合えばそれだけセックスはきっと前よりもよくなっていきます。

もしかしたらみなさんは、数がすべてではないと思っているかもしれません。著者二人はその意見に全面的に賛成します。週二度のセックスはすばらしい。でも、肝心なのはその中身です。世間の人たちはどんなセックスをしているのでしょう。セックスにはいろんな形があります。吸ったりなめたりすることもあれば、膣や肛門を使うこともあります。オーガズムに達することもあれば、達しないこともあるだろうし、ダブルベッドで、ソファの上で、ホテルのエレベーターですることもあるでしょう。型どおりのセックスを目の敵《かたき》にしている人もいるかも——興奮や思いがけないできごとがあふれていたシングル時代や、恋愛の始まりのころをなつかしく思っているかもしれません。

二〇〇六年にオーストラリアで行われた研究は、一万九〇〇〇人を対象として、最後にしたセックスの内容を調べました。[*21] 一二パーセントは膣性交だけで、およそ半数は膣性交に加え、手で相手の性器を刺激していました。三分の一は、オーラルセックスもしています。予想どおりというべきか、手や舌が使われれば使われるほど、女性がオーガズムに達しやすいことがわかりました。

満ち足りたセックスライフという概念には、たくさんの期待がついて回ります。現実には、ノーマルなセックスは、そう、とてもノーマルなセックスです。年がら年中セックスばかりしている人なんてほとんどいません。最初の熱が冷め、日常が戻ってきてセックスライフを追い越すようになると、人はある種の退屈を感じはじめます。セックスのたびに口で愛撫する人は少なくなっていきます。それでも、大部分の人はとても満足しているのです。もし相手との関係に少しでも不満があるなら、対策はただ一つ——率直に話し合うことです。

性欲はどこへ？

性欲を持つことは、女性にとってもはやタブーではなくなりました。それどころか、若い世代にとっては理想的目標にさえなっています。セックスを楽しみ、自分からセックスに誘い、新しいことに挑戦しなければ、完璧な人生とは呼べないというふうに。でも、もし性欲が消えてしまったら、あるいは、そもそも性欲を感じたことが一度もなかったら？　そういうとき、人は他人の視線を気にし、疎外感を感じ、自分を恥じます。

二〇一五年、ニナは言葉では表せないほどすばらしい女性に会う機会を得ました。その女性、当時一〇〇歳だったドクター・シャーリー・ザスマンは、やや猫背ぎみの、豊かな唇ときらめく瞳をした人でした。性革命を最前列で見守った人といってもいいかもしれません。ウィリアム・マスターズとヴァージニア・ジョンソン——女性のオーガズムの〝発見〟で有名な性科学の先駆者であり、ドラマ『マスターズ・オブ・セックス』のモデルになった科学者——と共同で研究をしたこともあります。ザスマンは一九六〇年代からニューヨークでセックスセラピストとして人々の相談に乗ってきました。

開業から半世紀が過ぎたいまも、ニューヨークのアッパーイースト・サイドにあるオフィスでカウンセリングを続けています。オフィスの内装は花柄で、棚にはさまざまな体位を取った木の人形が並んでいました。長年のカウンセリングの経験から、ザスマンは時代とともに変わる性の悩みをこんなふうに言い表しました。「以前は、オーガズムの問題で相談に来る患者が多かったのよ。いわゆる早漏《そうろう》とか、絶頂に達したことがないとか。ところが最近は、単純に情熱が欠けていることが問題になっているようね」。一九六〇年代に比べて、いまの人々のセックスがよりよいものになっているのはまちがいないとザスマンはいいます。けれど、そもそもセックスをする気になれないのでは、それも無意味です。原因はテクノロジーや仕事上の大きな重圧ではないかとザスマンはにらんでいます。「相談に来る女性たちはひどく疲れていて、パートナーと親密な時間を過ごすよりも、iPhoneをいじっていたいと思っているみたい。みな、触れ合うことや互いの目を見つめ合うことを忘れてしまっているの」

おそらくドクター・ザスマンの言うとおりです。性欲の減退は、新しい婦人病ではないかと思えることがあります。二〇一三年に行われた大規模な研究によると、イギリス人女性の三人に一人は、直前の一年間に一度も性欲を感じなかったと答えました。[*22] 一六から二四歳の年齢グループで見ると、四人に一人はセックスに関心がないようです。決して好ましい傾向とはいえません。

では、性欲の欠如に悩む女性たちは、何を物差しにして自分に性欲がないと判断しているのでしょう。一九六〇年代以降、性的な反応を四段階に分けるドミノ倒し式のモデルが使われてきました。欲求、興奮、オーガズム、消散の四段階です。欲求は、性行為を求める強い気持ちと定義されます――〝いますぐセックスがしたい！〟。興奮は、喜びの感情と、純粋な身体的反応（性器の充血、膣の湿潤と拡張、心拍と血圧と呼吸数の上昇など）の両方を指します。

しかし最近の研究者は、このモデルを疑問視するようになりました。さまざまな研究により、女性のうち、最大で三人に一人は、ほとんどまったく性欲を感じないことが判明しています。この場合の性欲とは、専門用語で〝能動的欲求〟といいます。性欲を感じなくても、ほとんどの女性は身体的な興奮やセックスの快感を経験しています。そう聞くと奇妙に思えるかもしれませんね。世の中のそんなに大勢の女性に何か深刻な事態が発生してるなんて、本当なの？[*23、24]

男女の性欲のちがい

ノーと言う人は増えています。多くの女性にとって、性欲とは〝受動的欲求〟——親密な触れ合いや性的な行為の開始を受けて初めて起きる欲求なのです。[*25、26]身体的な興奮が欲求に先行するといってもいいでしょう。簡単にいえば、前戯や肌の触れ合いによってスイッチを入れてもらう必要があるわけです。受動的欲求タイプの女性はセックスに関心が薄く、ベッドでイニシアチブを取ることはほとんどありませんが、それでもいったん始めてしまえば、すばらしいセックスを経験することができます。ほんの少しだけ丁寧に欲求を刺激する必要があるだけのこと。

性の研究者エミリー・ナゴスキーは、受動的欲求について女性たちを教育することを自らの使命に掲げています。著書『自分らしくイって（*Come as You Are*）』では、女性の三人に一人くらいが〝受動的な〟性欲の持ち主であると述べています。その対極、〝昔ながらの〟能動的欲求タイプ——何の前触れもなく性欲を感じる——に該当する女性は一五パーセント。残る女性たちはみな、この二つのあいだのどこかに位置していて、[*27]自分でもきっかけがわからないままセックスがしたくなることもあれば、面倒くさいと思っていたのに体が先に反応して、そのあと頭がだいぶ遅れてパーティに参加することもあります。そしてごく少数、五パーセント程度の女性は、能動的であれ受動的であれ、性欲をまったく感じません。

受動的欲求モデルは、ポップカルチャーが描くセックスのあるべき姿と明らかに乖離《かいり》していいます。わたしたちが出会う多くの少女や女性は、世の中で主流になっているイメージに自分が当てはまらないようだと考えています。〝ほかのみんなとちがって〟セックスに関心がない自分はどこかおかしいのだろうかと悩むのです。ボーイフレンドから退屈な女だと思われていると決めつけ、自分からセックスに誘ったことがないことに罪悪感を抱きます。そういった女性たちの多くは、もう一つ別の説明モデルがあると知ったら、安心するかもしれません。受動的欲求は、女性のセクシュアリティの正常なバリエーションの一つであり、欠陥でも病気でもないことを示す証拠は山ほどあります〔2〕。

能動的欲求がノーマルとされる理由の一つは、それが男性の欲求の基本形だから。ナゴスキーによれば、男性の四人に三人は能動タイプの欲求を抱きます。そして不思議なことに、わたしたちは男性と女性のセクシュアリティは同じように機能するものだと思いこんでいます。おそらく実際にはちがうのですが、その話はもう少し先で詳しく。

混乱のもう一つの源は、人は生まれつき〝性衝動〟を持っているとの神話にあります。[*28] 誰にも生まれつき性欲があるという考えです。衝動は、生存を支える本能に似ています。喉《のど》が渇いたり、空腹を感じたり、疲れたりするのは、その表れです。体のバランスを維持するために、そろそろ何か――たとえば、眠る、食べる、飲む――したほうがよさそうだという無意識のメッセージが脳から送られます。性衝動なるものが本当にあるのなら、脳は、食べ物や睡眠、暖かい服を探せと命じるように、いますぐセックスせよと指示するはずでしょう。つまり、セックスは生存に欠かせない欲求ということになります。セックスをそう定義すると、性欲をまったく感じない場合、自分には何か重大な欠陥があるらしいと思ったとしても無理はありません〔3〕。ついでに、もしかしたらいまみなさんが抱いているかもしれない疑問に先回りして答えると、セックス不足が原因で命を落とした人は過去に一人もいません。セックスは衝動ではなく報酬なのです[*29]。

娯楽と快楽であるかぎり、脳にとってセックスは天然のドラッグのようなもの。もっともっとほしくなります。性欲が刺激されると、人はセックスができそうな状況を探します。ここで、ナゴスキーの重要な指摘が意味を持ってきます。その人にとってセックスが報酬でない場合、つまりセックスが苦痛であったり、過去の暴力を連想させるものだったり、あるいは単に退屈な行為であったりするなら、性欲は減退するでしょう。セックスが脳にとって報酬であるかぎり、報酬システムはうまく回ります。別の言いかたをするなら、人は生まれつき性欲を持っているのではなく、セックスを望むようになるのです。

この事実から得られる教訓は二つ。一つは、性欲の薄い——ほとんどいつも性欲がない、あるいは受動的欲望しか抱かない——女性（あるいは男性）は、生まれつき欠陥があるわけでも、病気というわけでもありません。世の中にはチョコレートが好きな人もいれば、嫌いな人もいますよね。人の脳はたいがい、脂肪と砂糖の魅惑の組み合わせに肯定的な反応を示すものですが、チョコレートを嫌いな人がいたとしても、生まれつき何か異常があるのだろうとは誰も思いません。

第一、他人に〝病気〟のレッテルを貼るなんて、よけいなお世話でしょう。自分は異常な人間だと思いこまされたとしたら、かろうじて残されていたほんのわずかな性欲も完全に息絶えてしまいます。

もう一つの教訓は、性欲は成長とともに獲得するものなのだから、つねに一定量存在するものではないということです。性的に興奮する潜在能力は生まれつき備わっていますが、長い目で見て、どの程度の興奮を感じるかは、過去にセックスからどれだけの快楽や満足を与えられたか、その時々の生活状況はどのようなものかといった要素に左右されます。さらに、個人のセックス歴、つまり過去の性的な経験も、性欲に大きな影響を及ぼします。

性欲は衝動ではなく報酬であると考えると、人生における段階に応じて、またそのときの人間関係によって、高まったり減退したりする理由がわかりやすくなります。脳の報酬システムのしくみを理解すれば、システムを制御することができます。というわけで、ここからは男女の最大のちがいについて見てみましょう。

性科学者とは、妙なことを思いつく人たちです。数多くの実験で、被験者は性器の血流を測る器具をペニスや腟に装着してきました。これは身体的な興奮を数値化しようとしてのことですが、性的興奮は無意識の反応なので、本人にも意図的にコントロールできません。被験者はその状態でポルノ映画を観ます。男女のセックス、同性のセックス、愛情のこもったセックス、暴力的なセックス、それに類人猿同士の交尾まで――あらゆる嗜好《しこう》を考慮した映像が用意されました。被験者はさまざまな映像を観ながら、性的な気分がどれくらい高揚しているかを申告します。ここ

でとても興味深い発見がなされました。[30,31]

男性の場合、ペニスの硬さと、本人が申告した興奮の程度が一致した割合はおよそ六五パーセントでした。つまり、脳と男性器の無意識の反応は、大筋において意見が一致しているということ。[32]「ああ、勃《た》ってるってことは、俺はいまセックスがしたいらしいぞ」と男性は考えるわけです(もちろん、単純化していえば、の話。セックスしたいなどとはこれっぽっちも思っていなかろうと、ペニスが勃起することはあります。よく知られた〝朝立ち〟現象はその一例だし、数学の授業中に問題の解きかたを黒板に書くよう指名された男子生徒がなぜか勃起してしまうこともあります)。男性の性欲は、ペニスの気まぐれとかなり密接に連動しているため、バイアグラのような薬が勃起不全の悩みにすばらしい効果を発揮するのです。バイアグラは脳に働きかけるのではなく、ペニスから心臓に〝戻ろうとする〟血液を運ぶ血管を圧縮させ、ペニスの充血と勃起を助けます。これだけで充分です——ペニスそのものの問題さえ解決すれば、目的はほぼ果たされます。

一方、女性の被験者では、脳と性器の反応の一致は二五パーセントしか見られませんでした。[33]連動の度合いが低いため、性器がどのくらい濡れたり充血したりしているかを基準に、女性が感じている性欲を測るのは不可能です。男性同士や類人猿の行為が大いに盛り上がっている映像を目にすると、女性器は膨張して濡れますが、その結果としてかならずしも性欲が高まるわけではありません。レズビアンのセックスを見ると、男女のセックスを見たときより、女性器は強い反応を示します。なおも穏やかでないことに、性的暴行を受けているさなかに身体的に興奮し、オーガズムに達することさえあります。[*34] この事実は、女性が類人猿の行為を見て本当に喜んでいることを示しているのでしょうか。レイプされるのが好きな女性がいることを裏づけているのでしょうか。

ノーです。何度でも言います。ノー。女性は男性とちがい、性科学者が呼ぶところの〝性的興奮の不一致〟〝主観と性器の（不）調和〟の度合いが高いのです。二つとも難解な言葉だけれど、要するに、脳と脚のあいだは、性欲について連絡をあまり取り合っていないということ。この二つの部位はどうやら同じ言語を話さないらしいのです。だから性欲の強さという採点基準で評価すると成績のよくない女性は、不一致という基準から見ると、誰よりも高い得点をもらってしまいます。そういった女性たちの脳は、性器が発する信号をほとんど受け取れずにいるのです。[*35]

女性の性欲は、基本的に頭のなかにあります。魅力的な人物がベッドのすぐとなりに横たわっていたら、男性はその気になるかもしれませんが、女性はそれだけで濡れたり興奮したりはしません。それだけでは足りないのです。刺激が必要なのは、性器ではなく、脳です。バイアグラが効く女性がほとんどいない理由はそこにあります。[*36] 女性の性欲に薬で働きかけるには、脳のなかにある入り組んだ回路をいじらなくてはならないからです。

あなたをその気にさせるもの

さまざまな実験から、〝女性の性欲は頭のなかにあり、それを操作することは可能である〟ことがわかっています。だけど、どうやって？

エミリー・ナゴスキーがわかりやすく説明してくれています。[37] 体のてっぺんから指示を出す、気配り上手の指揮官としての脳を想像してみましょう。指揮官は体や周囲の環境から送られてくるシグナルを休みなく受け取り、解釈し、組み合わせて、微調整をほどこしながらイメージを作っています。神経系とそこから脳に向けて発せられるシグナルは、0と1からなるコンピュータの情報のように、とても単純な構造をしています。たとえば〝進め〟（興奮）と、〝止まれ〟（抑制）のシグナルが同時に送られてきたとしましょう。脳は、興奮のシグナルと抑制のシグナルのバランスを調べ、その瞬間、体に向けて発するべき指示を判断します。もしみなさんがブレーキペダルを思いきり踏んでいるとしたら、同時にアクセルペダルを踏んだとしても、何も起こりません。結果は前と同じ――みなさんは停止したままです。

意識的にであれ無意識的にであれ、みなさんを性欲から遠ざけている理由がそれぞれブレーキペダルに少しずつ力をかけていると想像してみてください。たとえばストレス、鬱状態、自分の体に対する自信のなさ、罪悪感、オーガズムを得られないのではとの不安。一つひとつの力は小さいけれど、全部が集まると、ブレーキペダルは床に届くくらい深く踏みこまれ、ものごとは完全に止まってしまいます。ブレーキにかかるこの大きな力を取り除くには、もっと強力な〝進め〟のシグナル――たとえば愛や快楽のような――を脳に送りこまなくてはいけません。報酬は努力より大きくなくてはなりません。たとえば相手に夢中になっているときなら、放っておいてもそうなることもあるでしょう。しかし、自然にそうならないのなら、〝進め〟のシグナルが優位に立てるようお膳立てし、〝止まれ〟のシグナルをできるかぎり弱めなくてはなりません。とてもぼんやりした話に聞こえるかもしれないけれど、実際にはミステリーでも何でもない話です。初めの一歩は、性欲とは自然に湧いてくるものではないし、生まれつきのものであって変更はできない性質というわけでもないという事実を認め、受け入れること。その次に、自分にとって性欲のスイッチをオンにするもの、オフにするものが何であるかを考えます。ナゴスキーの言うとおり、まずはリストを作るところからやってみましょう。

その気をなくさせるものは？　眠ろうとしていたのにセックスをすること――睡眠不足で翌日に差し支《つか》えるのではと心配になるから。落ちこんでいるときや悲しいとき。その気がないときパートナーから誘われること――またしても彼／彼女を拒まなくてはならないから。二人の関係の将来が見えないこと。焼きモチ。次にどうするか予想がついてしまう、決まりきったセックス。パートナーに自信を持たせるために、わたしもいかなくちゃいけないというプレッシャー。ストレス。やらなくてはならなかったのに昼間できなかったことを思い出して心配になったとき。自分が醜く思えるとき。シャワーを浴びていなくて、不潔に思えるとき。ベッドで携帯電話をチェックしているとき。

その気にさせるものは？　時間がたっぷりあって、急がなくていいとわかっているとき。おしゃべりなしの短時間のセックス。オーガズムの連想。自分の体に自信が持てるとき。官能的な本や映画、ポルノ映画の鑑賞後、エクササイズのあとのセックス――エンドルフィンが満ちあふれて、まだ体が火照《ほて》っているから。白昼にするセックス。何も見えない漆黒の闇。洗濯したてのシーツ。愛されているという実感。褒め言葉。新しい環境。安心できる環境。自信にあふれた彼／

彼女。自信に満ちた自分。背中をくすぐられたとき。ベッドで新しい何かを試すこと。わたしがベッドでしたいことがパートナーの理想と一致しているとき。

さて、リストが書き上がったところからが勝負です。バランスが〝進め〟にかたむくように状況を整えなくてはいけません。つまり、できるかぎりたくさんのブレーキを取り除き、同時にできるだけ多くのスイッチがオンになるような条件をそろえていきます。

決まった相手がいるなら、あなた一人で理想的な条件を整えるのは無理でしょう。パートナーを巻きこみ、あなたをその気にさせるもの、必要なものが何なのかを彼または彼女に伝えることです。停滞期に入っているカップルの場合、セックスセラピストに相談すると、しばらくのあいだセックスを完全にやめてみようとすすめられることがあります。また、ガイドラインを設定することを提案する場合もあるでしょう――たとえばセックスをする日時を決めて、ほかの予定を入れないようにしてみてと言われます。なんだか少しもセクシーじゃないように聞こえるけれど、実際には理にかなったアドバイスです。いついつまでセックスはしないと決めることによって、セックスのことを考えずにすむ時間を持つことができるからです。するとやがて性欲が自然に戻ってきます。何かをほしがれと強制することはできません。性欲を感じるべきだという意識も、ブレーキの一つになるのです。

セックスをしない時期を設けるといっても、パートナーとの親密な時間を持つことまでやめる必要はありません。実際には、多くのカップルが反対の結果を経験します。何かをしなくてはというプレッシャーを感じることなく、ただ寄り添ったり、触れ合ったりするゆとりが生まれるおかげです。自分に優しくなりましょう。寛大になりましょう。もしもパートナーがそれを大切なことと思ってくれないとしたら、問題の本当の根っこはそこにあるのかもしれません。

一〇〇年の経験を持つドクター・ザスマンは、とても大切なことを指摘しています。性的欲求は真空では生まれません。欲求は人との関係にきっちりと編みこまれています。そして人との関係には、自分自身との関係も含まれています。即効薬はないとしても、わたしたちのほぼ全員が性欲を感じる能力を備えているのです。

オーガズム――小さなごほうび

オーガズムは、夢のようにすばらしい現象です。わたしたちを生かしておくために体がこなしている、退屈で決まりきった仕事とはまったくの別物。心臓は収縮して全身に血液を送り届け、胃や腸は食べたものを砕いたり分解したりして栄養を供給し、脳はぷるぷると震えながら神経信号を送り出して体を動かしたり、先の計画を立てたりしますが、オーガズムは、それらとはまったくちがった独特の機能を持っています。オーガズムは、足の指が開き、全身の毛という毛がざわつき、思わずうめき声が漏れてしまうような至福。オーガズムは、わたしたちに与えられる小さなごほうびです。

大勢の人がさまざまな表現でオーガズムを正確に定義しようとしてきましたが、性科学者の見解はいまもばらばらです。医学は伝統的に、オーガズムとは強い性的快感が一時的にピークに達した感覚で、骨盤周辺の筋肉組織の律動的な収縮をともなうと定義しています。*38

現在の性科学者は、この定義はせますぎると考えています。オーガズムのありかたは女性によって異なるうえに、不快なオーガズムやセックスとは関係のないオーガズム――たとえば暴行を受けたときや睡眠中のオーガズム――も、身体の機能的にはありえるものだからです。事実、女性の三人に一人は、眠っているあいだにオーガズムを経験します。[*39] そのため、オーガズムとは、性的緊張の突然で無意識的な解放という定義のほうがふさわしいと考える科学者もいます。[*40] 緊張の解放とは、引きしぼった弓の弦を放すようなことを指しています。

快感のないオーガズム、性器への物理的刺激のないオーガズム、膣周辺の収縮のないオーガズムがありえることもわかっています。くすぐったいような温かい感覚が全身に広がったあと、〝完了した〟というまぎれもない感覚がそれに続くと表現する人もいます。全員に共通しているのは、オーガズムが訪れればそうとわかること。もし自分がオーガズムを経験したことがあるかどうかわからないとしたら、それはまだ一度も経験していないからでしょう。ひどくあいまいでありながら、ひどくシンプルでもあるものなのです。

オーガズムの古典的な概念に従うなら、オーガズムとは性反応の最たるもの。女性が性的に高ぶると、男性のペニスが勃起するのに似て、小陰唇とクリトリスの体内に埋もれている部分が充血します。みなさんが興奮すると、クリトリス全体がふだんの倍ほどにまで大きくなるのです！性器に刺激が加って一〇から三〇秒たつと、たいがいの場合、膣が潤《うる》みます。それと同時に、直径と奥行きが少なくとも一センチメートル大きくなります。クライマックスに近づくにつれ、心拍と呼吸が速くなり、血圧は上昇し、多くの場合、全身の筋肉が張り詰め、手や足の指に力が入り、たまたまそこにあったものを握り締めたりします。この現象には素敵な名前までついています――手足痙縮《けいしゅく》。

そして最後にオーガズムが訪れ、頭のてっぺんから爪先《つまさき》まで、幸福感に包まれます。まるで性器が爆発しているかのように感じ、骨盤周辺の筋肉がリズミカルに収縮します。収縮の波は膣の下部を起点として、上に向けて広がり、膣と子宮まで達します。尿道や肛門周辺の筋肉もしばしばこれに加わります。女性のオーガズムは平均で一七秒間[*41]。終わると、男性のペニスが射精のあと萎えるように、性器に集まっていた血液が引きます。この時点で、体は消散の段階を完了します――何もかもがゆっくりとふだんの状態に戻っていくのです。

男性とはちがい、女性は刺激を受けつづけた場合、連続で複数のオーガズムを感じることがあります。連続オーガズムの世界記録は不明です。ギネスブックにはなぜかその項目がありません。でも、〝セックスの最多回数〟などほかのわくわくするような記録は、オフィシャルサイトで見られます。好奇心旺盛な人のために書いておくと、オーストラリア原産のカネタタキ科の昆虫が最高記録保持者で、三から四時間のあいだに五〇回の記録を残しています。絶倫！

非公式記録ながら、〝マスターベータソン〟――驚くなかれ、チャリティ目的のマスターベーション大会[*42]――に絶頂回数女性部門があります。過去最高記録は、デンマークで二〇〇九年に開かれたマスターベータソンで樹立された、二二二回。記録保持者は、おそらく長時間にわたったであろう一度のマスターベーションでそれだけの数のオーガズムに達しました。どう？　この記録に挑戦してみる……？

さて、ここまで種類を特定せずにオーガズムの話をしてきたことを、みなさんは意外に思っているかもしれませんね。オーガズムにはいろんな種類があります。クリトリスによるオーガズム、膣オーガズム、Gスポットによるオーガズム、潮を吹くオーガズム。足の指をしゃぶられて達するオーガズムだってあります。そうでしょう？

実際のところ、オーガズムはどれも同じです。身体的・精神的な反応は共通しています。きっかけだけがちがうのです。わたしたちの体はすみからすみまで性感帯のようなもの。神経終末は全身に分布していて、そのいずれも刺激を受けて快感をもたらすことができます。首筋にキスをされたら、頭皮を指でそっとなぞられたら、ももの内側を優しく愛撫されたらと想像してみて。著者二人が知っている女性たちのなかには、一日中、来る日も来る日も、物理的な接触がいっさいなくてもひとりでにオーガズムに達する人もいるし、息をするだけでオーガズムを得られるという人もいます。

膣オーガズムやクリトリスによるオーガズムはとりわけ広く知られている言葉だけれど、実はこの二つにちがいはありません。[*43] ここまで読んできたあなたは、クリトリスは外陰部のてっぺんにある小さなボタンではなく、大きな器官であることをもう知っています。クリトリスの体内に埋もれた部分は、尿道と膣の両方を取り巻くような形状になっていて、外陰部や膣を介して間接的に刺激することができます。クリトリスによるオーガズムと膣オーガズムを別々に語るのは誤りです。クリトリスも膣性交の初めから終わりまでずっと関わっているのだから。膣そのものはかなり鈍感にできています。またあとで詳しく説明するけれど、クリトリスの亀頭部の位置は、人によって異なります。膣性交でオーガズムに達しやすいかどうかは、クリトリスの位置で決まると主張する人もいます。[*44]

潮を吹くオーガズム、女性の射精現象、あるいはシンプルに〝潮吹き〟は、伝説のベールに包まれていて、文学の世界では二〇〇〇年以上前、アリストテレスが活躍した時代から描写されています。[*45]しかし、クリトリスと膣にはさまれた位置にあるにもかかわらず、尿道はセックスライフに関与していないという女性がほとんど。それでも、オーガズムが訪れると同時に尿道にも何か特別なことが起きていると感じる女性もいて、本人にとっても性科学者にとっても、困惑のもとになっています。この女性たちが絶頂に達すると、透明または乳白色の液体が尿道口から噴出します。量は数ミリリットルという人もいれば、コップ一杯分くらいは出るという人も。それってどんなオーガズム？

潮を吹く女性がどのくらいいるかは不明ですが、そういう人がいることは事実で、インターネットの動画で観たことがある人も多いでしょう。イギリスでは二〇一四年、潮吹きの場面があるアダルトものの流通が禁じられました（ほかにも、スパンキングや顔面騎乗など、さまざまな性行為が首をかしげたくなる理由から有害とされました[*46]）。なぜ女性の射精現象シーンがほかのポルノ描写――たとえば男性が射精するシーン――よりも有害ということになるのかわかりませんが、女性の射精現象をとりわけ不快に感じる人が一部にいるようです。おそらく、吹き出す液体は尿だと思っているからでしょう。でも、あの液体は本当におしっこなの？

液体の正体は、いまのところまだわかっていません。スキーン腺と呼ばれる小さな腺から噴出する液体とする研究もあります。このスキーン腺は膣の前壁にあり、その壁をはさんですぐのところに尿道の最下部が位置しています。スキーン腺はすべての女性にあるわけではないようで、大きさも個人差があります。潮吹きをする女性は一部だけである理由にそれで説明がつきそうです。この説に従うと、スキーン腺は、男性でいえば精液の液体を産生する前立腺に該当し、オーガズムのさなかに分泌液を尿道側に放出します。[*47,48] 潮吹きの液体から前立腺液と同じ成分が検出されたことがあり、それがこの仮説に一定の裏づけを与えています。[*49] 一方で、七人の女性被験者にマスターベーションしてもらい、その様子を超音波を使って観察した二〇一五年のある研究は、微量の前立腺液も検出されたものの、潮吹きの液体は大部分は尿であると結論づけました。[*50] さらに、これはまったく別の二つの現象ではないかと考える研究者もいます――スキーン腺から乳白色の液体をほんの少量だけ射出する女性もいれば、膀胱からもっとたくさんの透き通った液体を射出する女性もいるのではないか。[*51] いずれにせよ、分泌液の成分なんておそらくどうでもいいことです。多くの女性にとって、オーガズムに達すれば潮吹きも同時に起きるものなのだから。

クリトリスと膣のオーガズム

クリトリスと膣のオーガズムの話に戻りましょう。オーガズムに感覚的な序列があることに女性たちは長く悩まされてきました。その序列では、膣への挿入のみをきっかけとするいわゆる膣オーガズムが最高とされています。小説『時計じかけのオレンジ』（早川書房）のアレックス・デラージが使う独特の言葉を借りるなら、〝入れたり出したり《イン・アウト》〟だけでオーガズムを得られないと、自分は何かおかしいのではないかと悩み、指や舌の助けを借りてようやくオーガズムに達するのはズルなのではと後ろめたく感じたりする女性がたくさんいます。

これはおかしな話です。オーガズムは、どこからどう見たってオーガズムであることに変わりないのだし、ほとんどの女性にとってはクリトリスを刺激せずにオーガズムに達することのほうが特別なことなのだから。この女性のオーガズムに関する珍妙なランキングは、いったいどこから来たのでしょう〔4〕。由来が何であれ、古い時代の名残ではなく、実はとても近代的な概念です。一八世紀ヨーロッパで起きた啓蒙運動以前、女性はオーガズムを得なければ妊娠できないと考えられていました[*52]。しかも確実に妊娠したいなら、男性と女性が同時に絶頂に達する必要があるとされていたのです。当時は乳幼児の死亡率が高く、たくさん子供を産むのは大事な目標だったので、女性を絶頂に導くことは、男性にとって、跡取りがほしければかならず熟達しなくてはならないスキルでした。そして女性にオーガズムをもたらすカギは、クリトリスの亀頭部をじかに刺激することにありました。

そんな背景があって、オーストリア皇女の主治医は、一七四〇年、こんなアドバイスをしています。「皇女殿下は性交の前に外陰部を刺激されるべし[*53]」。現代の医師たちにもこの勧告を読んでもらいたいものですよね。だって、想像してみて。健康的な生活を心がけなさいとお説教される代わりに、女性の大事なところをもっと頻繁に刺激してもらいなさいと忠告されるとしたら？　それこそわたしたちが考える健康的な生活じゃない？

一七〇〇年代の男性たちは、地球上のさまざまなものごとについて山のように誤解していたかもしれないけれど、肝心かなめの知識はちゃんと押さえていました。クリトリスによるオーガズムにつきまとう劣等感は、それよりずっとあと、現代に近い時代に芽生えたものなのです。ここで時計を一気に一九〇〇年代まで進めましょう。

膣とクリトリスのオーガズムが区別され、膣オーガズムの価値が高騰して、これぞ〝真のオーガズム〟として君臨するようになったきっかけは、現代の発明——男性による作り話です。精神分析の父ジークムント・フロイトは、一九〇五年、[*54] クリトリスによるオーガズムは未成熟な女性のオーガズムであるという新しい学説を提唱しました。幼い女の子の寝室以外では起きてはならない種類のことであるとしたのです。男根というものを知った瞬間から、クリトリスに対する関心は消え、挿入を待ち焦《こ》がれる欲求が生じるはずだとフロイトはいいます。男と女の融合のみが健全なセックスの形式であり、女に快楽を与える唯一の形式である、と。フロイトによれば、膣オーガズムを得るのがおとなの女性である証なのです。[*55]

フロイトはいったいどこからそんな理屈を引っ張り出してきたのでしょうか。もちろん、フロイト自身の頭のなかに決まっています！　この説に全力で反論を試みる女性が世の中にどれだけ大勢いようと、関係ありません。なぜなら、フロイトにいわせれば、その女性たちはそろって病気だから。彼女たちは不感症という、定義のあいまいな病気にかかっていて、その真っ先に挙げられる症状は男性のペニスから快楽を得ることができないというものだからです。これは、反論を封じこめる無敵の手法です——フロイトの意見に賛成するか、頭がおかしいと言われるか、二つに一つしかなかったのですから。[*56]

フロイトによれば、クリトリスに触ると気持ちがいいと思う女性、夫との膣性交でオーガズムを得られない女性――そんな人、いくらでもいるってば！――は、すぐに精神科医にかかるべきなんだそう。いうまでもなく、男性にしてみればとても好都合な話です。女性が絶頂に達しないのは、自分のテクニックが貧弱だからではなく、女性のほうに改善すべき問題があるということなのだから。とにかく挿入し、自分がオーガズムに達したら、背中を向けて明かりを消してかまわないとのお許しを権威から与えられたようなもの。女性が楽しめないとしても、それは男性側の問題ではないってね！

フロイトは権威ある精神科医だったから、彼の説を支持する人はいくらでもいました。おかげで、数千年にわたって女性たちが経験してきたことが、あるとき突然、少女期の神経症として片づけられてしまったのです。それまで何世紀ものあいだ、女性の性的快感の中核とされてきたクリトリスは忘却のかなたへ追いやられ、解剖学の教科書から消えました。勇気を持ってフロイトの理論に異を唱える人物がようやく現れたのは、その後六〇年近くがたってからのことです。

一九六〇年代、ミズーリ州セントルイスにあるワシントン大学病院で、静かな革命が起きようとしていました。婦人科医ウィリアム・マスターズとその共同研究者ヴァージニア・E・ジョンソンは、女性の性行動に関心を持ち、型破りな実験を次々と開始しました。カップルで参加してくれる被験者をつのり、計測機器を装着して研究室内で性行為をしてもらい、その様子を観察したのです。先端にカメラを取りつけた振動式のプラスチック製ペニスまで用意し、オーガズム中の女性の膣内がどうなっているのかも調べました。二人の研究結果と発見は、医学界に衝撃を与えました——女性のオーガズムにおいて中心的役割を果たしているのは、まちがいなくクリトリスだったのです。それってみんながそろって腰を抜かすような新発見だったわけ？　どうやらそのようですよ。

今日、膣への挿入だけでかならずオーガズムを得られる女性は、三人に一人にも満たないことがわかっています。しかもその女性たちの場合でも、クリトリスもそのオーガズムに欠かせない役割を果たしていることを示す事実がいくつもあります。性科学者の一部は、膣性交でオーガズムを得られる女性たちは〝解剖学宝くじ〟の黄金の券を引き当てたようなものだと考えています。というのも、この女性たちは、クリトリスのサイズと位置について、明らかに幸運に恵まれているから。これに関して史上初めて科学的な研究を行った人物は、やはり皇女だったフランスの精神分析学者マリー・ボナパルトです。性欲が強く、大勢の愛人がいたと伝えられているにもかかわらず、膣オーガズムを一度も経験したことがなかったため、彼女はいつも満たされない思いを抱えていました。[*57] ある点について、このマリー・ボナパルトと現代の性科学者の意見は一致しています。クリトリスの亀頭部が大きく、しかもクリトリスと膣のあいだの距離が短いと、オーガズムに達しやすいのです。[*58,59] これはその条件に当てはまらない人に比べて、膣性交の際、クリトリスの体表に出ている部分と体内にある部分の両方が間接的に刺激されることになるからです。ボナパルトは大胆な解決を試みました。手術によってクリトリスを後方に移動しようとしたのです——あいにく残念な結果に終わりましたが。[*60]

男性との通常の性交でオーガズムが得られないとしても少しも異常ではない——いまからでも

マリー・ボナパルトにそう伝えてあげられたらいいのに。それでふつうなのだから。でも、女性の性行動を研究したり、セックスについて公の場で発言したりする人は男性ばかりだったため、〝それがふつうです〟のメッセージは多くの人の耳を素通りしました。セックスとは、男性がクライマックスに達すること――ペニスを膣に入れること――だけを目的とした行為のように解釈されるようになったのです。そればかりか、男性がオーガズムを得て満足するまで性交は〝完了〟しないと一般に考えられています。女性だけが絶頂に達しても、理屈のうえでは性交はまだ完了していません。それは不完全なセックスとされます。女性の存在はいったいどこへ？

いつもの相手とのセックスは、双方の快感とオーガズムが最大のものになることを目標としてするものなのだとしたら、異性間のセックスでは、たとえばオーラルセックスと挿入性交にかける時間を半分ずつにしてもいいのでは？　女性のオーガズムはボーナスみたいなもの、おまけと考えるのはまちがっています。オーガズムは必須のものであるべきです――男性にとっても、女性にとっても。

オーガズムに影響を与えるもの

とはいえ、女性がオーガズムを得るのは男性よりもむずかしいという現実からは逃げられません。〝無オルガスム〟の女性――一人での行為でも、相手のある行為でも、一度もオーガズムを経験したことのない女性――は、全女性の五から一〇パーセントとされています。[*61] 男性の場合は、たいがい逆のことが当てはまります――簡単に射精してしまうことに悩むのです。イギリスで行われた大規模調査で、一六から二四歳の女性の二一パーセントは、性交でオーガズムを得るのはむずかしいと答えました。[*62] 大半の女性は〝ときどき〟のカテゴリーに該当しました。

一部の幸運な女性たちは、そんな現実をまるで知らずにいます。きっと誰にでも腹の立つ女友達が一人はいるのでは？――「いつもかならずいける」し、一度のセックスにつき三回か四回はオーガズムを得られると話す友達が。いったいどんな魔法のテクニックを使っているのよ、と問い詰めたくなります。残念ながら、参考になる答えはおそらく返ってこないでしょう。もちろん、魔法のテクニックがあれば多少は役に立つかもしれないけれど、達しやすさに大きな個人差があるのは事実だし、どうすることもできないというのが現実です。そういった差異を決める要因の一つは、遺伝子なのです。両親がセックスしているところなんて誰も想像したくないでしょうが、両親のセックスライフはその娘のセックスライフとだいぶ似ている可能性は低くありません。あなたがオーガズム・クイーンなら、ママやパパに感謝すべきです。

双子を対象とした研究で、性交でオーガズムに達する頻度を決める要因の三分の一は、遺伝子であることがわかっています。[*63, 64] 三分の一なんて大したことではないように聞こえるかもしれないけれど、遺伝学の観点から見ると、鼻で笑うわけにいかない数字です。マスターベーションでオーガズムに達する頻度を調べると、遺伝子の役割はさらに大きいことがわかりました。マスターベーションでのオーガズムの頻度を決める要因の二分の一は、遺伝子なのです。遺伝子がセックスに及ぼす影響、マスターベーションに及ぼす影響に差があるなんて、初めは奇妙に思えるかもしれません。でも、マスターベーションは、その人のオーガズムを得る身体的な能力そのものをより忠実に反映すると考えることができます。パートナーとのセックスには心理的な不安や性的な相互関係も関わってきますが、マスターベーションではそういった要素が排除できるからです。
もう一つ、女性の〝オーガズム能力〟に大きな影響を及ぼすものは、セックスに至るまでの状況です。一夜かぎりの関係で女性がオーガズムを得られる可能性はほとんどありません。アメリカの大学生を対象とした調査で、交際期間が半年を超えるパートナーとのセックスでオーガズムに達したことがあると答えた人は七割近くいたのに対し、新しいパートナーと初めてセックスをしたときオーガズムに達したのは、一〇人に一人だけでした。[*65]
オーガズムの達しやすさには遺伝的な差異が認められるものの、勇気づけられるニュースもあります。本人さえ望めば、大半の女性はオーガズムを得られます。むずかしいのは、〝一人でならいける〟〝ときどきならいける〟から、〝だいたいいつもいける〟への移行。簡単なことだというつもりはないし、オーガズムの頻度ばかりを強調するつもりもないけれど、やってできないことではありません。わたしたちが考えたオーガズム・バイブルを読んでみて。オーガズムが得られずに悩んでいる女性にセックスセラピストがする助言を参考に作成しました。

オーガズム・バイブル

1　練習あるのみ

まだ一度もマスターベーションをしたことがないなら、いますぐカレンダーにその予定を書きこんでください。マスターベーションには貴重な時間を割く価値があります。[*66]一度もオーガズムを経験していない女性被験者を対象に行われた複数の研究で、五から六週間かけて定期的なトレーニングを重ねた結果、六〇から九〇パーセントがマスターベーションで、またはパートナーとのセックスでオーガズムに達することができるようになったそうです。[*67] 医師が推奨《すいしょう》するエクササイズのなかで一番楽しいものだと断言できます。指を使うか、バイブレーターを買いましょう。何かで興奮を高めて、気持ちを盛り上げてください。官能小説がいい？　それともアダルトビデオ？　空想のほうが燃える？

このとき何より大事なのは、オーガズムを得ようと意気込まないこと。そのことは考えず、気持ちよくなれるテクニックを見つけることに集中しましょう。いろいろ試しながら自分を快楽に導き、それを存分に楽しんで。おなかの脂肪が気になるとか、もうすぐ試験だとかといった考えが割りこんできたら、残らず頭から追い払う練習をしましょう。自分でいくのが上手になれば、パートナーとのセックスでもオーガズムを得られる可能性が高まります。もう一つ、忘れないで。パートナーとのセックスのときも、自分で問題を解決したって全然かまいません。誰が問題を解決するかを気にするより、二人で充実した時間を過ごすほうがずっと大切です。

2　権利を主張せよ

〝プロジェクト・オーガズム〟ではパートナーの参加が必須です。誰かにいやな思いをさせてはいけません。できるだけ楽しく合同プロジェクトを進めましょう。あなたがオーガズムを得られないとしても、彼または彼女があなたを満足させようという努力をあからさまに拒むとでもいうのでないかぎり、それはパートナーの責任ではありません。相手の責任を追及するどころか、あなたが事前に準備をしなくてはいけないのです。性器には取扱説明書がついているわけではないのだから、あなたの手引きがなければ、パートナーは丸一年たってもまだ、あなたをどうしたらいかせられるのだろうと悩みつづけているかも。

一番簡単なのは、最初にあなたが任務を引き受けること。パートナーとの性交中でもいいし、二人一緒にマスターベーションするのでもいいから、自分で自分を愛撫してみましょう。しばらくしたら、自分のテクニックをパートナーに教えてください。恥ずかしくて無理という人も多いけれど、これしか方法はありません。初回からうまくいくと期待しないこと。辛抱強くなって、パートナーの愛撫が気持ちよかったら、それを伝えてあげましょう。そうやって、最高のセックスパートナーを少しずつ育てていきましょう。

3　CATポジションを習得せよ

セックスの体位は数えきれないくらいあるけれど、女性がとりわけオーガズムに達しやすい体位はほんの一握りしかありません。その一握りのなかに、別格の体位があります――ＣＡＴ体《ポジ》位《ション》です。正常位のバリエーションの一つで、〝締め小股〟、略してＣＡＴと呼ばれ、とくに女性がオーガズムに達しやすい体位とされています。[*68,69] 少しばかり練習と協力が必要な体位ではあるけれど、その努力はあらゆる意味で報われます。

この体位では、男性が上になり前腕で上半身を支え、女性の体と密着している面積をできるかぎり多くします。腰を前後させるというより、全身を水平に移動させ、性器が女性の性器のすぐ上に来るようにしましょう。それと同時に股間同士を強く押しつけるようにします。浜に打ち寄せる波のイメージです（月並みな表現だけれど、ここではぴったり）。男性は腰を下に向け、恥骨《ちこつ》とペニスの根元で女性のクリトリスをこするようにします。男性のやりかたが正しければ、女性にはそうとわかるはず。女性は脚をできるだけまっすぐに伸ばし、閉じておきましょう。または脚をからめて、男性のふくらはぎに足首を載せるとさらにグッド。

通常の正常位では腰を前後に動かすところを、ＣＡＴではすりつけるような動きをします。ペニスは膣の奥までは入らないけれど、神経終末がもっとも密集した、膣の入口から二センチメートルほどの範囲にすべての刺激が集中します。同時に、クリトリスも絶えず接触されます。

コツがわかったら、女性が上になる逆ＣＡＴを試してみて。女性が主導権を持つため、クリトリスへの刺激のリズムや強さを自在にコントロールできます。

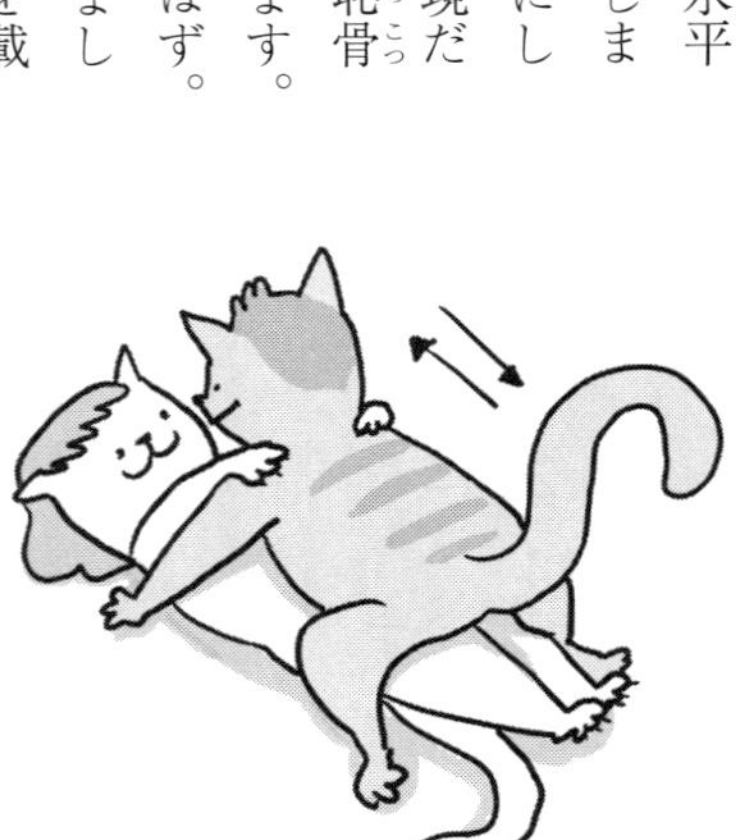

4　リラックスしてる場合じゃない！

「リラックス、リラックス」とはよく言われることです。これは最良のアドバイスである半面、最悪のアドバイスでもあるかもしれません。たしかに、頭のなかはリラックスしたほうがいいけれど、じっと動かないまま、オーガズムが稲妻《いなづま》のように降ってくるのをただ待っているとしたら、期待はずれに終わる可能性が高いでしょう。体には緊張感が必要です。お尻をきゅっと締めて、性器周辺の筋肉に力を入れましょう。オーガズムを模したリズムや呼吸のリズムに合わせて、締めたりゆるめたりできれば理想的です。

そうすることで性器に集まる血液の量を増やせます——つまり、興奮度を自分で高めることができるという効能が一つ。もう一つは、そのとき注意を向けるべき場所に注意を注ぐメンタル・トレーニングにもなること。やってみるとわかると思うけれど、今日の夕飯はピザにしようと考えながら、骨盤周辺の筋肉を締めようとしても、なかなかうまくいきません。

慣れないうちは、その周辺の筋肉を意識するのはむずかしいかも。考えてもみて、近所のジムに〝シェイプアップ——膣トレ編〟というクラスはないでしょう。でも、あってもいいはず。骨盤底筋トレーニングを日課にしている女性の多くが、より強烈なオーガズムを容易に得られるようになったと考えているのだから。しかも、尿漏れや骨盤臓器脱《こつばんぞうきだつ》のリスクも低くなるし、性交痛もやわらぐ可能性があるのです。[*70] 骨盤底筋トレーニングはいつでもどこでもできます——バスに乗っているときでも、夜寝る前でも。膣圧強化ボールを使うのもいいけれど、そこまではかならずしも必要ではありません。

5　ランニングに行こう

セックスの直前に運動すると興奮が高まり、多くの場合、オーガズムを得られやすくなります。[*71]

6　ソックスをはこう

半分は冗談、半分は本気のアドバイス。わたしたちの脳は、体から送られたシグナルをひっきりなしに受け取っています。そしてそういったいくつものシグナルや、シグナルによって引き起こされる思考が、わたしたちの注意を引こうと争っています。いろんなことを気にするのに忙しくて——たとえば足が冷たいな、とか——性器で起きていることに注意を払わずにいると、オーガズムを得にくくなってしまいます。女性はとくにその種のことで気が散りやすいようです。性科学者アルフレッド・キンゼーは、交尾のさなかにチーズのかけらを見せると、オスよりメスのラットのほうが気が散りやすくなることを発見しました。[*72]

そこから得られる（そして女性の多くが忘れてしまいがちな）教訓は、お熱いひとときに全神経を集中させるためには、抜かりのない準備が必要だということ。ライトを全部消して真っ暗にしたいのか、Tシャツを着ていたいのか、あるいは、そう、ソックスをはいておいたほうがよさそうか、内なる声にきちんと耳をかたむけること。自分に優しくなりましょう。心身ともに快適な環境、それ以外のことをすべてシャットアウトできるような環境を整えなければ、オーガズムは望めません。

［1］すべての女性に当てはまるわけではない。性的に興奮しているのに濡れないこともあるし、興奮していないのに濡れることも。つまり、性欲とはまったく無縁に濡れてしまうこともある。これについては、「男女の性欲のちがい」の項を参照。

［2］欲求のタイプは、女性だけでなく男性にも当てはまる。男性も受動的欲求を経験することはある。単に、男性の欲求の基本形ではないというだけのこと。ナゴスキーによれば、男性の七五パーセントにとって能動的欲求が基本形だけれど、女性では一五パーセントにすぎない。受動的欲求では、男性は五パーセント、女性では三〇パーセント。

［3］性欲がない、あるいは性欲を失った状態は、「国際疾病分類第10版」（ＩＣＤ－10）の精神及び行動の障害の一つに挙げられている。性的快感や性的興奮を感じる場合でも、性欲が欠如していれば、性的欲求低下障害と診断されることがある。アメリカの診断基準「精神障害の診断と統計マニュアル」（ＤＳＭ－Ｖ）では、それに該当する診断基準に変更が加えられた。

［4］以下の歴史的解説は、リヴ・ストロンクイストの最高にすばらしいグラフィック・ノベル『禁断の果実』（花伝社）にインスパイアされたもの。

第4章　自分の体に合わせて選びたい避妊法

女性と男性がセックスをすれば、妊娠する可能性があります。このことにいまさら驚く人はいませんよね。セックスはすばらしいものです。予定している子供の数よりたくさんセックスしたいという人が大半のはず。異性愛者の女性が妊娠することなく膣性交をするには、何らかの形で避妊しなくてはなりません。

ここでいう〝避妊〟には、性交によって妊娠するリスクを抑制できるすべての方法が含まれます。その意味では膣外射精も避妊の方法の一つではありますが、おすすめの避妊法ではありません。

避妊法は決して新しい発明ではありませんが、医学の進歩にともなって、技術的により進んだ方法が市場に出回るようになりました。とはいえ、現在使われている避妊法のほとんどは、長い歴史を持っています。コンドームは目新しいものではなく、昔はラテックスではなく動物の皮などでできていました。四〇〇〇年前、古代ギリシアでは、葉っぱとハチミツを混ぜたものを膣に挿入して、精子が子宮内に入るのを防いでいたそうです。これは現代のペッサリー、ゴムの円盤を子宮口にかぶせて精子の進入を防ぐ避妊具に似ています。膣外射精は、聖書の創世記にも記述がある（オナンという人物に関するくだり）くらい古い方法で、今夜もどこかのカップルがこれで避妊しているでしょう。もしかしたらいまこの瞬間にもそうしているかもしれません。
人類は、考えつくかぎりの方法を試してきたけれど、現代のわたしたちにはたくさんのなかから選べるという強みがあります。長く実験・実践されてきて、これならかなり確実ですといえる避妊法がいろいろあるのです。妊娠を避けたいなら、自分自身や自分の健康、ライフスタイルに合った信頼できる避妊法を選ぶことが大切です。

避妊法はあって当たり前のものに思われがちですが、実際、すばらしい存在です。子供を持ちたいかどうか選ぶ自由を与えてくれるうえに、その選択がセックスライフに影響を及ぼさないようにもしてくれます。子供がほしいなら、いつ、誰とのあいだに、何人の子供を持ちたいかを選んで決められるということ。膣外射精やペッサリー、あるいはハチミツと葉っぱを膣に入れる方法は、ある程度の効果を持っていたでしょうが、決定的な変化をもたらしたのは一九五〇年代の経口避妊薬（ピル）の開発でした。*1

一九六〇年、ピルが発売されて、大変革に火がつきました。ピルは効果的な避妊法としてデビューし、現在まで着実に信頼性を高めてきています。ピルの解禁は女性の恋愛のありかたを変えました。自らセックスライフをコントロールし、キャリアや家計の状況に合わせて家族計画を立てられるようになったのです。ピルの発売以降も新しい避妊法が次々と開発されましたが、なかでも★避妊インプラント（日本では二〇一九年一一月現在で未承認の避妊法には★を付しています）や子宮内黄体ホルモン放出システム（ＩＵＳ）は、わたしたちがとくに推薦したい避妊法です。

歴史を振り返るのはこのくらいにして、現在の避妊法について説明していきましょう。正直にいって、避妊法の話は楽しくありません。ものすごく退屈です。いろんな避妊法のちがいを、使いかたやちょっとしたヒントやコツも含めてできるだけ詳しく説明しました。ただ、やはり技術的な話ばかりになってしまって、この本のなかで飛び抜けてつまらない章になっています——でも、最後まできちんと読んでください。この本で、おそらく一番大事な話だから。

これまで込み入った質問に山ほど答えてきたので、避妊法について若い女性がどんな疑問を持っているか、把握できているつもりです。みなさんが疑問に思うのは無理もありません。周囲から指導や助言をもらう機会なんてほとんどないのに、なぜか女性なら誰でも直感的に理解しているはずと思われているけれど、避妊法は複雑そのもの。しかも、避妊にまつわる信じがたいほどたくさんの通説がいまも広く行き渡っていて、正しい情報が手に入らず、使用法をまちがったために不必要な副作用に苦しんでいる人が大勢います。避妊薬を処方する医療従事者が誤った情報を提供したり、そもそも情報提供が不充分だったりするせいなのか、情報が多すぎて一度では理解できないせいなのか、それはわかりません。

この章の目的は、みなさんがそれぞれ自分に合った方法を選べるよう、避妊法の基礎知識をひととおり紹介することです。避妊法は日々進歩を続けています。より新しく、より詳しい知識を持っている医療従事者にアドバイスを求めるだけでなく、新しい避妊法を使い出したあとも疑問に思うことがあれば、処方者に遠慮なく尋ねてください。

混合型 ホルモン避妊法 （エストロゲンと プロゲスチンを含む）	プロゲスチン 単独避妊法 （エストロゲンを 含まない）	ホルモン・ フリーの避妊法	緊急避妊法
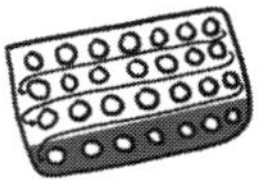 経口避妊薬 （低用量ピル）	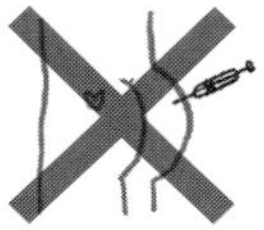 ★避妊注射	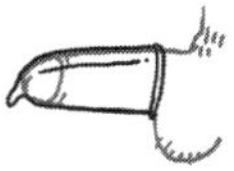 コンドーム	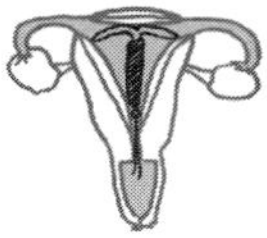 銅付加 IUD
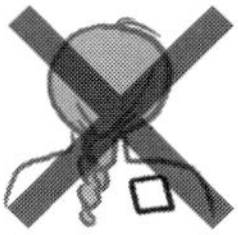 ★避妊パッチ	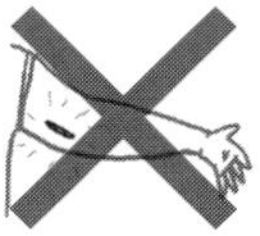 ★避妊インプラント	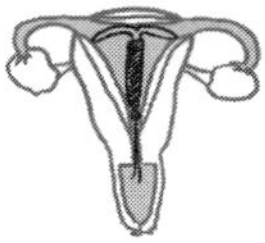 銅付加 IUD	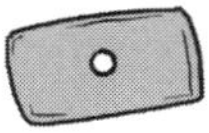 緊急避妊ピル１ レボノルゲストレル 配合のピル
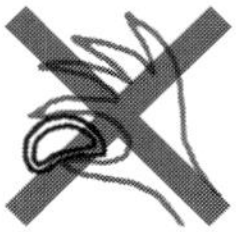 ★避妊リング	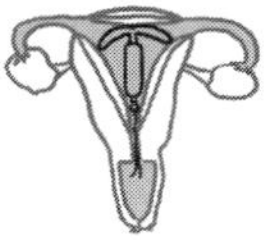 IUS	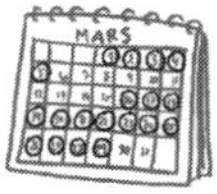 タイミング法	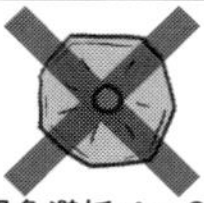 緊急避妊ピル２ ★ウリプリスタル 酢酸エステル 配合のピル
	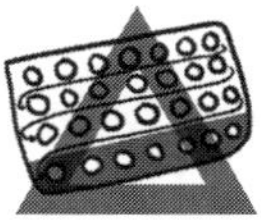 ★ミニピル		
	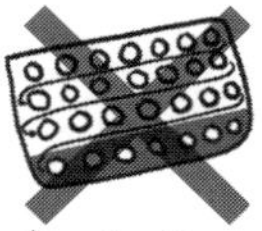 ★エストロゲン・ フリーのピル		

※「✖」のついた避妊法は日本では未承認です。「▲」は未承認ですが処方している病院もあります

ホルモン避妊法の二つのタイプ

ホルモン避妊薬は、どういうしくみで妊娠を防ぐの？　毎朝のんでいるピルには、三週ごとに交換している★避妊リングには、あるいは腕に埋めこまれた★避妊インプラントには、いったいどんな成分が含まれている？

ホルモン避妊薬には、わたしたちの卵巣で生成され、月経サイクルのコントロールに関わっているものと同種のホルモンがごく少量だけ含まれています。ホルモン避妊薬のすべてにプロゲスチンという物質が含まれていて、これは体が生成するプロゲステロン（黄体ホルモン）を模して人工的に合成したもの。一部の避妊薬には、エストロゲン（卵胞ホルモン）も含まれています。二種類のホルモンを含むものを混合型ホルモン避妊法、プロゲスチンだけを含むものをプロゲスチン単独避妊法と呼びます。

ホルモン避妊法①——混合型ホルモン避妊法

混合型ホルモン避妊法には、混合型経口避妊薬（低用量ピル）、★避妊リング、★避妊パッチがあります。混合型ホルモン避妊法のメリットは、エストロゲンが含まれているため、月経のコントロールも可能になること。デメリットは、エストロゲンが禁忌《きんき》とされる場合があることです。

《混合型経口避妊薬（低用量ピル）》

低用量ピルはもっとも利用者の多い避妊法で、これにもまた種類があり、それぞれに微妙なちがいがあります。第一のちがいは、含まれているエストロゲンとプロゲスチンの種類が異なること。第二に、エストロゲンとプロゲスチンの量のちがいです。この二つのちがいによって、副効用・副作用も異なりますが、どのピルが体質に合っているか、事前に知ることはできません。いろいろなブランドのものを試しながら合っているものを探すしかないのです。

低用量ピルは大きく二つのカテゴリーに分けられます。一相性《いっそうせい》ピルと三相《さんそう》性《せい》ピルです。それ、いったい何？　ほとんどのピルは一相性で、シートに並んだどの錠剤にも同じ量のホルモンが含まれているため、どこからのんでも効果は変わりません。つまり、一つのシートにまったく同じ成分・用量の錠剤だけが並んでいるわけです。一相性ピルの大部分は、特定の日数の月経周期を人工的に作り出すよう設計されています。多くは二八日周期です。二八日のうち、ホルモンが配合されたピルを服用する二一から二四日間は月経が来ません。残りの四から七日は休薬期間といって、砂糖やコーンスターチなどでできたプラセボ薬（偽薬《ぎやく》）をのむか、何も服用せずに過ごします。この休薬期間に子宮内膜がはがれて月経（消退《しょうたい》出血）が起きます。二一日間のホルモン配合ピルと七日間のプラセボ薬を使う一相性ピルの代表的なブランドは、ルナベル、マーベロン、フリウェルです。二四日間、ホルモン配合ピルをのみ、残りの四日間は偽薬をのむパターンの一相性ピルもあります。二四日＋四日のピルにはヤーズがあります。出血を完全になくしてしまいたいなら、休薬期間をおかずに新しいシートのホルモン配合ピルをのみはじめてください。これについてはまたあとで触れます。

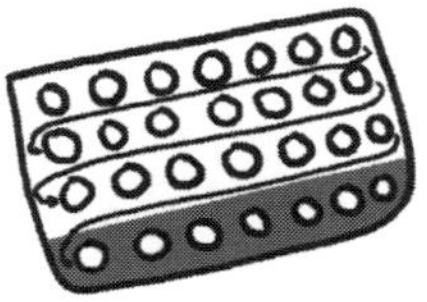

三相性ピルは、錠剤ごとにホルモン用量が異なっていて、またホルモン配合ピルを服用する日数や出血の日数もブランドごとにちがってきます。三相性ピルの場合は、シートに並んだどれからのんでも同じというわけにはいきません。のみかたの指示をよく読んで注意深く従いましょう。三相性ピルを使い、しかも月経をパスしたいなら、添付文書をよく読んで正しく使うことが大切です。代表的なブランドに、トリキュラーやアンジュなどがあります。

低用量ピルを服用していれば、ホルモン配合ピルを休んでいる期間であっても妊娠のリスクからつねに守られます。追加の避妊法を利用せずとも、妊娠の心配をせずに好きなときセックスできるということ。しかしピルを服用するのを忘れてしまうと、避妊効果はなくなってしまいます。何日間忘れると避妊効果が失われるかはピルのタイプによるので、添付文書を確認し、主治医の助言をあおぐこと。のみ忘れから避妊効果が低下することを、避妊の失敗と呼びます。*2

《避妊リング》★ ※日本では未承認です

避妊リング★とは、プラスチックでできた輪状の避妊具で、腟に挿入して使います。スパゲティくらいの太さから成る輪で、丸くて柔らかいドーナツのような形状をしています。リングを挿入するには、二本指ではさんで輪をつぶし、腟の奥まで押しこみます。指を放すとリングが輪状に戻り、腟の内壁に密着して固定されます。取り出すときは中指で引っかけて静かに引っ張りましょう。

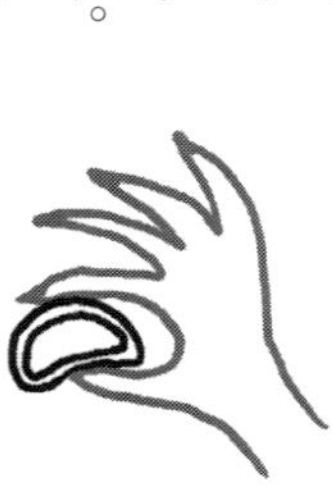

リングにはエストロゲンとプロゲスチンの混合薬が含まれていて、ホルモンは膣粘膜から吸収されて血流に乗ります。膣に何か入れた状態では日常生活が不便ではと心配する人、膣の奥のほうに入ってしまって取れなくなるのではと不安がる人も大勢います。でも、リングを正しい位置に装着すれば、入っていることを忘れてしまえます――その点ではタンポンと似たようなもの。ただし、ちょっとだけ気をつけて！　まれに避妊リングがトイレに落ちてしまうことがあります。著者二人の女性の友人が夜遅く街に出かけたとき、これを経験したそうです。落としてしまったことにようやく気づいたのは、翌日の午後になってから。お酒を飲むと、身のまわりに不注意になりがちです。ときおり膣のなかを指で探り、リングがちゃんとあることを確かめてください。

ほとんどの一相性ピルと同じように、二一日間――すなわち三週間連続で一つのリングを装着したあと、七日間休みます。この七日間に月経（消退出血）が始まりますが、出血がないほうがよければ、七日間の休みを飛ばしてすぐに新しいリングを挿入しましょう。

リングの存在を意識せずに生活できるとはいえ、膣性交の際、パートナーは気づくかもしれません。人によってはセックスの前にリングを取り出しています。これ自体にはなんの問題もありません。一度に三時間程度ならリングを取り出しても効果が失われることはありませんが、三時間後に挿入し直すことを忘れないように。忘れると、妊娠のリスクにさらされます。[*3]

《避妊パッチ》※日本では未承認です

避妊パッチは、皮膚に直接貼りつけて使う避妊薬で、ホルモンは経皮《けいひ》吸収されて血流に乗ります。一週間ごとにパッチを新しいものと交換しながら、リングやほとんどの一相性ピルと同じように、二一日間連続でホルモンを吸収します。三枚のパッチを使って三週間過ごしたら、七日間のお休みです。パッチの交換を忘れたり、はがれかけてしまったりすると、避妊の失敗のおそれが生じます。[*4]

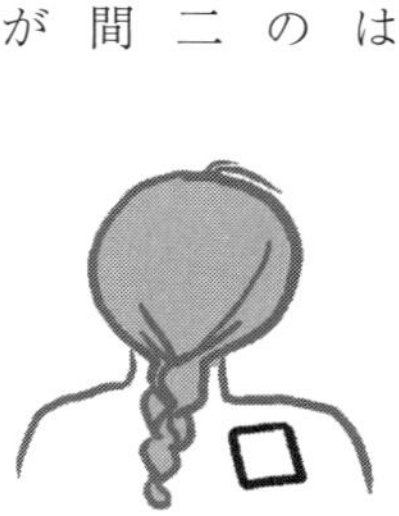

混合型ホルモン避妊法が妊娠を防ぐしくみ

すでに体内にあるのと同じホルモンを摂取することで妊娠を防げるなんて、ちょっと不思議に思えるかもしれませんが、混合型ホルモン避妊薬で使われるプロゲスチンとエストロゲンは、きわめて有効性が高い成分です。

混合型ホルモン避妊薬の主な働きは、一つの月経周期に一度――ざっくりいえば月に一度――起きる排卵を抑制すること。排卵当日を含めた前後の五日間に無防備なセックスをした場合、妊娠する可能性があります。この五日のことを妊娠可能期間と呼びます。

簡単にいうと、ホルモン避妊薬は体をだまして、いまは妊娠中なのだと思いこませます。妊娠すると〝一時停止ボタン〟が押されたように、月経周期は停止します。月経周期が止まれば排卵は起きず、排卵がなければ妊娠可能期間も、妊娠の可能性もなくなります。

実際に妊娠した場合に月経周期を止めるのは、体内で自然に産生されるプロゲステロンの役割です。プロゲステロンは、ＦＳＨとＬＨの二種類のホルモンの産生を止めるよう脳下垂体に指示します。この二種類は、月経周期を維持するのに必要なホルモンで、ＦＳＨがなければ卵胞期はなく、ＬＨがなければ排卵が起きません。

ホルモン避妊薬に含まれるプロゲスチンは、妊娠中の女性の体内でプロゲステロンが果たしているのと同じ役割を果たします。当面のあいだ月経周期を止めてくれと脳に伝えるわけです。いってみれば混合型ホルモン避妊薬は、いまは妊娠中なのだとあなたの体に思わせるのです。

混合型ホルモン避妊薬は、いくつかの手段を使って妊娠を防ぎます。排卵を抑制するだけではありません。性交のあと、精子は子宮頸管を泳いで上って子宮内に進入しなくてはなりませんが、混合型ホルモン避妊薬に含まれるプロゲスチンは、子宮頸管の粘液を濃くして精子が泳ぎにくい状態を作ります。さらに、子宮内膜は通常より薄くなるので、受精卵が着床しにくくなります。

子宮内膜を厚くする役割をするのはエストロゲンで、分厚くなった内膜はやがて月経で排出されます。混合型ホルモン避妊薬に含まれるエストロゲンは、毎月、子宮内膜を少しだけ厚くします。そのため、この避妊薬を使っている女性は、休薬期間の四から七日のあいだに月経に似た出血を見ることになります。

ホルモン避妊法②――プロゲスチン単独避妊法

エストロゲンを含まないホルモン避妊薬のメリットは、何らかの理由があってエストロゲンの投与が適さない女性も含め、誰でも使用できること。医師や医療従事者は、年齢、ライフスタイル、病歴や性経歴、加入している健康保険の種類などを考慮して、一人ひとりに合った避妊法を選んですすめてくれます。長期作用型の避妊法、たとえば子宮内黄体ホルモン放出システム（IUS）や★避妊インプラントはいずれもエストロゲン・フリーで、避妊効果もひじょうに高くなっています。ノルウェーの保健当局はこのタイプの避妊法を第一選択としていますが、国や地域によって、また加入している健康保険の種類によっては、費用が高額になることもあります。エストロゲン・フリーの避妊薬のデメリットは、混合型ホルモン避妊薬ほど月経のコントロールができない点。つまり、エストロゲン・フリーの避妊薬では、次の月経が来るタイミングを自分では決めにくいのです。それでも、どのホルモン避妊薬であっても月経は通常よりはるかに軽くなります。著者二人の印象では、★避妊インプラントは不正出血が続くという副作用がしばしば見られ、IUSではこの副作用は出にくいようです。いずれにせよ、いろいろ試しながら自分に合った方法を探すしかありません。

《IUS》

IUSはT字形をした小さな器具で、医師に子宮内に装着してもらいます。微量のホルモンが放出され、基本的には生殖器部にかぎって作用しますが、一部が子宮内の粘膜から血流に吸収されます。血液に乗って循環するホルモン配合量はきわめて低く、ほかの避妊法で副作用を経験していて

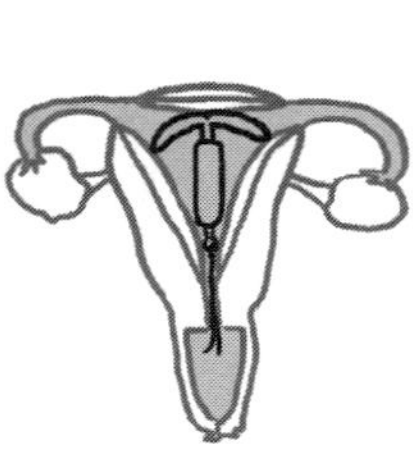

も、ＩＵＳならあまり問題なく使える可能性があります。

ＩＵＳは、どのタイプを選ぶかにもよりますが、三から五年、子宮内に入れておけます。日本ではミレーナがあります。ミレーナは五年間継続して装着でき、放出されるホルモン用量がわずかに高いため、月経を軽くしたい人にとくに向いています。ミレーナを使用中は月経が完全に止まる人が多いようです。ミレーナは、月経のコントロールがしやすく、しかもほかの避妊薬と比べて低用量であることが特徴。出産経験がある人（経産婦）しかＩＵＳを使えないと言われることがありますが、それは通説にすぎません。

全員ではないものの、一部の女性ではＩＵＳ使用中に排卵が止まります。もちろんこれは一時的なことで、ＩＵＳに含まれるホルモンの量にもよってもちがってきます。ミレーナはホルモン用量がわずかに高いため、排卵が止まることが多いようです。ＩＵＳのもっとも重要な効果は、生殖器だけに及びます。プロゲスチンが子宮頸管の粘液を濃くして精子の進入を防ぐのです。同時に、子宮内膜が薄くなり、受精卵の着床を困難にします。[*5]

ＩＵＳはいずれのタイプでも長期作用型の信頼に足る避妊法として優れています。ほとんどの場合、月経の出血量が少なくなり、月経痛も軽減しますし、ホルモン用量が少ないため、ほかのホルモン避妊薬に比べて重度の副作用は出にくくなっています。

ＩＵＳの装着は痛いのではないかと不安なら、処置を受ける一時間ほど前に鎮痛剤をのんでおくといいでしょう。装着後しばらくのあいだ月経痛に似た痛みを感じる人もいますが、すぐに消えます。痛みさえ治まってしまえば、腟の一番奥まで指を入れると子宮頸部から細いひもが二本垂れているのがわかることを除いて、装着していることを意識せずに生活できます。ひもは、交換のとき医師が古いほうのIUSを取り出すためのものです。

《避妊★インプラント》※日本では未承認です

避妊★インプラントは、小さなプラスチックのスティックで、そこにプロゲスチンが含まれています。注射針のような器具を使って上腕の内側の皮膚に埋めこみ、三年間はそのままにしておけます。スティックからつねに微量のホルモンが放出されており、血中にも微量が存在することになります。避妊★インプラントは現在販売されているなかでもっとも安全な避妊法です。いったん腕に埋めこんでしまえば、あとは失敗のしようがありませんから。インプラントに含まれるプロゲスチンの作用で月経周期は止まり、腕に埋めこんであるかぎり、排卵は起きません。*6

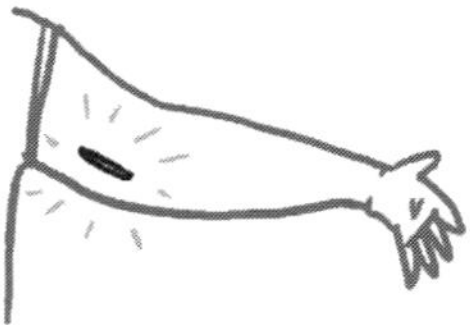

《エストロゲン★・フリーのピル》※日本では未承認です

エストロゲン★・フリーのピルは、毎日服用しなくてはならないタイプのピルの一種です。月経のために休薬することはなく、毎日同じ時刻に服用する必要もありません。ただし、最後にピルをのんで

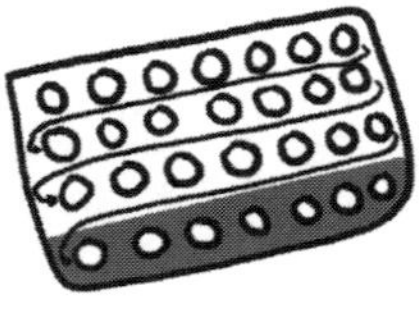

から三六時間経過すると、妊娠のリスクが生じます。ピルに含まれるプロゲスチンは、★避妊インプラントに含まれるプロゲスチンと同様の働きをします――脳下垂体に作用して排卵を抑制するのです。加えて、子宮頸管の粘液を濃くし、子宮内膜を薄くする働きも。[*7]

《★ミニピル★》※日本では未承認ですが処方している病院もあります

★ミニピルも、毎日服用し、月経のための休薬がないタイプのピルの一種。プロゲスチン用量が★エストロゲン・フリーのピルより少ないため、毎日同じ時刻に確実に服用しなくてはなりません。決まった時刻を含む前後三時間のあいだに服用する必要があり、のみ忘れによる妊娠のリスクが生じやすいかもしれません。[*8]

《避妊注射★》※日本では未承認です

★避妊注射は、一二週に一度、医師に接種してもらいます。つまり、だいたい三カ月ごとに病院に通って次の注射をしてもらわなくてはならないわけです。プロゲスチン用量はひじょうに高く、排卵は起きなくなります。子宮頸管の粘液を濃くし、子宮内膜を薄くする作用もあります。基本的に二五歳以下の女性にはすすめられません。ホルモン用量が高いため、骨密度の低下を招きやすいからです。[*9]

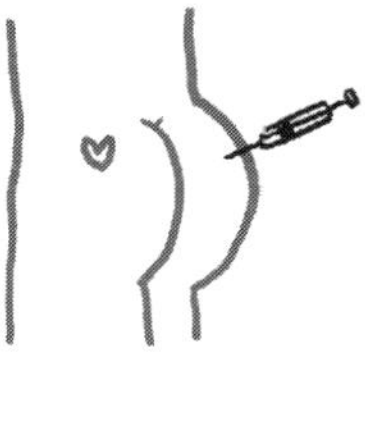

ホルモン・フリーの避妊法

あなたはホルモン・フリーの避妊法を好むタイプ？　ホルモン・フリーの避妊法はどれも共通点が少なく、これを選ぶ動機は人それぞれです。ホルモン避妊法で副作用が出たからという人もいれば、副作用が怖いからという人も。性感染症予防のためにコンドームを選ぶのも一つの考えでしょう。また、避妊していることをパートナーや家族に知られないよう、月経周期をそれまでどおり維持したくて、ホルモン・フリーの避妊法を選ぶ人もいます。

《コンドーム》

コンドームは精子が子宮に入るのを妨げる避妊具。障壁《バリア》として働くので、バリア法と呼ばれることも。現時点で男性が容易に使える避妊法はコンドームだけですが、ほかの方法の開発も進んでいます。

コンドームはラテックスなどの素材でできた袋状のもので、ペニスにかぶせ、放出された精子を集める役割をします。性交のあとペニスを抜去《ばっきょ》するとき、腟内に精子の入ったコンドームが残ってしまわないよう、しっかり押さえることが大切です。それができたら、あとはコンドームを外し、口を結んでくず入れに捨てるだけ。トイレに流してはいけません。思いがけないタイミングで浮かんできてしまって、同居人がいたり、家族と暮らしていたりする場合、ものすごく気まずい思いをすることに。

性感染症を予防できる避妊法はコンドームだけです。つまりコンドームは、性感染症と妊娠の両方から女性を守ってくれるもの。そう聞けば、ほかの避妊法は忘れてコンドームに頼りたくなるけれど、コンドームだけを使って〝事故〟に遭遇した人は大勢います。コンドームは裂けたり、抜けたり、破れたりしやすいからです。そんなわけで、ほかの避妊法とコンドームを組み合わせて使用する人が多いようです。

コンドームの使いかたがまちがっている人たちもたくさんいます。正しく使わないと、想定外の事態が起きるリスクが高くなります。コンドームの扱いかたを書いておきましょう。

コンドームの正しい使いかた

1　使用期限を確認すること。古いコンドームは破れやすくなっています。

2　パッケージを慎重に開ける。爪や歯、アクセサリーでコンドームに傷をつけてしまわないように。

3　硬くなったペニスの先端にかぶせる。イメージは、メキシコのソンブレロ帽。

4　コンドームの精液だまりをつまんで空気を抜く。ここに空気が残っていると、裂けることがあります。それからペニスの根元に向かってゆっくりとコンドームを伸ばしていきましょう。

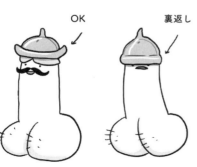

5 ペニスを膣から抜くときは、精液が逃げないようにコンドームをしっかりと押さえること。

6 妊娠と性感染症を予防するため、性交中はずっと装着しておくこと。一度使ったコンドームは捨てましょう。

《タイミング法——妊娠可能期間を知る》

月経周期のうち、妊娠しやすい期間を妊娠可能期間と呼びます。いくつかの避妊法では、妊娠可能期間を知り、その期間中はセックスを避ける手法をとっています。

タイミング法にはいくつか種類があります。月経カレンダーを使う、毎朝の基礎体温を測る、おりものの状態を観察するなどです。複数の方法を組み合わせて信頼度を向上させることもできます。

近年、タイミング法の効果を高めるため、妊娠可能期間の把握をサポートするアプリが配信されるようになりました。少し前にEUで避妊法として承認されたスウェーデンのアプリNatural Cyclesや、月経周期を記録するGlow、Kindara、Clueといったアメリカのアプリもあります。日本語で使えるルナルナやリルラもおすすめ。こういったアプリは計算ちがいのリスクをいくらか排除でき、また過去の基礎体温記録から妊娠の可能性を見積もったりもできます。Natural Cyclesが資金を提供して行われた研究によると、一般的な

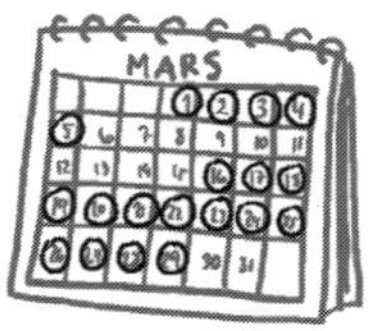

基礎体温法での避妊率は七五パーセントでしたが、Natural Cyclesを利用すると九二・五パーセントまで上昇しました。裏返せば、一年のあいだに利用者の七・五パーセントが妊娠したことになります。いまのところはまだ代表標本を用いたこれらのアプリの研究がほんのいくつか行われているだけで、より多様なユーザーを対象にして同様の結果が得られるかどうか、今後の調査を待ちましょう。

タイミング法は信頼度が低く、絶対に妊娠を避けたい女性にすすめられるものではありません。やらなくてはならないことがありすぎます。世界保健機構（ＷＨＯ）によると、タイミング法を利用した女性の二四パーセントが一年以内に妊娠するそうです。四人に一人の割合です。

それでも、避妊法ごとの有効性をまとめた一覧表（一八一ページ）でもわかるとおり、タイミング法の使いかたを完璧にマスターすれば、成功率は高くなります。また、自分の体のしくみに対する意識を高めるのに役立ち、子供がほしい女性には妊娠の確率を上げるのに大きく貢献します。妊娠可能期間を知るのにタイミング法を使えば、妊娠が容易になるでしょう。

月経カレンダーをもとに排卵日を推測するには、第2章の月経周期の項にある情報（八五ページ）を参考にします。どの周期でも排卵は同じタイミングで——月経開始のおよそ一四日前に起きます。

基礎体温法を使う人は、基礎体温は月経周期内で微妙に変わることを利用しましょう。変動幅は〇・三から〇・五度前後。前述のとおり、月経周期は二相に分かれています。黄体期に入る一日か二日前、基礎体温は〇・三から〇・五度ほど上昇し、それから一〇日間ほど高温期が続きます。黄体期の初めに大量のＬＨが脳から血中に放出され、このＬＨ濃度の急上昇《サージ》が排卵を促し、排卵はＬＨサージから一日か二日後に起きます。つまり、高温期に入るころに排卵が起きるということ。長期にわたって毎日基礎体温を計測していれば、月経周期の何日目ごろに排卵が起きるか推測でき、それを妊娠可能期間を割り出す基礎データとして使えます。

おりものの様子からも排卵日を予測できます――毎日おりものを確認して、変化がないか調べるのは手間ですが。排卵の直前、おりものはとろみが増して伸びやすくなります。指に取ると、数センチメートル程度まで伸びるはず。排卵直後には、白っぽくどろりとした感触に変わります。この避妊法では、自分のおりものの状態を日ごろからよく知っておき、月経周期に合わせてどう変化するか、時間をかけて観察する必要があります。月経周期以外の理由でもおりものは変化することも知っておかなくてはなりません。さまざまな感染症が原因で粘度が変わり、そのために月経周期のどのあたりにいるのか、判断がむずかしくなることもあります。[*10]

ややこしそう？　実際、この避妊法の欠点はまさにそれです。どんな女性にもすすめられる避妊法でない理由もそれ。わたしたちとしては、誰にとっても安心な避妊法、絶対にまちがえないような避妊法をおすすめしたいです。

タイミング法を使いたいなら、究極的に規則正しい生活をし、おりものを観察するのに時間を割き、毎朝基礎体温を計測して記録しなくてはならないし、危険日のセックスの誘惑に負けない鉄の意志を持っていなくてはなりません（またはコンドームを使うのをいやがってはいけません）。妊娠する可能性はどうしても残るということを覚悟することも必要です。自分はそういう人間だと思うなら——しかもほかの避妊法は避けたいなら——タイミング法を試してみてもいいでしょう。でも、なんとしても妊娠は避けたいのなら、別の避妊法を採用すべきです。
ピルをのむのを忘れるような人なら、タイミング法を日課に組み入れるのはまず無理でしょう。アプリを利用すればのみ忘れはだいぶ防げるでしょうが、計測や記録の手間は思った以上にかかります。それに、数日のズレがつきまとうから、予測がはずれるおそれも高いのです。ストレスや体重の変化、病気など、外部要因でも月経周期は変わります。年齢の高い女性に比べて月経周期も生活も乱れやすい若い女性には、タイミング法はなおのこと向いていません。

《銅付加ＩＵＤ》

ホルモン・フリーの避妊法のなかで、わたしたちが推薦したいのは、この導線を巻きつけた銅付加子宮内避妊器具《IUD》です。銅付加ＩＵＤを使用している女性のうち、一年間に妊娠する人数は一パーセント以下にとどまります。銅付加ＩＵＤはＩＵＳと同じようにＴ字形をしていて、医師に子宮内に装着してもらいます。ＩＵＳとのちがいは、銅線が巻きつけてあること。ノバＴというブランドの銅付加ＩＵＤは、五年間、子宮内に装着しておけます。装着中の避妊効果は高いです。最下部にひもが二本ついており、子宮口から膣に垂れているので、指で探ってＩＵＤが脱落していないか確かめられます。これもＩＵＳと同じですね。医師が銅付加ＩＵＤを除去・交換するとき、このひもを引いて古いものを取り出します。

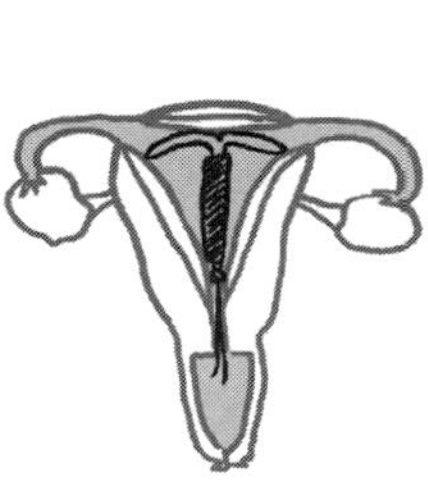

銅付加ＩＵＤを初めて装着するときの費用を知ると、ちょっと腰が引けてしまうかもしれません（日本では検査料、ＩＵＤそのものの代金、装着費用、装着後の定期検査など、健康保険が適用されず、自費のみで三万円程度かかります）が、ピルと比較すると、長期的に見れば銅付加ＩＵＤのほうが安上がりです。[*11]また日本では、銅付加ＩＵＤは基本的に経産婦向けとされています。

銅付加ＩＵＤが妊娠を防ぐしくみは、実をいうとよくわかっていません。たしかにいえそうなのは、子宮内に軽度の炎症反応が起き、胎児の生存に向かない環境に変わるということ。[*12]この環境の変化が、どうやら妊娠を妨げるらしいのです。炎症反応をきっかけに子宮が殺精子剤に似た物質を分泌するという説、銅そのものが殺精子剤として作用するという説、[*13]銅付加ＩＵＤの存在が受精卵の着床を妨害するという説などもあります。

ホルモン避妊法では排卵が止まる場合が多いですが、銅付加ＩＵＤでは、それまでどおり月に一度、排卵が起きます。銅付加ＩＵＤは脳や卵巣には働きかけず、影響が及ぶ範囲は子宮に限定されます。

また銅付加ＩＵＤでは、ホルモン投与による副作用はありませんが、副作用がまったくないというわけではありません。装着前に比べて月経血の量が増え、月経痛が重くなる人が多いようです。[*14]この副作用を理由に、一〇〇人のうち、二から一〇人が装着から一年以内に銅付加ＩＵＤを除去することを考えると、もともと月経血の量が多い人、月経痛が重い人には銅付加ＩＵＤは向きません。

実際的な見地からだけいえば、ＩＵＤの挿入は苦痛をともなうかもしれません。細い頸管を通して子宮内に挿入するからです。装着直後に短期間だけ月経痛に似た重い痛みを感じることが多いようです。事前に鎮痛剤を服用しておくといいでしょう。これについては銅付加ＩＵＤの装着前に、主治医とよく相談してください。

ＩＵＤの最下部についたひもがなくなっていることに気づいたら、これも主治医に相談すべきです。ＩＵＤが子宮から押し出されてしまったおそれがあり、その場合、避妊効果が失われています。使用者の五から一〇パーセントがＩＵＤの〝自然脱出〟を経験しています。まれなケースではありますが、ひもが行方不明になるのは、妊娠したからという可能性も。妊娠すると、ＩＵＤのひもが子宮内に引きこまれてしまうことがあるのです。

緊急避妊法――ピンチのときに頼ろう

日曜の朝。前の晩、確実な避妊をせずにセックスをした。すぐに子供がほしいとは思っていないから、不安で不安で胃がきりきりしてきた――という経験をするのはあなたが最初ではないし、最後の一人でもありません。想定外のことが起きる場面は誰にだってあります。だからこそ緊急避妊薬が存在するのです。無防備なセックスをしたとき、あるいは避妊に失敗したときに頼れるのが、緊急避妊ピルです（アフターピルともいいます）。

〝避妊の失敗〟の定義は、どのような避妊法を使っていたかによって変わってきます。ピルの飲み忘れもあるだろうし、避妊リングが脱落してしまったのかもしれません。コンドームが破れることもあるでしょう。自分が使っている避妊法のしくみをきちんと理解しておくことはとても重要です。知っていれば、避妊に失敗したとき、どう対処すればいいかもわかります。最後のピルと次のピルをのむ時間がどのくらい開いてしまったら、避妊の失敗とされるのか。避妊リングを落としてしまってから何時間過ぎたら、心配したほうがいいのか。自分が使っている避妊法で避妊の失敗とされる条件について、主治医や看護師に尋ねておくことをおすすめします。

ホルモン避妊薬で避妊に失敗すると――たとえばピルをのみ忘れると、たいがい排卵が起きます。ピルをのみ忘れた程度のことでいきなり緊急避妊ピルを使うなんて、と躊躇《ちゅうちょ》する人もいます。妊娠するリスクが現に生じていることに気づいていないからでしょう。今日の分のピルをのみ忘れたけど、セックスをしたのは数日前だから大丈夫と考えていない？　子宮内で卵子を待っている精子は五日くらい生き延びられることを思い出して。ピルをのみ忘れたせいで今日のうちに排卵が起き、五日前にしたセックスで妊娠することだってありえます。

アメリカでは緊急避妊ピルが数種類販売されていて、身分証を提示すれば近所の薬局で購入できますが、日本では病院に行って処方してもらわなくてはなりません。オンライン診療も可能になってきていますが、いずれの場合も自費になります。

《緊急避妊ピル1――レボノルゲストレル配合のピル》

最初に取り上げるタイプの緊急避妊ピルには、プロゲスチンの一種レボノルゲストレルという成分が含まれています。つまり、ホルモン避妊薬と同じ成分を含んでいるわけですが、用量はずっと多くなっています。緊急避妊ピルの主

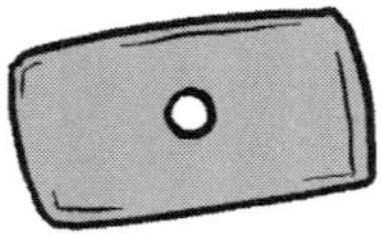

流といえる薬です。日本では緊急避妊ピルとして、黄体ホルモンを主成分とするノルレボと、そのジェネリック薬レボノルゲストレル「Ｆ」の二種類があり、費用は八〇〇〇円から二万円ほど。

このタイプの緊急避妊ピルには、排卵を抑制する作用があります。最大の欠点は、排卵後や排卵直前には避妊効果がないこと。第2章でも説明したように、排卵直前にはＬＨの分泌量が急激に増えます。このＬＨサージがすでに起きていると、レボノルゲストレルを含むピルでは排卵を抑制できません。

前述したとおり、排卵があったかどうか、確実に知るのはむずかしいことです。完璧に規則的な月経周期の持ち主なら、排卵のタイミングをだいたい推測できますが、月経周期を乱す要素はそれこそ数えきれないほどあります。

そのため、このタイプのピルを一〇〇パーセント信頼することはできません。それでも妊娠する確率が下がることは確かなので、のんでおくに越したことはないでしょう。また、使用が早ければ早いほど効果が期待できます。できれば二四時間以内に服用すること。とはいえ、緊急避妊ピルは、無防備なセックスや避妊の失敗から三日以内（七二時間以内）なら有効とされています。時間の経過とともに有効性は低下していきますから、化粧ポーチに常備しておくと安心です（日本では、あらかじめ購入しておくことはできません）。緊急避妊ピルを繰り返し使わずにすむよう、低用量ピルを使うことも考えましょう。

メリット：手に入りやすい（日本では医師の処方が必要）。ほかの避妊法に影響しない。

デメリット：信頼性がやや低い。

注意点：次の月経が来なければ、三週間後の妊娠検査を忘れずに！

《緊急避妊ピル2――ウリプリスタル酢酸エステル配合のピル》※日本では未承認です

もう一つの種類の緊急避妊ピルには、ウリプリスタル酢酸エステルという成分が含まれていて、体内で自然に産生されるホルモン、プロゲステロンに似た働きをします。無防備なセックスや避妊の失敗から五日（一二〇時間）以内に使用すれば効果があります。

レボノルゲストレル配合のタイプと同じように、ウリプリスタル酢酸エステル配合のピルも、排卵を抑制します。二種類のちがいは、こちらは排卵直前でも効果があること。排卵ぎりぎりまで使用できます。つまり、ＬＨサージがすでに起きていても、効果を期待できるということ。レボノルゲストレル配合タイプより効果的に妊娠を防ぐことができます。ただしこちらのタイプも、排卵後に使用しても効果がありません。

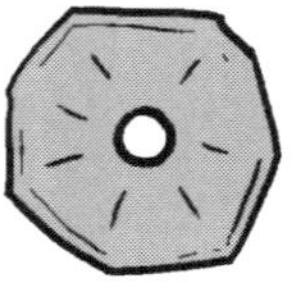

ウリプリスタル酢酸エステル配合のピルを使った緊急避妊薬は、一度の月経周期で一度しか使えません。一度の月経周期で複数のピルを使用した場合の影響についての研究は、まだ一つも行われていないからです。といっても、このタイプのピルに危険があるというわけではなく、一度の月経周期内で複数回使って効果があるのかどうか、まだ誰も調べていないということ。ほかのホルモン避妊薬と相性が悪いため、ウリプリ

スタル酢酸エステル配合のピルを使った直後にレボノルゲストレル配合のピルを使用すると、効果が妨げられるおそれがあります。★ウリプリスタル酢酸エステル配合のピルを使用したあとや避妊に失敗してしまった場合には、次に紹介する銅付加ＩＵＤを使うほうがいいでしょう。[*15]

メリット‥レボノルゲストレル配合のピルより効果が高く、長い。

デメリット‥ホルモン避妊薬と相性がよくない。

注意点‥次の月経が来なければ、三週間後の妊娠検査を忘れずに！

《銅付加IUD》

銅付加ＩＵＤは緊急避妊法のうちもっとも安全であり、九九パーセントという高い確率で妊娠を防ぐとされていますが、実際に使われる例はほとんどありません。それでもノルウェーをはじめ各国で、緊急避妊法としての銅付加ＩＵＤがすすめられています。銅付加ＩＵＤは、受精卵の着床を妨害して妊娠を防止します。

使用時は病院で子宮内に挿入してもらう必要があります。無防備なセックスをしてしまったら、かかりつけの病院に緊急で予約を取って主治医に相談してみましょう。無防備なセックスまたは避妊の失敗から五日間（一二〇時間）有効です。受精卵が子宮の内壁に着床するのは排卵から六日目以降であり、銅付加ＩＵＤは着床を妨害することで妊娠を防ぐため、排卵日がわかっていれば、セックスから五日以上が過ぎていても緊急避妊法として有効な場合があります。ただし最大でも排卵から五日以内に装着しなくてはなりません。

緊急避妊法としてきわめて有効であるほか、銅付加ＩＵＤのよい点は、そのまま子宮に装着しておいて通常の避妊法としても使える点です。それがいやなら、短期間だけ装着したあと除去してもらうこともできます。[*16]

メリット：信頼性が高い。通常の避妊法として最長五年間使える。
デメリット：入手が面倒。処方箋《しょほうせん》が必要。病院で装着してもらわなくてはならない。

覚えておきたいこと

緊急避妊ピルを使用すればもう大丈夫と思いがち。でも、安心するのはちょっと待って！

緊急避妊薬は妊娠のリスクを低下させるけれど、通常の避妊法と比較すれば効果は低くなります。緊急避妊薬を使ったあとも、妊娠検査を忘れずに。次の月経が来ても来なくても、念のため検査することをおすすめします。緊急避妊ピルを使用したのがパートナーや同性の友人なら、検査したほうがいいと思い出させてあげてください。

確実に検査するには、緊急避妊薬を使ってから三週間ほど待たなくてはいけません。緊急避妊薬を使った直後に検査しても意味がありません。たとえ妊娠していたとしても、直後では検査結果に表れないからです。

また、緊急避妊薬には副作用があります。一番多いのは不正出血です。緊急避妊ピルは排卵を抑制するので、月経も遅れます。不正出血そのものは危険ではないけれど、不快であることは事実です。ただ幸いなことに、長期にわたる問題ではなくて一時的なもの。緊急避妊ピルをのむと吐き気を感じることもあります。服用後すぐに吐いてしまったときは、もう一錠のまなくてはなりません。添付文書や医師の指示に従ってください。

ホルモン剤が含まれないとはいえ、銅付加ＩＵＤ装着からしばらくは月経のサイクルが変化する人が多いようです。銅付加ＩＵＤをそのまま通常の避妊法として使う予定で、月経に変化があった場合、三カ月ほどは様子を見ましょう。時間とともに月経のサイクルは安定していくことが多いからです。

どの避妊法を選ぶべき？

わたしたちは一人ひとりちがっていて、それぞれに合う避妊法もちがうという話をいろんな人にしてきましたが、だからといってどのタイプの避妊法も妊娠を防ぐという点で、等しく優れているというわけではありません。膣に葉っぱとハチミツを入れる避妊法がすたれたことには理由がありますし、タイミング法の失敗が望まない妊娠につながった例は数えきれないほど見つかります。世の中とはそういうものでしょう。

避妊効果に注目するなら、もっとも優れているのは★避妊インプラント、僅差《きんさ》でＩＵＳが続きます。つまりこの二種類がベストな避妊法ということになります。避妊効果をどうやって測るのか、不思議に思う人も多いでしょうね。いろいろある避妊法のよしあしをどうやって判定するの？　ピルよりインプラントのほうが優れているというけれど、それってどういう意味？　まずはっきりさせておきましょう――ここでいう〝ベスト〟は、あくまでも避妊法としての効果、つまりどれだけ確実に妊娠を防げるかという観点から判断しています。副作用は考慮に入れていないし、どれだけの人が満足して利用しているかも関係ありません。避妊法の好みは人それぞれ。でも、妊娠を予防する確率は客観的に測ることができます。ある避妊法を使っている女性のうち何人が妊娠したか、それを調査すればいいからです。個人的に好んで使っている避妊法が、客観的に見てもベストであるとはかぎりません。できるかぎり確実な避妊法で、しかも自分にとって使いやすいものを選ぶことが目標です。

研究者は〝パール指数〟という指標を使って避妊法を評価します。パール指数とは、一年間、一〇〇人の女性が特定の避妊法を用いたときに妊娠する人数のこと[1]。

新しく開発されたピルの効果を測りたいとしましょう。何人かの女性にそのピルを試してもらい、そのうちの何人が妊娠したかを調べます。そういった多数の調査の結果をアナリストが分析して、各種の避妊法の効果をランク付けするわけです。それにしても、避妊法によって効果が異なるのはいったいどうして?

避妊法の効果を決める要素は二つ。一つは使いかたです。避妊法によっては誤った使いかたをされる余地があるものもあり、まちがいようがない避妊法と比べると、効果は低くなってしまいます。ここではこれを〝ユーザー・エラー〟と呼ぶことにします。

膣外射精を例にして考えてみましょう。男性は射精寸前に女性の膣からペニスを抜き、精液を膣以外のどこかに放出します。でも、ちょっと油断すると、射精寸前ではなく射精直後に抜くことになりがちなことは、誰でも知っていますよね。冷静さを失って、あともうちょっとだけ続けたくなってしまう気持ちはわかるけれど、その一瞬の油断が妊娠に直結しかねません。膣外射精は使いかたを誤る余地が大いにある避妊法、すなわち信頼度が低い方法です。だから、医療従事者や、とにかく妊娠だけは避けたいという女性たちには人気がありません。完璧に使えば万全の効果を発揮するはずだけれど、人間とはうっかりミスをする生き物であり、そのせいですべてがだいなしになることもあります。

もっとも広く使われている避妊法であるピルも、ユーザー・エラーの常習犯の一つです。それどころか、ユーザー・エラーの女王といってもいいでしょう。ピルとは、ついついのみ忘れてしまうものなのです。自分の歯ブラシとピルのシートから遠く離れた誰かのベッドで目が覚めた経験がある人なら、よく知っているはずです。避妊ピルを使っていて妊娠する人の大部分は、使用を休む一週間が明けた直後にうっかりやってしまいがち。毎日かならずピルをのむという習慣から解放されると、次に再開するタイミングをつい忘れてしまうのです。注意散漫になっている日くらい誰にでもあります。注意散漫状態が〝通常営業〟という人だっているかもしれません。

その点、避★妊インプラントは頼りになります。腕に埋めこまれたインプラントは、ユーザーが何もせずにいても、つねに確実に仕事をしてくれているからです。インプラントのことを意識するのは交換のときくらい。それも三年に一度だけですみます。つまり、避★妊インプラントではユーザー・エラーは起きないのです。生活が不規則であろうと、記憶力が少々頼りなかろうと、避★妊インプラントは完璧に効果を発揮します。

ユーザーのうっかりミスが原因で、特定の避妊法は効果的でないとするのは不公平と感じる人もいるかもしれません。避妊法には何の落ち度もないわけだから。その気持ちはわからないでもないけれど、感情を持たない避妊法に気を遣ってもしかたがありません。ミスをする余地があれば人間はかならずミスをすることは、複数の研究によって裏づけられています。その法則は、避妊法の効果にも影響を及ぼしています。

避妊法の効果を左右するもう一つの要因は、避妊法そのものの質です。（いま以上の）子供を望んでいないなら、何より強力な避妊法は不妊手術ではないかと考える人はたくさんいます。女性なら卵管を切断し、卵子が卵巣から子宮へ移動できないようにします。ところが二〇〇人に一人は、不妊手術直後の一年間に妊娠するのです。それなら、★避妊インプラントやＩＵＳのほうが避妊効果は高いでしょう。こういった種類のエラー――ユーザーではなく避妊法《メソッド》そのものから生じる失敗――は、〝メソッド・エラー〟と呼ばれます。

★避妊インプラントを使っていて妊娠する人はほぼゼロといっていいけれど、医学の世界に白黒がはっきりしたものなど一つもありません。どの避妊法を使っていようと、世界のどこかで誰かがかならず妊娠します。残念ながら、女性が男性とセックスをすれば、どれほどわずかでも妊娠する可能性はあるということ。それでも〝ほぼゼロ〟といえるものはあるわけで、それをもってよしとするしかありません。

避妊法には二種類のエラー――ユーザー・エラーとメソッド・エラー――がついて回るため、避妊効果の測りかたも二種類あります。医学の世界では、〝理想的使用〟と〝一般的使用〟を区別して考えています。理想的使用とは、まったくエラーがない方法で使った場合を指します。ユーザー・エラーはいっさい考慮しないということ。つまり、ピルののみ忘れは一度もないし、ペニスを抜くタイミングが遅すぎることもなく、夜遊びで酔っ払って、避妊リングをトイレに落としたのに気づかないということもないと仮定して考えます。もう一つの一般的使用とは、ユーザーは避妊法を正しく使おうと努力はするけれど、それでもやはり小さなミスをしてしまうと仮定しています。

理想的使用と一般的使用には、その避妊法にエラーが入りこむ余地がどれだけあるかによって、決定的なちがいが生じることもあれば、ちがいというほどのちがいは見つからないこともあります。

規則正しい生活を送っていて、注意散漫だったりぼんやりしたりする瞬間がまったくなく、しかもピルを確実にのむことにかけて鉄の意志を持っている人が現実にいたとして、その人が妊娠する確率はパール指数の〝一般的使用〟よりも〝理想的使用〟をした場合の数字に近くなるでしょう。でも、その人が指数のどのあたりに位置しそうか、確実にわかるのはその人自身だけです。自分はちょっぴり予測不能なライフスタイルの持ち主だという自覚があるなら、何度うっかりすることがあろうと確実に効果を発揮してくれる避妊法を選ぶほうがいいでしょう。ユーザー・エラーが起きにくい避妊法、たとえば★避妊インプラントや銅付加ＩＵＤ、ＩＵＳは、理想的使用をしようと一般的使用をしようと、効果にほとんど差は出ません。ユーザーがとくに努力をしなくても、一般的使用がそのまま理想的使用になるからです。

では、どの避妊法がベストなのでしょう。掲載した左の表にはいくつかの避妊法が並んでいます。数字はＷＨＯが公表しているもの。最新の情報（二〇一六年版）を掲載しましたが、今後、新しい避妊法が開発されたり、既存の避妊法について新たな研究が行われたりすれば、変動する可能性はあります。

それぞれの理論上の有効性を知っておけば、避妊法を選びやすくなるかもしれません。でも、できればもっとも有効とされる避妊法――長期的に効果があって、ユーザー・エラーの余地がないもの――から試してください。

ホルモン避妊法と月経

ホルモン避妊法は月経周期に影響を及ぼします。月経に変化が現れるので、すぐにわかります。ほとんどの場合、月経は軽く短くなりますが、かならずそうなるとはかぎりません。不規則になったり、完全に止まったりする場合もあって、心配になる人も大勢います。月経が止まったり、不規則になったりすることについて、世の中には恐ろしい話がたくさん流布《るふ》しているからでしょう。月経って、来るのが自然だから来るものよね？と大勢の女性が考えます。体には月経が必要なんでしょう？　母なる自然に楯《たて》つくようなことをするから、周期が狂ってしまうのでは？

月経について書いた第2章でも説明したように、月経そのものが健康のためによい作用があることを示す証拠は一つも存在しません。ホルモン避妊薬を使っているときでも、その点はまったく同じです。ホルモン避妊法にもいろいろ種類がありますが、そのほとんどは脳下垂体の〝一時

各避妊法の有効性[*17、18、19]

	理想的使用での失敗率	一般的使用での失敗率	避妊効果
★避妊インプラント	0.05%	0.05%	99.95%
子宮内黄体ホルモン放出システム（IUS）	0.2%	0.2%	99.8%
不妊手術（男性）	0.1%	0.1%	99.9%
不妊手術（女性）	0.5%	0.5%	99.5%
銅付加 IUD	0.6%	0.8%	99.2–99.4%
★避妊注射	0.3%	3%	97–99.7%
経口避妊薬（ピル）	0.3%	8%	92–99.7%
コンドーム	2%	15%	85–98%
膣外射精	4%	27%	73–96%
タイミング法など	各避妊法が異なるため理想的使用のデータなし	24%	76%
月経カレンダー	5%	12%	88–95%
基礎体温法	1%	25%	75–99%
おりもの観察法	4%	14%	86–96%
避妊なし		85–90%	10–15%

停止ボタン〟を押して月経周期を完全に止める作用を持ちます。つまり、月経のような出血があったとしても、それはふだんと同じ月経ではありません。専門的には〝消退出血〟といいます。

混合型ホルモン避妊法を使うと月経はどうなるのか、そこから話を始めることにしましょう。いまから六〇年ほど前にピルを開発した科学者は、一カ月に一週間の休薬期間をあえて設け、このあいだに消退出血が起きるようにしました。ピルに含まれるホルモンが通常の月経サイクルに似たもの――四週間ごとに規則的に出血する――を作り出すほうが、世の中に受け入れられやすいだろうと考えたからです。ホルモン避妊法は自然な月経周期を模倣してはいても、やはり〝自然〟ではありません。出血もやはり自然ではないけれど、月経を止めることは少しも不自然ではありません。

子宮内膜を増殖させる働きをするのはエストロゲンで、のちに月経血となるのはその子宮内膜です。混合型ホルモン避妊法に含まれるエストロゲンは、毎月、ほんの少しだけ子宮内膜を厚くします。このタイプの避妊法――低用量ピル★や避妊パッチ★、避妊リング――を使っていると、ふつうの月経周期はなくても、最大七日の休薬期間のあいだに消退出血が起きます。子宮内膜は、避妊薬を使っていないときほど厚くならず、そう頻繁に排出する必要がありません。月に一度の消退出血でも多すぎるくらいです。

混合型ホルモン避妊法を使っている場合、何度月経をスキップしても大丈夫だし、ピルを継続して使用しながら、都合のよいときだけ消退出血を起こしても問題ありません。混合型ホルモン避妊法の製品に含まれるプロゲスチンは、子宮内膜の排出を防ぐ作用も持っています。

混合型ホルモン避妊法を使い、消退出血を何度もスキップしていると、やがてプロゲスチンが子宮内膜の排出をついに防ぎきれなくなって、破綻《はたん》出血という現象が起きます。つまり、ホルモン避妊薬を使いつづけているにもかかわらず、出血が起きるということ。ピルや避妊リング★、避妊パッチを休んでいる時期ではないのに出血が起きるということです。点状出血――下着に小さな染みがつく程度の軽い不正出血――の場合もあれば、月経血のような大量の出血になる場合も。これは異常ではなく、そろそろ最長七日間の休薬期間を設けたほうがよさそうですよと知らせる程度の意味しかありません。休薬期間を過ぎたらまた服薬を再開し、消退出血を止めてかまいません。

ホルモン避妊法の使用中に月ごとに起きる出血は、妊娠したかどうかを知る目安になるので、出血をあまり長いあいだ止めると、妊娠していても気づかないのではないかと心配する人もいますが、そんなことはありません。ピルをのまない休薬期間を設けている人でも、まったく出血がなくなることがあります。出血の有無は妊娠とは無関係です。さらに、妊娠していても軽い出血が起きることはあります。ホルモン避妊薬を使っているあいだの出血はふだんより軽いことが多く、通常の月経とはちがいます。だから、休薬期間中に軽い出血があっても、実は妊娠しているということもありえるわけです。つきつめれば、自分が使っている避妊法を信じましょうという話になります。混合型ホルモン避妊法は、正しく使えば効果的ですが、何かふだんとちがうところがあって、もしや妊娠かも、と不安になったら、きちんと妊娠検査をして確かめるしかありません。

なかには破綻出血が頻繁に起きる人もいて、それが長期間続くとなると面倒です。避妊薬を変えると楽になる人もいるでしょう。ピルを使用しているなら、エストロゲン用量が低いものから高いものへ変えてみるのも一つの手です。それで出血をコントロールしやすくなります。たとえば、エストロゲン用量が高いピル、ルナベルＬＤを使用すると、ルナベルＵＬＤの場合より出血が軽くなることが多いようです。どのタイプのピルに変更するとよさそうか、主治医と相談してみてください。

プロゲスチン単独避妊法と月経の関係は、混合型ホルモン避妊法の場合とはかなりちがってきます。一番大きなちがいは、月経周期をコントロールできないこと。使いかたによって周期を変えたりコントロールしたりはできません。休薬期間なしで同じ量のホルモンを延々と摂取するからです。休薬期間を設けると、避妊の効果が失われます。つまり、プロゲスチンが子宮内膜の排出を防げなくなると、出血が起きるということ。そのタイミングをコントロールできないのです。消退出血を起こすための休薬期間が設けられていないため、プロゲスチン単独避妊法を使っているあいだに起きる出血は、事実上、すべてが破綻出血ということになります。

プロゲスチンは子宮内膜がはがれるのを防ぎ、排出されにくくします。それと同時に、子宮内膜は通常より薄くなります。プロゲスチン単独避妊法にはエストロゲンが含まれないので、子宮内膜の増殖を促す物質が取りこまれません。その結果――起きるかどうかさえ予測できなくなりますが――大半の女性に出血が起きます。エストロゲンは体内で自然に分泌されるものだからです。

プロゲスチン単独避妊法を使いはじめた直後は、月経周期がまるでロシアンルーレットのようになります。周期がどうなるか、まるきり予想がつきませんが、基本的な可能性は次の三つ。規則的に出血を繰り返す、まったく起きない、不規則な出血を繰り返す。

★避妊インプラントやＩＵＳを使うとかならず月経が止まると考える人は大勢いて、それを期待してこれらの避妊法を選ぶ人も少なくありません。実際には多くの場合、月経は止まるものの、不規則な出血を繰り返す人もいれば、規則的な周期を維持する人もいます。いずれにせよ、ホルモン避妊法を始める前と比べて出血の量は減ります。

混合型ホルモン避妊法と同じで、プロゲスチン単独避妊法を使用していて出血があったからといって、妊娠の可能性がまったくないわけではありません。ホルモン避妊法を使いはじめて月経が止まったために、三カ月ごとにかならず妊娠検査を受けているという若い女性もいます。でもそこまでの必要はなく、高いお金を払う意味はありません。プロゲスチン単独避妊法を使っているあいだは、出血があったからといって（あるいはなかったからといって）妊娠しているかどうかは判断できません。避妊に失敗したり、避妊の効果が失われているのではないかと不安になったりしたときは、安心のために妊娠検査をしたほうがいいでしょうが、それ以外は必要ないのです。

銅付加ＩＵＤはホルモン避妊法ではありませんが、月経に関連した副作用が出ることがあります。量が少なくなるホルモン避妊法とちがって、ほとんどの場合は出血量が増え、月経痛が重くなります。もともと出血量が多かったり、月経期間が長かったり、月経痛が重かったりした人にはとくにその傾向が強いようです。一〇人に一人は、これが理由で装着から一年以内に銅付加IUDを除去しています。[*20]

月経をスキップするには？

この時期に月経が重なると困るなというタイミングは誰しもあります。たとえば、ビーチで休暇を過ごす予定やキャンプの計画があるとき。また、試験の前の週には出血や月経痛がないほうがいいですよね。月経がある女性なら誰でも共感できる話です。月経血が多かったり、月経痛が重かったりする人ならとくにそうでしょう。でも、特定の時期に月経が来ては困るなら、遅らせることができます。

一番簡単なのは、混合型ホルモン避妊法——混合型のピルか避妊パッチ★、避妊リング★を使うことです。[*21] 月経を遅らせることを目的とした処方薬もあります。[*22]

具体的には……

《混合型一相性ピル》

ホルモンが配合されたピルは、通常なら、ピルのタイプによって二一日または二四日連続で服用したあと、七日または四日間、服用を中止します。この休薬期間に月経が起きます。月経をスキップするには、服用中のシートのホルモン配合ピルを全部のんでしまったらすぐ、次のシートのホルモン配合ピルをのみはじめます。マーベロンやルナベルのようにホルモン配合ピル（実薬）を二一錠のむタイプなら、ふだん一週間ある休薬期間を飛ばしましょう。砂糖やコーンスターチでできたプラセボ薬が用意されていて、一シートに二八錠並んでいるタイプであれば、プラセボの七錠は処分してしまってかまいません。ヤーズフレックスのように二八錠すべてが実薬のピルは、ふだんどおり継続してのんでください。トリキュラーやアンジュのような三相性ピルでも月経をスキップできますが、説明がかなり複雑になります。病院で相談するか、添付文書をよく読んでその指示に従うこと。

《避妊リング》★

ふだんは三週間連続でリングを膣に装着しておき、そのあと一週間は休みます。この一週間をリング・フリー・ウィークとか、ホルモン・フリー・ウィークと呼んでいます。ふつうならこの一週間のあいだに月経が起きます。それをスキップするには、装着から三週間後、一週間の休みを置かずにすぐに新しいリングを挿入します。

《避妊パッチ》★

通常なら一週間に一度、パッチを交換しながら三週間過ごし、四週目はパッチを貼らずに過ごします。この一週間に月経が起きますが、それをスキップするには、休みを設けずに新しいパッチを貼ります。

ピルのベストな使いかたは?

ピルはなかなか面倒くさいものだけれど、人気の高い避妊法です。前述したように、ピルを使っていても妊娠することはあります。どうしてものみ忘れが起きやすいからです。うれしいことに、妊娠のリスクと不正出血を減らし、出血量をも減らす使いかたがあります。しかも混合型ホルモン避妊法のすべてに有効です。ただし、三相性ピルを使っている場合は主治医か看護師の指示に従ってください。

ピルなど混合型ホルモン避妊薬は、正しく使わないと効果を発揮しません。あなたはもう知っているように、混合型ホルモン避妊薬では休薬期間が設けられています。ホルモンを含む製品を三週間(二一日間)使い、続く一週間(七日)は休みます。この七日間は、何ものまないか、砂糖などでできたプラセボ薬を服用します。この期間に消退出血が起きます。二四日間連続でホルモン配合ピルをのむタイプなら、次の四日間は休みます。

二一と七、または二四と四という数字は、混合型ホルモン避妊薬を使うなら、絶対に覚えておかなくてはなりません。二つの重大なボーダーラインを表す数字だからです。

混合型ホルモン避妊薬では、少なくとも二一日または二四日連続でホルモン配合ピルをのまなくては避妊の効果がありません。ホルモン配合ピルを連続で服用した期間が二一日または二四日に満たないと——たとえば最後の二錠を忘れてしまい、二一日ではなく一九日間、または二四日ではなく二二日しか連続で服用しなかったとすると——効果が失われて排卵が起きることがあります。排卵が起きれば、妊娠の可能性が生じます。〝二一日または二四日連続でホルモン配合ピルをのむ〟は、最低でも〝二一日または二四日連続でホルモン配合ピルをのまなくてはならない〟ということ。この下限さえクリアすれば、三〇日、五〇日、あるいは一〇〇日でも連続で服用してかまいません。そこは使う人しだいです。

七または四という数字は、休薬期間は最長で七または四日間というボーダーラインを意味します。休薬期間がこれより長くなってはいけません。七日または四日を超えてホルモン配合ピルの使用を休むと、避妊の効果は失われます。反対に、休薬期間を三日で切り上げるのはかまいません。たとえば、二日間だけ出血したあと、休薬期間をこの二日で切り上げ、またホルモン配合ピルの使用を再開してもいいということ。けれども、七日または四日より長く休薬してはダメ。長く休むと排卵が起きて、妊娠の可能性が生じてしまいます。

望まない妊娠の多くは、休薬から服薬への切り替えがうまくいかなかったことに原因があります。そう考えると、休薬期間は可能なかぎり減らしたほうが安全でしょう。それで避妊効果がいっそう高まるはずです。

月経をずっと止めていると、数カ月後におそらく破綻出血が起きます。混合型のピルを休みなくのみ、「今なら出血が来てもいい」というタイミングを見はからって休薬期間を設けることで、この問題は解決できます。その方法なら、出血の回数をぎりぎりまで減らしながら、都合のいいサイクルを意図的に作ることができます。

ホルモン避妊法――体によくないってことはないの？

このところ何かと〝自然派〟がもてはやされていますよね。デトックス、パラベンフリー、ジュースクレンズ、スーパーフードといったキーワードが巷《ちまた》にあふれています。美容情報のカリスマを自称する人たちが発信しているメッセージは明快そのもの――〝合成の添加物は体に悪いから、縁を切りましょう〟。

青汁ベースのジュースが一夜にして注目のファッションアイテムになり、一方でホルモン避妊薬ははやらなくなりました。若い女性たちは、おそろしげな副作用に怯えてピルを敬遠するようになり、まるでアレルギーか何かのように〝ホルモン避妊薬は体に合わない〟と言い出しています。ホルモン避妊薬からのデトックス期間を設け、体のなかに蓄積した〝不自然な物質〟を洗い流すべきだと考える人もいます。

純粋なもの、自然なものに注目が集まるにつれて、医師は副作用についてあまり真剣に考えていないのではないか、業界にとって不都合な問題から目をそらさせようとしたり隠そうとしたりしているのではないかと疑う人も増えました。その結果、自分が使っている避妊法は本当に効果があるのかと不安に駆られて情報を検索し、信頼できない書き手や媒体が発信している情報を鵜呑みにしてしまったりします。

女性の三人に一人は、ピルをのみはじめた直後の六カ月以内に使用をやめています。[*23] そのうちの半数ほどは、やめた理由として副作用を挙げました。[*24] 自分の体がふだんと変わってきたとして、なぜ変化するのか、そしてその変化が何を意味するのかを知らなければ、怖くなるのもしかたないことでしょう。自信を支えるものは知識です。自分の体のために最善の選択をしたいなら、ホルモン避妊薬のよい点、悪い点をひととおり知っておくことが大切です。

それと同時に、このところ強調されるようになった真っ黒なイメージに、いくらか陰影をつけることも大切でしょう。メディアはときに、ホルモン避妊薬に関連する副作用のメカニズムはいまもまだよくわかっておらず、医学は危険を承知で若い女性の健康をもてあそんでいるのだという印象を与えようとします。幸い、それは事実でも何でもなく、注目を集めるために話を大げさにしているにすぎません。みなさんが薬局で受け取ったピルは、世界一慎重に研究されつくした医薬品ですから、安心して使ってください。科学者は山のような統計資料を丹念に調べています。そこには、一九六〇年代以降、この惑星のいろんな国や地域に住む何百万、何千万という女性たちがピルを使用してきた結果が凝縮されています。ピルを原因とする未知の重大な長期的副作用があるなら、とっくに判明しているはず——なんといっても、発売当初のピルには現在の五倍ものホルモン成分が含まれていたのですから。

副作用って？

副作用について一つひとつ説明する前に、そもそも副作用とは何か、きちんと理解しておきましょう。医薬品は、生体に特定の作用をもたらすように作られています。この主作用を期待して、人は薬をのむわけです。たとえばホルモン避妊薬を使うのは、妊娠を避けるため。主作用のほかに、その医薬品が引き起こす作用をまとめて副作用と呼びます。副作用には、無害なものと有害なものがあり、そのうち利点になるものは副効用と呼ばれています。たとえば、ホルモン避妊薬を使うと吹き出物が少なくなる人がたくさんいます。これは歓迎できる副作用、つまり副効用ですが、血栓症は誰にも喜ばれません。

一九九八年の映画『スライディング・ドア』は、グウィネス・パルトロウ演じる主人公の二つの運命を描いています。一方は地下鉄に間に合って乗れた場合、もう一つは乗りそこねた場合。このちょっとした差が主人公のその後の人生を大きく変えていきます。わたしたちの体も似ています。作りもしくみも複雑きわまりないため、機能の一つに何か変化が起きると、それが波紋のように全身に広がって影響を及ぼすのです。副作用が出たという事実一つで、その医薬品は有害であるということにはなりません。よかれあしかれ、何らかの作用をもたらしているという証拠ともいえるのですから。この薬または治療に副作用などまったくありませんという人がいたら、その人は嘘をついているか、その薬や治療にまったく効果がないかのどちらかでしょう。

医師や医薬品を管轄する省庁は、副作用をとても不安視します。必要悪とわかっていても、副作用を可能なかぎり少なくしようと努力するのです。新しい薬を使ってもらいたくても、なかなか承認しないのはそのため。製薬会社はまず、新薬の主作用のメリットが副作用によるデメリットを確実に上回ることを証明しなければなりません。研究と管理実験が何年も続けられたあと、ようやく新薬が発売されます。どんな副作用が出るリスクがあるか、あらかじめ把握しておかなくてはならないからです。

ノルウェーでは、新薬が発売されると、未知の副作用が隠れていても初期の段階で把握できるよう、製薬会社といっさい利害関係のない医薬品庁が慎重にモニターします。副作用が認められた場合、患者や主治医が医薬品庁に通報できる体制も整っています。発売前に見逃されていた重大な副作用が疑われると——たとえば、そのピルを何年も続けて使用するとがんを引き起こすおそれがあるとわかった場合など——新しい研究が開始されます。日本でも同じです。日本国内で処方される医薬品はすべて、厚生労働省の承認を受け、モニターされています。重大な副作用が表れた場合、患者は主治医か救急隊員に伝え、副作用が確認されたら、医療従事者が厚生労働省に報告します。

ノセボ効果

大勢の女性が同じ薬について同じ副作用を報告した場合でも、その訴えがそのまま受け入れられないのはなぜでしょうか。副作用を訴えている女性が複数いるのに、なぜ信じようとしないの？　医療従事者がいっそう詳しい調査を求める理由の一つに、ノセボ効果があります。

プラセボ効果なら、きっと聞いたことがあるのでは？　効果があると信じると、本来なら効果のあるはずがないものなのに本当によい作用をもたらすことをプラセボ効果と呼びます。たとえば、たいがいの薬は鮮やかな色のカプセルに入っているのはなぜでしょう。薬のデザインが格好いいと、より効果が大きくなることが証明されているからです！　医師が白衣を着て聴診器をぶら下げている理由の一つもそれ。白衣と聴診器を見ると、〝治癒〟とか〝有能なプロフェッショナル〟といったイメージが患者の心に浮かびます。それだけで患者の健康状態が改善されることさえあるといいます。

ノセボ効果は正反対のもの。ノセボとは「わたしは害する」という意味のラテン語から来ています。たとえば砂糖でできたプラセボ薬があったとしましょう。患者がそれに何らかの作用を持つ物質が含まれていると信じると、健康を害する作用をもたらすことがあります。実際、プラセボ治療を受けた患者――要するに実際には何の治療もされていない患者――のおよそ四人に一人が、有害な副作用を経験します。[*25]今度の薬はこれこれこういう副作用が出るかもしれませんと医師からあらかじめ警告されただけでも、同じことが起きます。その薬の副作用ではないのに、通常より多くの患者がその副作用を報告するのです。ごくふつうの症状にすぎないのに、それを薬のせいにしているという単純なことである場合も少なくありません。ライデンバーグとローウェンタールが行った研究によると、薬をいっさい服用していない健康な人のうち、調査直前の三日間に何の不調もなかったと申告するのは、たった一九パーセントだそうです。三九パーセントは疲労感を、一四パーセントは頭痛を、五パーセントはめまいを訴えました。

イェール大学の研究では、高学歴の女性はホルモン避妊薬のリスクを過大に評価しました。一方で、ホルモン避妊薬に期待できる健康上のメリット、たとえば卵巣がんや子宮内膜がんのリスクが低くなることについては知りませんでした。[*26]こういったネガティブな予測は、心理学でいう〝自己成就予言〟――無意識のうちにその予測のとおりに行動して、結果的に予測したとおりのことが起きる――になりかねません。

そういった事情を知っていると、ピルのように評価が確立された医薬品について、それまで聞いたことのない新しい副作用を患者が訴えたとき、医師が懐疑的になるわけが理解しやすくなりそうです。医師は、ネガティブな評判が過剰に書き立てられた結果にすぎないかもしれないということを知っているのです。[*27] それまで見つかっていなかった〝副作用は〟本当に副作用なのか、単なるノセボ効果か、判断するには追加の研究を行うしかありません。

どんなものにもリスクはつきもの

まずは使用中のホルモン避妊薬の添付文書を手もとに用意してください。きっと副作用の長いリストが載っています。ここには、出やすい副作用から順番に並んでいます。もっとも頻度の高い副作用とは、その薬をのんだ一〇人のうち一人から、一〇〇人のうち一人くらいの頻度で表れるとされるもの。頭痛や気分変動、乳房痛などがこれに該当します。次に一〇〇人に一人から一〇〇〇人に一人の割合で表れるものが並んでいます。うしろに行くほど、おそろしげな症状が増えていくのがわかるでしょう。

副作用のリストを見るときにまず考えたいことは、添付文書を書いたのは誰かということ。製薬会社が書いているものですよね。そうなると、不都合な情報をユーザーから隠そうとするのではないかと疑いたくなるけれど、実際はその正反対です。製薬会社は、不満を抱いた顧客から裁判を起こされたりしないよう、考えられる副作用を大げさなくらいリストに並べておきます。つまり、リストにある副作用のなかには、その薬を使っている複数の女性から報告はあったものの、その薬が原因となって引き起こされたという証明はされていないものも含まれているのです。それ以外は、たしかにピルの使用によって引き起こされるとわかっている副作用です。

もう一つ、きちんと理解しておかなくてはならないのは、〝リスク〟の意味です。リスクと聞くと、何かよくないことが起きるから覚悟しておきなさいという意味に受け止めてしまいがちだけれど、実際には、何かが起きる〝可能性〟がありますよという注意書きにすぎません。

リスクの概念を理解するには、統計学について簡単に知っておく必要があります。副作用について考えようとすると、相対リスクというものに注意をひかれがち。相対リスクとは、その医薬品を服用したとき、服用していない場合に比べて、副作用がどの程度表れやすくなるかを指します。副作用の一つによく挙げられる血栓症を例に挙げると、ピルを使用している人に血栓症が発現する頻度は、使用していない人と比較して、二から四倍高くなるとされています。そう聞くと、ものすごく怖い話に思えるでしょう？　大衆紙の見出しを想像してみて――「ピルが命取りになる？　血栓症で死亡するリスクが四倍に！」。実際にはそこまで大げさな話ではありません。

個々のユーザーに関係があるのは〝絶対リスク〟のほうです。でも大衆紙はこの数字には注目しません。ぱっとしない見出しにしかならないからです――「ピルの血栓症リスクは気にしなくていいレベル？　でも、それじゃつまらないから、めったにない不運に遭遇して血栓症を起こした患者にインタビューしてみました」。絶対リスクとは、たとえばピルを使用していない人との比較なしに、使用している人に副作用が起きる確率を指します。この数字のほうがずっと理解しやすいし、自分がどんな危険にさらされているのか、具体的なイメージを描きやすいでしょう。

ピルを使用している人が血栓症を起こす確率は？　相対リスクは、使用していない人の二から四倍です。絶対リスクでは――あなたが実際に血栓症を起こす確率は――年間〇・〇〇〇五から〇・〇〇一パーセントのあいだのどこか。つまり、ピルを使用している女性一〇万人のうち、年間約五〇から一〇〇人が血栓症を起こします。別の言いかたをすれば、ピルを服用していて血栓症を起こすのは、よほどの不運に見舞われた場合だけということです。

ピルのノーマルな副作用

副作用の背景をざっと学んだところで、ホルモン避妊薬の副作用について見ていきましょう。まずはもっとも発生頻度の高い副作用――一から一〇パーセントに生じる副作用について。これには頭痛、めまい、乳房痛などが含まれます。これらは危険な副作用ではありませんが、不愉快なものであることは確かです。全部の副作用が生じる人はいないし、一つも出ないという人もかなりの割合でいます。一から一〇人に出るということは、九〇から九九人には出ないということも意味します。

一般的な副作用と危険な副作用のあいだに関連性はないことも知っておくべきでしょう。一般的な副作用が出たからといって、より危険な副作用が表れるリスクが高くなるということはありません。

一般的な副作用は、数カ月のうちに消えることが多いもの。したがって、新しい避妊法に見切りをつけて別の方法を試す前に、三カ月は続けてみてください。三カ月間、様子を見ても副作用が消えないようなら、別のブランドや別の避妊法に切り替えてみましょう。

たくさんある薬のブランドや避妊方法に対する反応は人それぞれです。ある製品を使った友人には頭痛の副作用が出たとしても、あなたには何の問題もないかもしれません。自分に合っているかどうか確かめるには、実際に使ってみるしかないのです。前にも説明したとおり、含まれているプロゲスチンの亜型《サブタイプ》は製品ごとにちがい、作用も製品ごとに少しずつちがっています。プロゲスチンだけを単独で含む製品と、エストロゲンも含む混合型の製品とでもちがいがあります。ある製品でたくさんの副作用が出たからといって、ホルモン避妊薬全般を〝受けつけない体質〟であることにはなりません。副作用が出ない製品がほかにきっとあります。ほかのものを試すときは、別のサブタイプのプロゲスチンが使われているものを選ぶようにしましょう。これについては主治医とよく相談してください。

エストロゲンが配合されたピルには、一般的な副作用として、ほかに見られない症状が挙げられています。[*28,29] 実をいうと、妊娠中に似た症状が出るのです！ 副作用のリストの先頭には、吐き気やめまいがあります。妊娠中の人の場合と同じように、これらの症状は短時間で消えますが、ピルを使いはじめた直後に吐き気やめまいが気になるようなら、食後や就寝前にピルをのむようにすると軽減するかもしれません。

エストロゲンには、おりものを増やす作用もあります。見た目もにおいもふだんと変わらず、ただ量だけが増えます。脚が攣《つ》りやすくなるという人も。なぜ攣るのか、原因はわかりませんが、危険はないでしょう。もう一つ、発生頻度のあまり高くない副作用に、乳首から少量の液体がにじみ出すというものもあります。

エストロゲンベースのピルには、シミが増えるという副作用も知られています。これはエストロゲンを含むピルを使用しているときに見られる副作用ではありますが、主な原因はおそらく、ピルに含まれるプロゲスチンの種類です。シミ、専門語でいえばメラニン沈着とは、皮膚にできる濃い茶色の斑点のこと。屋外で過ごしたり、日焼けマシンを使ったりして、太陽の光に当たるとできます。妊娠中にシミが増えることはよくあって、それもやはり自然のホルモンの作用です。もしこの副作用が出るようなら、高ＳＰＦの日焼け止めを使いましょう。[*30] 別のタイプのプロゲスチンを含む避妊薬を試すのも手です。

エストロゲンには利点（副効用）もあります。妊娠中の女性は、内側から輝いているように見えるという話は聞いたことがあるでしょう？　エストロゲンの作用の一つに、肌の透明感が増すというものがあります。ニキビに悩んでいるのなら、混合型ホルモン避妊薬を使うと改善するかもしれません。プロゲスチン単独の避妊薬には、反対の作用があります。人によっては肌や髪が脂っぽくなったり、ニキビができたりします。避妊法を選ぶとき、そういったことが重要になってくる場合もありそうです。

エストロゲンを含む避妊薬は、多嚢胞性卵巣症候群《たのうほうせいらんそうしょうこうぐん》の治療に使われることがあります。この病気については第6章で詳しく説明します（二四七ページ）。

ほかの副効用として、月経をコントロールしやすくなります。月経痛の回数が少なくてすみ、タンポン購入費用を節約できます。ＰＭＳが軽減することも。

ホルモン避妊薬を使うと体重が増えるという話はよく聞きます。背景には、避妊薬を使いはじめるタイミングと、体が大きく変化する時期、すなわち思春期が重なるからという事情がありそうです。ほかに、恋人ができると体重が増える女性が多いことも理由の一つかもしれません。太ったのはピルをのんでいるせいだと思いがちだけれど、それまでに比べて、ソファの上で恋人とくっついて過ごす時間が増えていることを忘れていませんか。実際にはピルで太ることはない[*31]けれど、まあ、ピルのせいにしたくなる気持ちは理解できます。

初期に出やすい副作用のもう一つは浮腫《ふしゅ》、要するにむくみです。簡単にいうと、体に水分がたまりやすくなります。犯人はエストロゲンとプロゲスチンのおそらく両方だから、混合型だけでなく、どんなタイプのホルモン避妊薬でもこの副作用が出るおそれがあります。ホルモン避妊薬をのみはじめて太ったと感じる人が多いですが、むくむせいもありそうです。脂肪が増えたわけではなく、体内にためこまれた水分がふだんより多くなっているというだけのこと。

乳房にも水分が貯留し、大きくなったり敏感になったりします。また、意外な副作用として、コンタクトレンズが急に合わなくなるというものも。眼球にもふだん以上の水分がたまり、コンタクトレンズが接する角膜の形状が変化して、度が合いにくくなったり、不快感が生じたりするのです。体内の水分量が増えたことが理由で、頭痛を起こすこともあります。

ピルや★避妊パッチ、★避妊リングを使っていると、月経のある週にだけ頭痛が起きるという女性も少なくありません。言い換えると、休薬期間だけ頭痛がするのです[*32]。これはとてもよくあることで、朝のコーヒーを飲み忘れた日に出る頭痛に似ています。この手の頭痛は、摂取するのが習慣になっているもの——この場合なら、ピルをのんでいないせいで起きます。休薬期間をなくすか、数日に縮めるかすると、頭痛は改善します。少し前に説明したとおり、七日の休薬期間は絶対に必要というわけではありません。七日を超えて休薬しないかぎり、自由に短縮してかまわないものです。ただし、プロゲスチン単独の製品では話が変わってきます。

プロゲスチン単独の避妊薬を使っている場合、右で説明したような、エストロゲンによって引き起こされる副作用は出ません。一方で、エストロゲンがもたらす副効用――たとえば肌の透明感や月経のコントロール――もありません。それどころか、プロゲスチンはニキビや吹き出物を悪化させることもあるし、人によっては体毛が増えたり濃くなったりします。

プロゲスチン単独避妊薬の副作用のうち、もっとも重要なのは月経の変化でしょう。とくに有害ではないものの、かなり面倒に感じる人もいます。人により、また使用する製品によって、どのような変化が表れるかも変わってきます。どんな反応が出るかは、実際に試してみるまでわかりません。月経が完全に止まる人もいれば、軽めの月経が頻繁に来るようになったり、不正出血が見られるようになったりする人もいます。たいがいはそれまでより出血量が減るけれど、月経期間が長くなることもあれば、短くなることもあります。同じ避妊薬を三から六カ月使いつづけると、そういった副作用は少しずつ落ち着いてきて、自分だけのパターンが見えてきます。

月経の変化は避妊インプラント★やＩＵＳで出やすいけれど、それでも著者二人としてはこの二種類の避妊法を強くすすめます。パール指数がもっとも高く、避妊に高い効果が期待できるからです。ＩＵＳは、ほかのあらゆる避妊法と比較してもホルモン用量がとても低くなっています。ＩＵＳは一度装着すれば数年は効果が続くため、ホルモン用量が高いのではと誤解されがちだけれど、実際はそんなことはありません。ホルモン濃度が低ければ副作用も出にくいのではと期待する人もいるけれど、いまのところそれを裏づける研究結果はありません。それでも、ほかの避妊薬で副作用に悩んだことがあるのなら、ＩＵＳを試す価値はありそうです。

まれに発生する副作用

添付文書にある副作用のリストの終わりのほうには、一年に何度かメディアが大騒ぎして取り上げるような副作用が並んでいます。病気や死の不安ほど、クリック数を稼げるネタはほかにありませんから。いや、もう一つ、セックスの話題もクリックを誘うかも。陰謀《いんぼう》を疑う人もいるかもしれないけれど、医師と製薬会社が結託して、ホルモン剤を投与して健康な若い女性の命をもてあそぼうと企んでいるといったことはありません。陰謀がないかどうか調べた研究さえあるのだから！　ハーヴァード大学の大勢の科学者が一二万人の女性を三六年間追跡し、ピルを長期にわたって使用した場合の影響を調査しました。ピルのユーザーの死亡率が高いということはなく（女性一般の〝生存率〟と同じだった、と言い換えられます）、死因もホルモン避妊薬を使わなかった女性のそれと変わりませんでした。[*33] いずれにせよ、ピルが原因で死ぬかもしれないという恐怖は、ピルに関連した不安のリストから削除しても大丈夫そうです。

血栓症

発生頻度はきわめて低いものの、エストロゲンを含む避妊薬には重大な副作用のリスクがあって、これについてはぜひ知っておくべきでしょう。もっとも多くの関心を集める一つが、血栓症です。

血栓症とは、血液が凝固して血管内に小さなかたまり（血栓）ができ、血管を詰まらせて血流を止めてしまう病気のこと。脚やももの付け根を通る大きな静脈で起きやすいものです。動脈は心臓から送り出される血液を運びますが、静脈は臓器や手足から心臓に戻る血液を運んでいる血管です。医療の現場ではこの病気を深部静脈血栓症《しんぶじょうみゃくけっせんしょう》と呼んでいます。

脚に血栓ができやすいのは、血液を重力に逆らって心臓に送り返すのはなかなか労力がいる仕事だから。血液は、ポンプのような筋肉の収縮を利用して速度を稼ぎます。ところが、たとえば飛行機で長時間同じ姿勢で座っていたときなど、血液の流れがゆっくりになりすぎてしまい、まれに凝固を始めることがあります。脚に血栓ができると、腫れたり赤くなったりして痛みます。

脚の血栓が危険とされる理由は、血管の壁にできた血栓がはがれ落ちることがあるからです。はがれた血栓は血流に運ばれて心臓に戻り、そこから肺に送られてしまいます。肺の血管はほかよりも細くて血栓が詰まりやすく、呼吸障害を引き起こします。これは肺動脈塞栓症《はいどうみゃくそくせんしょう》と呼ばれています。深刻な病気ではあるけれど、死に至ることはあまりありません。肺に血栓が詰まると、突然、刺すような痛みを胸に感じ、呼吸をするたびにその痛みが悪化していきます。胸の軽い痛みなら、動いた拍子に肋骨《ろっこつ》のあいだの筋肉が痛むようなものとして、誰でもときどきは感じるでしょう。でも肺動脈塞栓症の痛みは消えません。ほかには、息がしにくくなったり、咳《せき》が出たりします。血栓症ではないかと思ったら、大急ぎで救急病院などで診てもらうこと。

ここまでに説明したように、避妊薬に含まれているホルモンの種類はブランドごとに異なります。血栓症のリスクがあるのは、エストロゲンが配合されているものだけ。混合型のピル、避妊★パッチ、避妊★リングが該当します。リスクの項で述べたように、混合型ホルモン避妊薬を使用した場合、血栓症のリスクは二から四倍上昇します。二から四と幅があるのは、使用している避妊薬によるからです。現在、承認されているエストロゲンベースの避妊薬のうち、血栓症のリスクが最も低いのは、プロゲスチンとしてレボノルゲストレルを含むものです。

血栓症を引き起こすリスクがひじょうに高いため、エストロゲンベースの避妊薬を使ってはいけない人もいます。もっとも注意を要するのは、抗《こう》リン脂《し》質《しつ》抗《こう》体《たい》症《しょう》候《こう》群《ぐん》の患者です。混合型ホルモン避妊薬の使用を検討するとき、両親やきょうだいに血栓症を起こした人がいないかどうか、医師から質問されるのはこのためです。

すでに説明したように、エストロゲンベースの避妊薬であれほかのタイプの避妊薬であれ、健康な若い女性が血栓症を起こすリスクはきわめて低くなっています。一〇万人がピルを使用したとして、そのうち血栓症を起こすのは一年間で約五〇から一〇〇人ほど。ピルを使っていない人の場合でも、二〇から五〇人〔2〕が血栓症を起こします。[*34] ピルに含まれるエストロゲンは体内で分泌される〝天然〟のエストロゲンに比べて危険ということはありません。大量のエストロゲンを産生する妊娠中の女性は、ピルを使用中の女性と比較して、血栓症のリスクが高くなります。参考までに数字を挙げると、妊娠中や出産後に血栓症を起こす女性は一〇万人のうち二〇〇人とされています。[*35]

別の言いかたをするなら、予期せぬ妊娠をして血栓症を起こす確率は、ピルを使用して血栓症を起こす確率よりよほど高いということ。妊娠した結果、自然に増えるホルモンの量のほうが、妊娠を避けるために使用するホルモンの量よりずっと多いのです。ピルを使用すると血栓症のリスクはほんのわずかに上昇するけれど、それには目をつぶるべき最大の理由はこれです。乱暴な言いかたをすれば、妊娠するほうがよほどリスクは高くなるのです。

脳卒中と心筋梗塞

エストロゲンベースの避妊薬の重大な副作用には、ほかに脳卒中《のうそっちゅう》と心筋梗塞《しんきんこうそく》があります。いずれも動脈――酸素をたっぷり含んだ血液を心臓から臓器へと運ぶ血管――に悪影響を及ぼす病気です。血栓が詰まったり血管が破裂したりして動脈の血流が止まると、その動脈につながっている組織は酸欠で死んでしまいます。心臓の一部も死にます。当然、そのダメージが引き起こす結果は重篤《じゅうとく》です。

デンマークの全女性を対象として一九九五年から二〇〇九年に行われた研究では、脳卒中と心筋梗塞のリスクは、エストロゲンベースのピルの使用者では二倍になることがわかりました。[*36] ただ、相対リスクと絶対リスクのちがいを思い出して。リスクが倍になったと聞くと大事《おおごと》に思えるけれど、若い女性にこういった病気が起きることはあまりありません。たとえリスクが二倍に上昇したとしても、みなさんが脳卒中で倒れる確率はきわめて低いのです。

それを確かめるために、同じ研究をもう一度見てみましょう。一年間、ピルを使用した女性一〇万人のうち、およそ二〇人が脳卒中を、一〇人が心筋梗塞を起こしました。この数字には、ピルを使用したすべてのデンマーク人女性が含まれています。肥満の人、痩《や》せている人、喫煙者《きつえんしゃ》、非喫煙者、高齢層、若年層。健康な若い女性だけにしぼったら、リスクはもっと低くなるでしょう。

脳卒中や心筋梗塞のリスクを最小限にするため、エストロゲンベースのピルを使用してはいけない人がいます。三五歳以上の喫煙者、血圧が高い人、心臓病のある人、二〇年以上糖尿病《とうにょうびょう》を患っている人。前ぶれのあるタイプの偏頭痛持ちの人も使用してはいけません。ただし偏頭痛でも前駆《ぜんく》症状がないタイプで、しかも年齢が三五歳以下であれば、エストロゲンベースのピルを使用しても大丈夫です。

脳卒中や心筋梗塞を引き起こしかねない肥満、高コレステロール、喫煙などの要因が多すぎる場合、医師から念のため別の避妊法を選ぶべきとアドバイスされることもあります。要するに、若くて健康であれば、脳卒中や心筋梗塞を心配することなくエストロゲンベースの避妊薬を使えるということです。

がん

ピルは発がん性の高い薬品であるといまも一部で信じられています。まず強調しておきたいのは、ピルなどのホルモン避妊薬を使用しても、生涯のあいだにがんを発症する確率が高くなることはないということ。[*37] それどころか、ピルはがんの発症リスクを低下させることを裏づける事実がいくつか確認されています。[*38] 大腸、膀胱、子宮内膜、卵巣などのがんの発症を防ぐと考えられているのです。こういったがんの多くは、女性に一般的に発症するものです。

ピルを使用すると、中止してからも三〇年間、卵巣がんの発症を予防するそうです。[*39] この数字が正しいなら、ピルの使用により、全世界で卵巣がんの発症患者が今後数十年間、毎年三万人減少する計算になります。人口ベースの調査によれば、ピルは少なくとも一五年間にわたって子宮内膜がんを予防し、ピルを使用したことのない女性と比較した場合、このがんを発症するリスクはほぼ半減します。[*40] 一部の研究者は、はっきりとこう言っています――ピルは婦人科がんの発症を予防し、この副効用のメリットは全副作用のデメリットを上回ると。[*41]

一方で、ピルは子宮頸がんの発症リスクをいくぶん高くするかもしれません。これについて行われたもっとも信頼できる研究では、一〇年にわたってピルを使用した場合、一〇〇〇人につき三・八から四・五人が子宮頸がんを発症します。[*42] このリスクは使用期間が長くなるほど上昇しますが、使用を中止すると低下します。使用中止から一〇年後、発症リスクは使用前と同等に戻ります。

問題は、ピル自体ががんのリスクを上昇させるとは断言できないところ。なぜなら、ピルを使う女性は、子宮頸がんの原因となるヒトパピローマウイルス（ＨＰＶ）に感染しやすいからです。ピルをのんでいると、新たなパートナーとの性交の際、油断してコンドームを使わないことが増えるため、このウイルスに感染しやすくなります。また、ピルを使用している女性は、使用していない女性に比べて、セックスの回数が増えることもわかっています――そもそものためにピルをのんでいるともいえるわけですしね。

ピルと関連づけて心配されるがんのもう一つは、乳がんです。ある種の乳がんが〝ホルモンに感受性が強い〟こと、つまり、がんの発症や増殖にエストロゲンを必要とすることはわかっています。混合型のピルには、いうまでもなくエストロゲンが含まれています。そうなると、エストロゲンベースのピルをのむと、このタイプの乳がんに〝エサを与える〟ことになるのではないかと心配になるでしょう。

幸い、そういうことはなさそうです。ピル使用と乳がんの関連を調べた大規模研究のほとんどは、いくつかの例外を除いて、関連性はないと結論づけています。一九六〇年代から七〇年代にかけて初期の高用量ピルを使用した女性で、乳がんの発症リスクがやや上昇したとする個人研究は存在します。しかし専門家は、現在のピルなど混合型ホルモン避妊薬に含まれるホルモンはきわめて少量であるため、乳がんの発症リスクへの影響はないと考えています。[*43]

ここまでの話をまとめると、ピルなど混合型ホルモン避妊薬は、一般的ながん、重大ながんのリスクから女性を守ると考えてよさそうだということ。これは、ホルモン避妊薬全体を見るとき考慮に入れるべきでしょう。しかし残念ながら、メディアはこういった重大な影響を持つ副効用にはあまり注目せず、めったに表れない危険な副作用ばかり取り上げています。

ホルモン・デトックス？

大部分の人にとって、セックスはいつもあるものとはかぎりません。決まった恋人がいるなら、週に何度かセックスをするでしょう。でもその関係が終われば、シングルライフはいきなりドラマ『セックス・アンド・ザ・シティ』の世界になります。まるで乾季まっさかりのサバンナで飲み水を探すゾウの気分。毎日、ピルを口に放りこむたび、自ら望んだわけでもないのに禁欲生活を強いられている現実を突きつけられます。バスルームの戸棚から、ピルがこうあざわらっているのが聞こえるようです。「ふん！　どうせ今日もセックスにはありつけないくせにさ！」

しかも、自然の理《ことわり》に反した物質であるホルモン剤は体によくないと聞いたことを思い出したりもするかもしれません。[44] 埋め合わせのセックスができる見込みさえないのに、害悪でしかないホルモン剤をのむなんてバカみたいじゃない？　そして、いいことを思いつくかもしれない――そうだ、シングルでいるあいだにデトックスしちゃおう。体から毒を追い出して健康になるんだから！　ホルモン剤はしばらくお休み！

はい、そこまで！　いいアイデアに思えるかもしれないけれど、実はそうでもないのです。せっかく自分に合うホルモン避妊薬が見つかったのに、シングルになったというだけでやめてしまうなんてもったいない。ホルモン避妊薬を使いはじめてしばらくは副作用が出ることが多いけれど、数カ月も続けると、症状は消えるか、やわらぐかするはず。使用をやめたあと、体が新しいバランスを探して落ち着くまでにまた時間がかかり、次に使用を再開したとき、まったく同じ副作用にもう一度悩まされることになります。

実のところ、ホルモン避妊薬の中断をすすめられない最大の理由は、血栓症です。いくつかの研究によると、血栓症のリスクは避妊薬の使用を始めた直後の数カ月がもっとも高く、そこを越えるとがくんと下がります。[*45] 新しいパートナーに出会うたびにピルを中断・開始していると、体がバランスを取り戻す前にまたバランスを崩すことになります。その結果、理想の男性との出会いは胸を高鳴らせてくれるだけでなく、血栓症のリスクを高める元凶《げんきょう》にもなりかねません。

血栓症は危険ではありますが、まれにしか起きません。それよりももっと発生しやすい副作用がほかにあります。恋の相手は思いがけないタイミングで現れるもの。でも、病院は二四時間年中無休で診療しているわけではありません。つまり、ピルをちょっとお休みしたがために、もっとずっと長い期間、デトックスするはめになるかもしれないということです。そう、九カ月間のデトックスです。ピルを六カ月間中断した女性の四人に一人は、半年以内に予定外の妊娠をしています。[*46] 当然といえば当然の話でしょう？

ホルモン避妊薬を長期間使用すると、将来、妊娠しにくくなるのではないかと不安に思う人もいます。安心して、そんなことはまったくないから。ただ、止まっていた排卵が再開するまでに、ホルモン避妊法を中止してから数カ月かかる場合もあることは覚えておくべきでしょう。実際には、不妊の確率は、ホルモン避妊法を使用していた人のほうが低くなります。[*47] ピルを飲むことにより粘液が変化することで性感染症にかかるリスクが減り、骨盤周囲痛を発症することが少なくなるからです。残念なことに、さまざまな理由から子供を持つことができない女性はいます（男性も）。ただ困ったことに、自分がその一人かどうかは、避妊を中止して妊娠に向けた努力を始めてみなければわかりません。三五歳以上でなかなか妊娠できなかったりすると、一五歳からピルを使っていたせいだと自分を責めてしまったりするかもしれないけれど、複数の研究によれば、使用期間が一年であろうと一〇年であろうと、ピルが女性の生殖力に影響を及ぼすことはありません。[*48] ただし、年齢は大いに影響します。

ホルモン避妊法の肩を持つなら

近年、ホルモン避妊法のデメリットがさまざまに取り上げられています。避妊法の選択肢が少ない現状は残念だという意見にはわたしたちも同意するし、男性向けのよりよい避妊法がもっと出てきてもいいのにとも思います。でも、女性にとって避妊は必要悪でありつづけるでしょう。セックスをすれば子供が生まれるのだから。わたしたちがどれほどそれはいやですと抗議しようと、その事実は変わりません。そして、だからといってわたしたちがセックスをしなくなるわけではありません。

避妊の世界が理想とはほど遠いことは確かです。でも、ホルモン避妊薬にたくさんあるメリットが見過ごされていることもまた確かです。だからこの章は、ホルモン避妊薬の側に立って、擁護のための短いスピーチで終えようと思います。

ホルモン避妊薬は、銅付加ＩＵＤや不妊手術と並んで、いまもこれからも最強の避妊法の座に君臨しつづけるでしょう。一部の使用者が経験する種類の害のない副作用は、妊娠中に多くの女性が経験する骨盤周囲痛、大量のおりもの、脚のむくみ、痔《じ》、妊娠線《ストレッチマーク》などのいろいろな問題に比べたら大したことではないし、まれにしかない危険な副作用に比べたら何でもありません。血栓症のリスクは、ホルモン避妊薬使用中より妊娠中のほうがよほど高いのです。

ホルモン避妊薬のメリットを知らずにいる人が本当に多すぎます。この章ですでに述べたことだけれど、もう一度ここで簡単にまとめておきましょう。

・ホルモン避妊薬は、発症率の高い婦人科がん――結腸がん、卵巣がん、子宮内膜がん――のリスクを低下させる。
・ホルモン避妊薬は月経痛を軽減し、出血の期間を短く、量を少なくし、多くの女性にとって大きな問題である貧血を発症する確率を下げる。
・混合型ホルモン避妊薬を使えば、都合に合わせて月経をコントロールできる。
・ホルモン避妊薬は、子宮頸部の粘液栓の濃度を上げて細菌の侵入を防ぎ、女性の不妊の大きな原因である骨盤周囲痛の発症を防ぐ。
・多くの若い女性にとって乳がんの不安と外科手術につながる、乳腺《にゅうせん》の良性腫瘍のリスクが低下する。
・ホルモン避妊薬は、一般的でやっかいな二種類の婦人科疾患――多嚢胞性卵巣症候群と子宮内膜症――の治療効果もある。

ホルモン避妊薬は女性の敵であるかのようにいわれたときのために、このリストをぜひ暗記しておいてください。ピルのおかげで、わたしたち女性は、子供を産む産まないの選択をし、身体をコントロールし、セクシュアリティの自由を手に入れることができました。女性の平等という観点から見ると、ピルの開発は世界一重大な〝事件〟だったのです。それはこれからも変わらないでしょう。

避妊法ガイド

避妊法選びはむずかしいと思っていない？　種類が多くて目移りするばかりで、一つだけ選ぶなんて無理と思えるかもしれません。でも、肩を落とすのは早すぎます。あなたのために避妊法ガイドを用意しました。一番効果的な避妊法はどれも病院で処方してもらう必要があり、最終的には主治医や助産師、看護師と相談のうえで選ぶことになりますが、事前にある程度の見当をつけておくと相談しやすくなります。譲れない条件を出発点として、自分に合いそうな避妊法、避けたほうがよさそうな避妊法を選んでみましょう。おそらく以下に挙げる複数の条件が該当するでしょうから、〝一番合いそうなもの〟はどれか、見当をつける参考にしてください。

とにかく妊娠しないことが最優先！

とにかく絶対に妊娠したくないなら、一番効果的な避妊法を選びましょう。いわゆる長期作用型の避妊法がそれです。このカテゴリーのベスト2は避妊インプラント★とIUS、僅差《きんさ》の三位が銅付加IUD。ピルなどの混合型ホルモン避妊法も、正しく使えば効果的です。

オススメ：パール指数が低い長期作用型の避妊法——★避妊インプラント、IUS、銅付加IUD

避けるべし：パール指数が高い避妊法、なかでもタイミング法をベースとする避妊法

血栓症、脳卒中、心筋梗塞のリスクが高い人

こういった病気のリスクが高いとわかっているなら、エストロゲンを避けなくてはなりません。エストロゲンを含まず、しかも高い避妊効果を誇る避妊法はあります——★避妊インプラントやIUSなど、プロゲスチン単独の避妊法です。経口避妊薬のほうがよければ、★エストロゲン・フリーのピルです。

オススメ：エストロゲン・フリーの避妊法——★避妊インプラント、IUS、★エストロゲン・フリーのピル、銅付加IUD

避けるべし：混合型ホルモン避妊法——混合型のピル、★避妊パッチ、★避妊リング

月経を軽くしたい

月経はつらい。量が多い、月経痛が重い人にとってはとりわけそうでしょう。ひどいと貧血になってしまったり、あまりのつらさに毎月一週間はベッドで寝たきりになってしまったりする人もいます。思い当たるようなら、避妊法のなかには月経を軽くする効果を持つものがあることをぜひ知っておいて。ホルモン避妊薬は出血量を減らす作用を共通して持ちます。

自分に向いているのがどれかを知るには、主治医と相談しながらいろいろ試して探っていくしかありません。銅付加ＩＵＤは出血量を増やし、月経痛を重くするので、避けたほうがいいでしょう。

オススメ：ホルモン避妊法全般、なかでもＩＵＳと混合型避妊薬

避けるべし：銅付加ＩＵＤ

月経をコントロールしたい

「ホルモン避妊法と月経」の項で説明したように、エストロゲンを含む避妊薬は月経をコントロールするためにも使えます。プロゲスチン単独の避妊薬では月経のコントロールはできません。エストロゲンベースの避妊薬を使っていても思うような結果が得られていないなら、エストロゲン用量が低いブランド（たとえばルナベルＵＬＤ）から、ほんの少しだけ高いブランド（ルナベルＬＤ）に切り替えてみるといいでしょう。

オススメ：混合型ホルモン避妊法――混合型のピル、避妊パッチ★、避妊リング★

避けるべし：プロゲスチン単独の避妊薬

ニキビが悩み

ニキビに悩んでいるなら、エストロゲンで改善するかもしれません。主治医と相談のうえ、混合型ホルモン避妊薬を検討してみて。プロゲスチンはニキビの原因になるとされることが

多いようです。すでに混合型の避妊薬を使っているなら、別のタイプのプロゲスチンを含むブランドや、エストロゲンの用量が高いものに切り替えてみましょう。効果の有無がわかるまでに三カ月ほどかかることを忘れずに。

オススメ：混合型ホルモン避妊法——混合型のピル、★避妊パッチ、★避妊リング

避けるべし：これまでに試したものと同タイプのプロゲスチンが配合された避妊薬

避妊していることを人に知られたくない

何らかの理由で、避妊していることをパートナーや家族に知られたくない人もいるでしょう。★避妊インプラントや銅付加ＩＵＤ、ＩＵＳ、★避妊注射は外から見えないため、他人にはまずわかりません。避妊していることを知られたくないなら、月経サイクルが変化しないような避妊法を選ぶといいでしょう。月経サイクルの変化はセックスライフや日課にも変化をもたらしやすいからです。混合型の避妊薬や銅付加ＩＵＤも候補として検討してみて。トータルの出血量が増減することはあっても、月経周期に変化はありません。万が一妊娠してもかまわない、あるいはとても規則正しい生活をしている人なら、タイミング法ベースの避妊法で妊娠のリスクを低くするのもいいでしょう。ただし、一般的使用の場合、年間四人に一人が妊娠するという事実を覚えておくこと。

オススメ：★避妊インプラントやＩＵＳなどの外からわかりにくい避妊法、または混合型ホルモン避妊薬など月経周期が安定する避妊法

避けるべし：避妊していることを隠したい事情による

性感染症を予防したい

性感染症から守ってくれる避妊法はコンドームだけ。あなたとパートナーの両方が性感染症の検査を受けるまでのあいだ、ほかの避妊法とコンドームを併用することが望ましいでしょう。

オススメ：コンドームとほかの避妊法のコンビ

避けるべし：コンドームを使わないのはダメ

ほかにも薬をのんでいるんだけど――ホルモン避妊薬を使っても平気？

薬は互いに影響を及ぼします。たとえば抗てんかん薬や向精神薬を服用している場合、ホルモン避妊薬の作用に影響を及ぼすことがあります。もちろんその逆も。主治医にのみあわせを相談すること。あなたの事情に合わせて調薬を工夫できるかもしれません。

オススメ：複数の薬をのむ場合は、まず主治医に相談

子宮内膜症と診断されている

子宮内膜症と診断されている、または月経痛がひどくて子宮内膜症を疑われている場合、ホルモン避妊薬はその治療のファーストステップになります。日本では保険適用です。使う

目的は月経を止めることだから、三から四カ月間、休薬期間を設けません。
オススメ：混合型ホルモン避妊法の継続使用、またはIUS

多嚢胞性卵巣症候群と診断されている、または月経周期がきわめて不安定

ホルモン避妊薬を使用していないのに、年間の月経回数が四回未満なら、子宮内膜を定期的に排出するためにホルモン避妊薬の使用を開始すべきでしょう。もちろん、主治医と相談のうえで。月経がほとんどないままでいると、子宮内膜が過剰に増殖してしまい、長期的にはあまりよいことではありません。ホルモン避妊薬を使用し、数度の破綻出血を経験すれば、子宮内膜の問題は解決します。そのあとは月経を好きなだけスキップしてかまいません。
オススメ：混合型ホルモン避妊法――混合型のピル、避妊パッチ★、避妊リング★

避妊薬を使用すると性欲が減退する

ホルモン避妊薬が性欲減退の原因になるのかどうかはまだわかっていません。仮に原因になるとしても、どのようなメカニズムで性欲減退に結びつくのかわからないのです。仮説の一つに、血中テストステロン濃度の低下があります。プロゲスチンの種類が異なると、テストステロン濃度への影響も異なります。ヤーズなどに含まれるドロスピレノンは、テストステロン濃度を低下させます。それでニキビは減るけれど、おそらく性欲も低下します。アンジュやトリキュラーなどのピル、IUSなどに含まれるレボノルゲストレルは、よりテストステロンに似た働きを持つため、性欲を減退させる作用はあまりないと思われます。

オススメ：レボノルゲストレル・プロゲスチンが配合されたアンジュやトリキュラーなどのホルモン避妊薬やＩＵＳ、または銅付加ＩＵＤのようなホルモン・フリーの避妊法

できれば避けるべし：ヤーズなど、ドロスピレノンを含むホルモン避妊薬

〔1〕よくある誤解は、パーセンテージと同じように考えて、パール指数の最高値は理屈のうえで１００ではないかというもの。ところが、全対象者が最初の月経周期で妊娠した場合、パール指数は１２００になる。ややこしいし、実際にはそこまで重要な話ではない。みなさんがよほどの数字フェチでないかぎり。そう、わたしたちみたいに。

〔2〕数字は研究や調査によって異なり、年代などの条件によっても変わる。血栓症のリスクは、年齢と体重の増加にともなって上昇する。喫煙者もリスクが高い。

第5章　中絶について学ぼう

妊娠中絶――人工的に妊娠を中止すること――は、強い感情を喚起するもの。近年、世界中で議論の的となっています。その議論の多くは、誰の権利を優先させるかをめぐるものです――妊娠した女性の権利か、それともおなかの中の胎児の権利か。

尊重されるべきは女性の権利

著者二人は、まず尊重されるべきは女性の権利だと考えています。妊娠と出産を通じて心身にかかる負荷に耐えることになるのは、女性なのですから。子育ての責任を一人で負うことになるのもしばしば女性です。子供が生まれたことによって、心理的・経済的・社会的な大変動を経験するのは女性であり、最大の負担を強いられるのは、もとより弱者である女性なのです。だとしたら、そういった負担を引き受けるかどうか決めるのは、女性自身であるべきでしょう。女性自身が望んでいない子供、経済的に養育できそうにない子供を産めと女性に強制するのは、社会が道徳規範を守ることを優先して、一個人に大きな負担を強いることにほかなりません。

とはいえ、妊娠中絶を無制限に認めるわけにはいきません。妊娠のどこかの時点で、胎児はもはや胎児ではなく〝子供〟になり、その時期以降は、妊娠中の女性の都合や権利よりもその子の権利が優先されるべき――このことに異議を唱える人はあまりいないでしょう。妊娠中絶に設けられた制限は、国によってさまざまです。妊娠中絶が合法であり、実際に中絶が可能な国では、妊娠中絶の大部分は妊娠初期に行われ、妊娠中期の中絶が行われるのはたいがい、胎児に重篤な、あるいは命に関わるような異常が認められたとき、あるいは母体の生命に危険があるときです。

妊娠中絶の制限の考えかたは本当にさまざま。マルタのように全面的に禁止している国もあれば、ノルウェーのように一二週までの無条件妊娠中絶権を認めている国、カナダのように中絶を規制する法がなく、中絶を女性と主治医のあいだの医療問題ととらえている国もあります。妊娠中絶が実際に可能かどうかについても大きなちがいがあります。法律で禁止されていなくても、費用があまりに高額だったり、中絶ができる施設がごく少数しかなかったりして、大部分の女性にとって妊娠中絶が現実的ではない国もあります。たとえばアメリカでは、二二の州とコロンビア特別区〔首都ワシントンDCの正式名称〕には、中絶ができる施設が五カ所以下しかありません。[*1]

妊娠中絶をどう考えるかは人それぞれですが、中絶を禁止したり、困難にしたりしても、中絶の件数が減るわけではないことは誰が見ても明らかです。厳しい制限を設けている国ほど中絶件数が多く、合法的に中絶できる国ほど少ないということもあります[*2]――これは、安全に中絶できる国ほど、性教育が行き届いていて、避妊手段が容易に手に入ることが多いためでしょう。歴史を通じて、そして世界中のどこでも、望まない妊娠をした女性は、罰や社会的追放ばかりか身体への深刻なダメージや命の危険にも怯えながら、それでも自らの手で問題を解決してきました。望まれない子供を出産するのは、刑罰に直面する恐怖よりも耐えがたいことだったのです。

編み棒、急な階段、毒物などは、妊娠中絶が法で禁じられている国、施設の数が少ない国で、いまでも最終手段として使われています。毎年二〇〇〇万の女性が、安全ではない中絶手術を受けるざるをえない状況に置かれているのです。これは世界中の妊娠数の十分の一に相当する数字です。この二〇〇〇万の女性のうち、五万人が無意味に命を落としています。[*3] また七〇〇〇万人近くは、危険な中絶手術を原因とする合併症《がっぺいしょう》で治療を受ける結果になります。[*4] 安全な中絶手術さえ受けられれば、この女性たちの命と健康は守られるはず。そう考えると、合法で安全な中絶手術は、女性の健康を守るために欠かせないものといえます。妊娠中絶を禁止しても、生まれてくるはずだった子供が救われることはありません。追い詰められた女性たちにしわ寄せが行くだけのことなのです。

とはいえ、困ったら中絶すればいいという簡単な話ではありません。妊娠中絶を望む女性、避妊法の一つのつもりで中絶を意図的に利用する女性はごく一部です。たいがいは、危険日に無防備なセックスをしてしまったとか、避妊に失敗した、近代的な避妊手段が手に入りにくかったとか、あるいは——最悪の場合、性的暴行の結果なのです。妊娠中絶の件数を減らすことをゴールとするなら、効果の高い避妊手段が手に入りやすい環境を整えたり、性教育を充実させたりするほうがよほど話が早いはずです。ところが残念なことに、妊娠中絶を制限する法律がある国ほど、避妊法や性教育が充実していないことが多いようです。

いざとなれば容易に妊娠中絶ができる国に住んでいるにせよ、そうでないにせよ、医療の現場で妊娠中絶がどのように行われているか、誰もが知っておくべきでしょう。現場の事情——中絶を行うのは病院なのか中絶専門クリニックか、どのような規則が適用されるのか――は国ごとにちがっているとはいえ、手術や処置の方法は世界中どこでも共通しています。いざ望まない妊娠をしてしまったとき、こまごまとした手続きや手順に気を取られる時間やエネルギーを、それよりもっと重要な決断に振り向けられるよう、次のようなことを知っておいてください。

いまって妊娠何週目？

中絶を考えるとき、誰もが困惑するのは、その時点で妊娠何週目なのかという問題です。多くの国の妊娠中絶に関連する法律はタイムリミットを定めています。たとえば、妊婦側の希望による中絶が認められるのは、妊娠一二週目までと定めているところがほとんどです。日本は二一週と六日まで（二二週未満）と定められています。起算日は、最後の月経の初日です。なぜかというと、妊娠していなかったと確実にいえる日は、最後の月経の初日だから。この論理でいくと、法律は、妊娠に結びついた性交の二週間前から〝妊娠していた〟と勘定《かんじょう》することになります。

妊娠中絶を相談すると、医師のほとんどは超音波検査をします。二本指ほどの太さのプローブという器具を腟に挿入して、妊娠何週目かを確認するのです。この検査は無意味ではありません。月経周期が不規則な人、最後の月経の初日を覚えていない人なんていくらでもいますよね。超音波検査は、妊娠何週目なのか判断がつきにくい場合、法的に答えを出すために行われます。

妊娠初期の中絶における二種類の方法

妊娠初期（妊娠一二週未満）の中絶には二つの方法があります――薬を使う方法と、簡単な手術を行う方法です。薬を使う方法は薬剤中絶★（二〇二三年一月時点で日本では行われていないが、薬剤は承認され、九週未満の妊娠に対していずれ可能になる見込み）、手術を行う方法は外科的中絶と呼ばれます。

《外科的中絶》

外科的中絶は、かならず病院や中絶専門クリニックで処置を受けましょう。手術の半日前から絶食・絶飲が指示されます。たいがいのクリニックでは麻酔《ますい》を使います。子宮頸管にラミナリアやダイラパンという器具を挿入し、数時間かけて頸管を拡張して、術中の痛みを軽減します。

手術そのものは一〇分ほどで完了します。子宮頸管が拡張したら、膣と子宮頸管を経由して器具を子宮に差しこみ、小型の吸引ポンプを使って胎児や胎盤《たいばん》など子宮の内容物を吸い出したあと（日本では吸引の手順が省かれることも）、妊娠組織が残らないよう優しく搔《か》き出します。この手順は子宮頸管拡張と搔爬《そうは》（D&C）と呼ばれます。手術後はクリニック内で数時間安静にして、経過観察を受けましょう。そのあとは当日中に帰宅できます。

薬剤中絶の場合と同様、術後しばらくは出血や痛みが続くことがあります。生理用ナプキンとセックスに関する注意事項は同じです。体調が悪化したり、大量の出血があったり、六週間たっても月経が来なかったりしたら、医師に相談しましょう。

どのような手術でも同じですが、麻酔や手術そのものに合併症の小さなリスクがあります。たとえば子宮や膀胱、尿道へのダメージなどです。合併症はまれにしか起きませんが、多くの国ではこのリスクを理由として薬剤中絶がすすめられています。そもそも手術をせずにすめばもちろんベストとはいっても、医師が行う外科的中絶なら心配はいりません。薬剤中絶には時間がかかることをきらい、外科的手術を選ぶ女性も多いようです。

外科的中絶をすると、将来、妊娠しにくくなるという話を聞いたことがもしかしたらあるかもしれません。これはおそらく、アッシャーマン症候群というまれな病気があるために出てきた話でしょう。アッシャーマン症候群は、子宮の内容物を掻爬する際、子宮内膜の一番深い層を傷つけてしまった場合に起きます。子宮内膜が傷ついて癒着《ゆちゃく》し、妊娠しにくくなるのです。こういったことがないよう医師は慎重に手術しています。単純な掻爬術を受けた結果、妊娠しにくくなるということはまずありません。ただし、掻爬術を複数回受ければリスクはそれだけ増します。[*5]

避妊法代わりに中絶を利用してはいけない理由の一つがこれです。

《薬剤中絶》 ※日本では薬剤が承認され、いずれ実施できるようになる見込みです

薬剤中絶は、まず錠剤をのむところから始まります。ふつうは病院や診療所で服用します。この錠剤にはミフェプリストンという薬物が含まれていて、この成分が体をだまし、もう妊娠していないと勘ちがいさせます。受精卵を胎児へ、胎児から赤ちゃんへと成長させる複雑なプロセスのすべてが停止するのです。この薬を服用した時点で、中絶

のプロセスは始まります。薬をのんだだけでは中絶のプロセスはまだ完了していないけれど、このあと気が変わっても、もう取り消しは利きません。原則として、胎児がノーマルな成長を続けることはもうないのです。

薬をのんでから中絶が完了するまで、一、二日かかります。軽い吐き気、少量の出血、月経痛に似た痛みがあるかもしれませんが、これはまったく異常ではなく、ふだんどおりの生活を続けていてかまいません。ただし発熱が続く、腹部に激痛がある、心拍が上昇した、大量の出血が続く、めまいがするなどの症状が出たら、主治医に連絡して相談しましょう。およそ二日のあいだに中絶を完了しなくてはなりません。妊娠九週目までの健康な女性なら、すべて自宅ですませられます。ここで重要なのは、かならず誰かおとなについていてもらうこと。友人でもパートナーでもかまいません。あくまでも念のためです。合併症を起こした場合に備えてのことですが、めったにないことだから安心して。

中絶を完了するには、第二段階としてミソプロストールの錠剤を四つ、膣に挿入するか、舌下《ぜっか》で溶かします。中絶が禁じられている国では、ネット通販などの手段でミソプロストールを入手して中絶をする女性が増えているそうです。ミソプロストールは子宮を収縮させ、中身を押し出すよう促します。月経と似ているけれど、このときは血と一緒にちっぽけな胎児も排出されます。

中絶が完了するまでのあいだ、ふだんの月経より多量の出血があります。このときの血は、凝固していて、鮮やかな赤い色を帯びています。胎児を目にするのは怖いだろうけれど、早く中絶すればするほど、何か見てしまう確率は低くなりますとしかいえません。

九五から九八パーセントの女性の場合、★薬剤中絶の第二段階は数時間のうちに終わります。[*6] 痛む場合もあるので、医師の指示どおりに鎮痛剤を服用しましょう。中絶が完了したあともまだ強い痛みや発熱、大量の出血が続くようなら、主治医に相談するか、救急病院を受診すること。異常な出血として病院にかかるべきかどうかを判断する目安としてよくいわれるのは、夜用の生理ナプキンでも二時間以内に取り替えなくてはならないほどの量を超えたら、です。

中絶のあと二、三週間は、少量の出血や軽い痛みがあっても気にすることはありません。大事なのはナプキンを使うこと。タンポンを使ってはダメ。感染症のおそれがあるからです。それに加えて、出血が止まるまでセックスは控えましょう。出血があるのは、子宮はまだ妊娠中の名残を排出しているところだということ。膣から進入した細菌は容易に体内に入ってしまいます。中絶後に感染症を起こすことはあまりないとはいえ、用心しましょう。

★薬剤中絶をしたのに、数カ月後にまだ妊娠していたことが判明するケースがあるというホラーみたいな話がときおりメディアに紹介されています。医師の指示にきちんと従ったのなら、そういったことはまず起こりません。中絶後も妊娠が継続する女性は、一〇〇人に一人とされています。ミソプロストールを服用したあと、多量の出血が起きなかったとしたら、そのおそれがあります。その場合は主治医やクリニックにすぐ連絡すること。服用した錠剤が妊娠を中止したはずなのに、子宮内に妊娠組織が残ってしまってよいことはありません。★薬剤中絶をしたら、一カ月後にかならず妊娠検査をして、妊娠が続いていないことを確かめましょう。さらに、出血が止まったあと六週間が過ぎても月経が再開しない場合、かならず医師に相談してください。

なお日本では、妊娠一二から二二週未満までの妊娠中期の中絶は、子宮の収縮を起こすプロスタグランジンという薬剤を膣内に入れて、陣痛のような収縮で〝産み出す〟という方法で行われています。

望まない妊娠をしたと気づいたときの衝撃は大きなもの。妊娠すると、予想外のさまざまな感情が湧いてきます。どうしていいかわからなくなってしまったら、誰か信頼できる人に相談しましょう。医療従事者の全員に守秘義務が課せられているから、安心して話してください。彼らのアドバイスを参考にして、どうしたいか決めればいいのです――妊娠中絶をするのか、出産するのか、養子縁組を選ぶのか。最終的にどんな選択をするにせよ、パートナーや友人、家族に助言や安心を求めるのもいいでしょう。

第６章　怖がらないで！　下半身のトラブル

生殖器は、体のほかの部分とまったく変わりません。何もかも順調に進んでいるとき、みなさんは生殖器のことをとくに思い出したりしませんよね。しかし調子が狂いはじめるなり、気になって気になって、ほかのことが手につかなくなります。たとえばカンジダ膣炎にかかったことがある人なら、あるいは月経痛に苦しめられたことがある人なら、きっとうなずくはず。何かトラブルが起きると、女に生まれたことを呪《のろ》いたくなります。毎月、月経痛に悩まされるより、ときどきタマを蹴飛《けと》ばされて悶《もだ》えるほうがよほどマシなんじゃないのと恨めしく思ったり。

ほとんどの女性は、一生のあいだに下半身のトラブルを一つは経験します。幸い、婦人科疾患に命に関わるものは少ないですが、生活の質が大幅に低下するようなトラブルもあることは否定できません。医学はこれまでのところ、女性の健康に関してわたしたちの期待に応えてくれていません。近い将来、その状況が大きく変わり、婦人科疾患が優先的に研究されるようになることを祈るしかないようです。

実はこの章を書くにあたり、わたしたちは不安を拭《ぬぐ》いきれずにいました――いらぬ心配を増やすだけの結果になったらどうしよう？　症状があいまいなことも少なくない、まれにしか起きないけれど危険な病気の話を書いたら、そもそも心配しなくていいことを心配させる結果になるのでは、と。

そんなことはないと思いたいし、そう信じています。忘れないで。わたしたちの体は、しじゅう小さなシグナルを発して、何もかも順調だよとか、病気にかかったみたいなんだけどと伝えてきています。わたしたちは、自分は生きているという事実に自分で気づけるようにできているのです。だって、わたしたちは機械ではないのだから。ただ、体が発するシグナルにふつう以上に敏感な人もいて、そこから心身症《しんしんしょう》に発展してしまう場合もあります。そういった不安に何より効く薬は、知識ではないでしょうか。知識が増えれば、それが自信になります。でも、あいまいな症状やよくある症状を根拠もなく不安に思ってグーグル検索すればするほど、不安はかえってふくらむばかりでしょう。肝心なのは、誰でもときどきは経験するようなノーマルな現象と、もしかしたら深刻な病気のサインかもしれない現象とを区別することです。

性に関する医療情報を書く仕事を通じて学んだことがあります。それは、よくある婦人科疾患についてみんな驚くほど何も知らずにいるということ。周囲の誰も聞いたことがないような病気と闘っている人は大勢いて、心細い思いをしたり、ありもしない病気をでっち上げているかのように周囲から思われていたりします。治療を受けたくてもどこに行けばいいかわからずにいる人もいるでしょう。たとえば著者二人は、医学を学ぶまで、子宮内膜症という病気があることさえ知らずにいました。現実には、周囲にいる女性の一〇人に一人はこの病気を患っていて、痛みとうまくつきあいながら日々をどうにか過ごそうと格闘しているのです。この現状を放っておくわけにはいきません。だって、考えてもみて。もし全男性の一〇人に一人が、睾丸の激痛のために毎月一週間、仕事を休まなければいけないとしたら？　きっと世界的な問題に発展し、どこの学校でもその病気について教えるだろうし、政府の偉い人たちのあいだで対策が議論されることでしょう。

だから、いまこそ声を上げ、わたしたちが抱えている問題について広く知ってもらわなくてはなりません。助けが必要な人に手を差し伸べられる社会を目指すなら、それしか方法はないのです。婦人科疾患の効果的な治療の研究に、もっと多くの資金や人材を投入すべきです。

というわけで、まずは悩んでいる人が一番多い問題――月経異常から解説していきましょう。

月経異常

多くの女性にとって、月経は人生の大きな一部です。思春期に初潮を迎え、四五から五五歳くらいで閉経するまで、毎月の月経周期は延々と繰り返されます。月経は女性の生涯において、基本的に変わらないと思える要素の一つです。

そう考えると、月経にいつもとちがうところがあったり、世の中で言われている正常な周期と自分の周期が一致しなかったりしたとき、不安や当惑を感じたとしても不思議はありません。うわ、ピンチ！――とあなたは考えます。そう考えるのはあなただけではありません。子宮から押し出される血液や粘液がいつもとちがっているからといって、そこまでうろたえるなんて奇妙といえば奇妙だけれど、そういうとき女性の直感は、何かおかしいようだと反射的に感じ取ります。そして頭のなかでいろんな考えが交錯します。どこがどうしちゃったんだろう？　いまから一〇年後くらいに子供を産むつもりでいたけど、ひょっとして産めなくなったりしない？　まさか、がん？　何かの病気？　いやだ——誰か助けて！

月経異常にはいろいろなタイプがあります。強い月経痛、月経不順、出血量の多少、無月経など。もっともよくある数種類について、一つずつ見ていきましょう。

来ない……——無月経

いちばん多いタイプ、しかも一番おそろしいタイプでもあるのは、月経があとかたもなく消えてしまうこと。〝痕跡程度は残して消える〟こともあるかもしれません。きわめて少量の出血——点状出血と呼ばれるようなもの——はあるのに、通常の月経は忽然《こつぜん》と姿を消してしまいます。

それまで月経周期が正常だったのに三カ月以上ぱたりと止まってしまったら、無月経とされます。[*1] ここで正常というのは、月経周期が一定で、毎月だいたい同じタイミングで月経が来て、月経カレンダーを使えば開始日が予想できるような場合のこと。

月経が止まるのは珍しいことではありません。一六から二四歳の全女性の八パーセントが毎年経験していて、しかも原因は一つとはかぎりません。[*2] まず考えなくてはならないのは、妊娠すると月経は止まるということ。でも、ちゃんとコンドームを使ったのに……月経が三日遅れたとき、あなたはそんなふうに考えるでしょう。いまはまだ子供を産む時期ではないのに。パニックがいまにも襲いかかってこようとします。

適切なタイミングで妊娠検査をすれば、妊娠の可能性を排除できます。少しでも疑わしい場合は、ぜひ検査を。意外な話かもしれないけれど、妊娠の可能性がゼロという自信がある場合でも、妊娠検査で確認しておくことが重要です。避妊の失敗はない？　ピルのみ忘れは？　膣外射精やカレンダー法などの避妊法に頼っていなかった？　一つでも思い当たることがあったら、さっそく妊娠検査キットを買いにいきましょう。無防備なセックスや避妊の失敗から三週間過ぎていれば、信頼できる精度で検査できます。そもそもセックスをしていないとか、失敗しようのない避妊法を使っている場合は、別の問題が浮上してきます。月経が止まったことには妊娠以外の原因がある可能性が高いからです。

そうあることではないけれど、ちょっと楽しい原因は、旅行です。なぜなのかはわかりませんが、時間帯をいくつもまたぐような長時間の飛行機の旅をすると、月経周期が乱れて、まるで時差ボケになったみたいに大きくずれたタイミングで出血が始まったりします。

もう少しよくある原因は二つ。体重の増減と運動のしすぎです。何キログラムくらい増減すると、あるいはどれだけの時間エクササイズをがんばりすぎると月経が止まるのか、具体的な数字を挙げることはできません。プロのスポーツ選手は無月経になりがちですが、プロでなくても月経が止まるくらい運動をする人はいます。拒食症の厳格な診断基準に無月経があるとはいえ、拒食症でなくても月経が止まるくらい体重が減少することもあるでしょう。

精神的ストレスも月経に影響を及ぼします。ただし、そういった変化に月経周期が影響される度合いは、人によって大きくちがいます。こう考えるとわかりやすいかもしれません。月経は、エネルギーにゆとりがあることを示すもの。妊娠するには、出産に耐えられる体力がなくてはなりませんからね。妊娠と出産はストレスであり、出産に必要なエネルギーの備蓄が何らかの理由で尽きてしまうと、いま妊娠してはいけないと体が判断し、月経を止めます。すべてはつながっているのです。体、精神、月経も例外ではありません。つまり、月経が遅れたのは、学校が忙しすぎるのかもしれないし、事故や家族の不幸などで心に深い傷を負ったからなのかもしれません。加えて、初潮から数年は、月経周期が不規則でもまったく心配はいりません。しばらく月経が止まってしまうことさえあります。ホルモンバランスが安定し、月ごとにきちんと排卵が起きるようになるには時間がかかります。放っておいても自然に解決するでしょう。

避妊法が月経に与える影響も忘れないで。ＩＵＳなどプロゲスチンを含む製品を使っていると、月経が来なくなることがあります。これもまったく心配いらないし、何か異常が起きているということもないでしょう。避妊法を使用しているあいだの〝月経〟は、通常の月経ではなく、専門用語でいう〝消退出血〟です。通常の月経とはちがって、エネルギーの備蓄は充分だよという体からのシグナルではありません。ホルモン避妊法を使っていて月経が止まっても、それは無月経には当てはまらないのです。

とはいっても、長期にわたって月経が止まり、しかもその原因に心当たりがないときは、やはり病院で診てもらうのが賢明です。月経が止まる原因になる病気はたくさんあります。そういった病気には、多嚢胞性卵巣症候群、代謝性疾患《たいしゃせいしっかん》、下垂体腺腫《かすいたいせんしゅ》などが考えられるでしょう。

ひどい痛み——月経困難症

全女性の半数以上は、強い月経痛に苦しめられています。締めつけるような下腹部の痛みです。その痛みに別の原因——月経痛をさらに重くするような病気——がないなら、機能性月経困難症と呼ばれます。別の原因があるなら器質性月経困難症です。月経困難症とは〝痛みをともなう月経〟という意味。人によっては腰やもも、膣が痛むことも。月経開始から数日目までがもっとも痛みが強く、吐き気や嘔吐、下痢などほかの症状が出る場合もあります。六人に一人程度は、仕事や学校を毎月二日くらい休まなくてはならないほどのひどい痛みに苦しんでいます。[*3]

月経の痛みは、子宮が収縮することで起きます。袋状になった筋肉のかたまりである子宮は、月経周期の終わりにさしかかると、ぎゅっと身を縮めて子宮内膜を排出します。ここで押し出された子宮内膜が月経血となるのです。

子宮はパワフルですが、その力強さが災いします。小さく身を縮めるせいで息もできず、それが痛みになるからです。もちろん、子宮は呼吸などしていないけれど——呼吸するのは肺だけですから——どの細胞もつねに酸素を供給されていないと生きていけません。酸素が足りないと窒《ちっ》息《そく》してしまいます。酸素は血流に乗って運ばれます。月経痛は、子宮の筋肉が限界まで収縮するため、血流が滞《とどこお》ってしまうために起きます。子宮は、酸欠で自分が死ぬことになってもかまわないというくらいの覚悟で子宮内膜を押し出そうとするわけです。みなさんが感じる月経痛は、酸素供給を絶たれた細胞の苦痛といえます。

でも、ちょっと待って——似たような話をどこかで聞いたことがあるような……？　医療従事者や、狭心症《きょうしんしょう》を患っている祖父母がいたりする人なら、まちがいなく聞いたことのある話でしょう。心臓のなかの血管が狭窄《きょうさく》すると、酸素の欠乏によって痛みが起きます。運動などが誘因になって胸が痛むことがあります。たとえば、あなたのおじいちゃんが階段を上るとしましょう。心臓にはより多くの酸素が必要になるのに、血管が狭窄しているために血液の供給が追いつかなかったとします。すると心臓は〝低酸素性の痛み〟を感じます。月経痛もまったく同じこと。子宮が内膜を押し出そうとしたとき、酸素の需給バランスが崩れて痛みが起きるのです。

心筋梗塞でも胸の痛みを感じます。この場合は、酸素不足が原因で、心臓の一部が窒息して壊《え》死《し》します。ちょっと心配になってきたかもしれませんね。でも、大丈夫。月経痛は心筋梗塞とはちがって命の危険はないから安心して！　どちらも酸素不足から痛みが起きるというのは興味深い話だけれど、月経痛で子宮の一部が壊死することはありません。しくみは共通しているというだけで、まったく同じではないのです。

では、寝こんでしまうほど月経痛が強い人と、鼻歌まじりにやり過ごせる人がいるのは、どうして？

答えは酵素《こうそ》の活性度合いにあります。酵素とは、体内のあらゆる化学プロセスが適切に行われるよう制御しているタンパク質のこと。シクロオキシゲナーゼ（COX）と呼ばれる酵素は、プロスタグランジンの合成に関与しています。プロスタグランジンは、妊娠中の女性に陣痛を誘発させるために投与される物質の一つ。子宮の収縮を起こすと同時に、たったいま説明したような酸素不足の原因となります。

専門家のなかには、月経痛が強い女性は、ＣＯＸ酵素がとりわけ活発なのではないかと考えている人もいます。[4] そのためプロスタグランジンの合成量も多くなり、子宮が収縮をやめてリラックスしようとしているときでも収縮を強めてしまいます。プロスタグランジンは生殖器部の神経を痛みに過敏にする作用も持っています。

単に自分が痛みに弱いだけなのか、それともどれだけ痛いか説明しても他人に信じてもらえないだけのことなのか、どちらなのだろうと疑問に思っている人もいるかもしれませんね。次に挙げる出産との比較を使って話せば、周囲を黙らせることができますよ。月経困難症の女性の子宮収縮の圧力は、一五〇から一八〇ミリHgであることが研究から判明しています。[5] これだけでは〝何のことやら〟だろうけれど、比較のために挙げると、出産時に赤ちゃんを押し出そうとしている子宮の圧力はおよそ一二〇ミリHg。出産時の子宮の収縮は、一〇分につき三から四回。ところが月経困難症の女性の月経中の子宮は、同じような収縮を一〇分につき四から五回も繰り返します。つまり、ひどい痛みを感じているときの圧力は、出産時のそれと同じかそれ以上で、しかも痛みが来る間隔は出産時のそれよりちょっと短いというわけ。幸いにも、年齢が上がるごとにこういったひどい痛みがやわらいでいく女性がほとんどです。

月経痛には鎮痛剤を使えますが、使いかたを誤らないことが大切です。イブプロフェンはＣＯＸ酵素にじかに働きかけて抑制し、プロスタグランジンの合成量を減らします。イブプロフェンなどのＮＳＡＩＤ（非ステロイド性抗炎症薬）は月経痛にもっとも有効な薬剤です。月経痛が強くなりがちなら、月経の予定日の前日から——一番遅くても痛みの気配を察知した段階で——イブプロフェン配合の鎮痛剤を服用しておくといいでしょう。そのあとは数日間、六から八時間ごとに鎮痛剤をのんでおくこと。痛みが本格的になってからやっと薬をのむ人が多いけれど、その時点ではもうプロスタグランジンの合成が進んでいるので、事前に服用したときに比べて効果はぐんと下がってしまいます[*6]。

鎮痛剤以外には、ホルモン避妊薬にも月経痛をやわらげる効果があります。避妊薬はまた、継続的に使うものであることから、長期的な解決にもなります。日本では月経痛にピルを使う場合、健康保険が適用されます。

最後にもう一つ。何らかの病気が月経痛の原因になっていることもあります。痛みの質が変化したり、急にひどくなったり、気がついたら重くなっていたりした場合は要注意です。〝前はこうじゃなかったのに〟と思うようなときです。子宮の筋肉層に良性腫瘍（子宮筋腫《しきゅうきんしゅ》と呼ばれる）ができているのかもしれないし、子宮内膜が子宮以外のところに増殖してしまう子宮内膜症の症状の一つかもしれません。また、銅付加ＩＵＤの装着によって月経痛が強くなることがあります。思い当たるところがあれば、別の避妊法を試してみましょう。

急にひどい痛みを感じたときは、念のため深刻な病気を疑ったほうがいいこともあります。たとえば子宮外妊娠などです。受精卵は本来なら子宮に下りていくものなのに、そうならなかった場合に起きます。胎児が、たとえば卵管のなかで成長を始めてしまい、すぐにスペースが不足したようなときです。強い月経痛、とくに下腹部の片側だけが強く痛む場合、子宮外妊娠が原因であることも。そういう場合は急いで婦人科がある救急病院へ。

月経不順や不正出血

初潮後の数年と閉経前の数年、そしてホルモン避妊薬を使っているとき、月経周期が不規則になることがあります。初潮後は周期が落ち着くまでにしばらく時間がかかるし、ホルモン避妊薬を使っているときは月経周期がそれまでとは変わるため、ふつうの月経は来なくなります。こういった事情があるときを例外として、月経周期はだいたい二五から三八日の期間で落ち着くもの。初潮から数年たってもまだ周期が一定にならず（あるいは急にペースを崩して）、予測不可能になったら、気をつけたほうがよさそうです。

不正出血はさまざまな形で表れます。点状出血（月経と月経のあいだに見られるごく少量の出血）、月経と無関係なタイミングでの出血、性交後や性交に関連して起きる出血。ストレスや体重の変化、運動のしすぎでホルモンバランスが崩れ、月経が止まることもあれば、遅れたり、早く来たりすることもあります。月経不順の陰に多嚢胞性卵巣症候群や代謝性疾患などの病気が隠れていることも。

子宮頸がんや性感染症は、子宮頸部を過敏にし、少量の出血を起こさせます。そういったとき、性交中や性交後に少量の出血を見ることがあります。このため、性交と関連して出血が起きるようなら、病院で検査を受けましょう。

混合型ホルモン避妊薬を使用中に不正出血があった場合、主治医や看護師に相談したほうがいいでしょう。エストロゲンの用量が多いタイプの避妊薬に切り替えれば止まることが多いようです。避妊ピルは、含まれるエストロゲンの量、プロゲステロンの種類によってタイプが分かれます。用量以外はどれも同じです。

かなりの量――過多月経

ドラッグストアでタンポンの棚をながめると、さまざまなサイズや吸収力のものが並んでいます。このことからもわかるように、あなたとほかの女性たちの月経血の量はみんな同じというわけではありません。極端に少ない人なら、ティッシュを一枚、下着に忍ばせておくだけですむこともあります。多い人になると、特大サイズのタンポンを数時間ごとに交換しなければならないし、漏れるのではという不安から、より吸収力のあるタンポンを探して購入します。ウルトラスーパープラス・サイズのタンポンが必要なのです。

月経で失われる血液の量は人によって差がありますが、平均で二五から三〇ミリリットル――近所のカフェで出てくるエスプレッソのシングルサイズくらいです。とはいっても、ダブルエスプレッソくらいの量までなら正常だから安心して。[*7]

あなたはいま、鼻で笑っているタイプ？ 「シングルのエスプレッソ？ これ、月経期間を通しての話よね？ あはは――それだけ？ わたしなんか、一日でダブルエスプレッソくらい軽く出ちゃうわよ！」

近所のコーヒーショップの慎ましやかなエスプレッソより、処女の血を集めた風呂に入るのを好んだと伝えられるトランシルバニアの連続殺人犯〝血の伯爵夫人〟の異名を持つエリザベート・バートリを連想させる量の血が出るという人もいます。だけど待って。一度の月経でバスタブがいっぱいになるほどの人はさすがにいません。でもタンポンでは間に合わず、パンティ、ジーンズに赤い染みを作り、さらには親友の家の真っ白なＩＫＥＡのソファを汚すほどの量の人はいます。実際のところ、住宅用のごく一般的なバスタブが一つ満杯になる量は、七人の一生分の月経血に相当します。それでも、貧血を起こして鉄サプリが必要になるほど量が多い人は大勢います。動くのも億劫《おっくう》になり、顔色は青ざめ、頭痛を起こし、ふだんなら好んでやるようなこともやる気が起きません。月経は女性から活気を奪い去ります。

一度の月経期間が八日より長くなったり、量が八〇ミリリットル[*8]（日本では一四〇ミリリットル）を超えたりするようなら、過多月経とされます。八〇ミリリットルとは、エスプレッソの例でいえばシングル二・五杯分。バスタブを満杯にするにはほど遠いにしても、かなりの量であることは確かですよね。

初潮後、数カ月から数年間は量が多いのがふつうです。時間とともに落ち着いていくものだから、すぐに心配する必要はありません。ただ、あまりにも量が多いようなら、病気が隠れていないか、念のためチェックすること。ある種の血液疾患によってふつうより出血量が多くなることも。といっても、そういう例はまれです。

量を多くする〝犯人〟が銅付加ＩＵＤであることも。銅付加ＩＵＤが体に合う人が大半を占めるとはいえ、月経痛が重くなったり、量が増えたりする人もなかにはいます。銅付加ＩＵＤを装着する前からそうだった人にはとくに当てはまります。混合型ホルモン避妊薬は、過多月経の治療に使うこともできます。月経をコントロールしやすくなるからです。プロゲスチンを含む製品、たとえばＩＵＳは、月経を完全に止めるか量を大幅に減らすため、これらに悩んでいる人にすすめられます。

なお、子宮筋腫が量の増える原因になることもあります。

子宮内膜症――迷惑なはぐれ者たち

月経痛とはうまくつきあうしかないとなかばあきらめている人は多いでしょう。でもなかには、ふだんどおりの生活なんてとても無理というほど強烈な人もいます。毎月何日かは、鎮痛剤をキャンディか何かみたいに次々に口に放りこみながら、カイロをおなかや腰に当ててソファで体を丸めて過ごすような人。「それ、わたしのことです」と思ったあなた。全女性の一〇人に一人がかかる子宮内膜症という病気かもしれません。下腹部から生殖器部にかけて、身動きもままならないほど強い痛みを感じる人の三分の一は子宮内膜症と言われています*9［1］。もちろん、デリケートゾーンそのものが痛む場合は別です。その病気についてはまたのちほど。

名前から推測がつくとおり、子宮内膜症は子宮内膜――子宮の内張りの粘膜――の病気です。この粘膜は、子宮が受精卵を受け取る準備として月経周期ごとに増殖して分厚くなり、妊娠が成立しなかった場合は月経血となって排出されるもの。ところが子宮内膜症にかかると、子宮内膜が子宮腔の外にまで増殖してしまいます。場合によっては子宮の筋肉層にまで迷いこんだりも。こちらは子宮腺筋症《しきゅうせんきんしょう》と呼ばれています。

子宮内膜がなぜ子宮の外で増殖してしまうのか、発症原因はまだはっきりわかっていません。

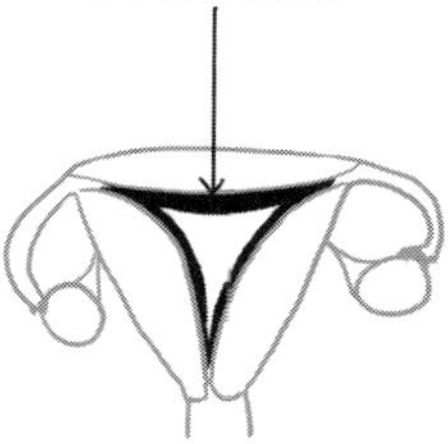

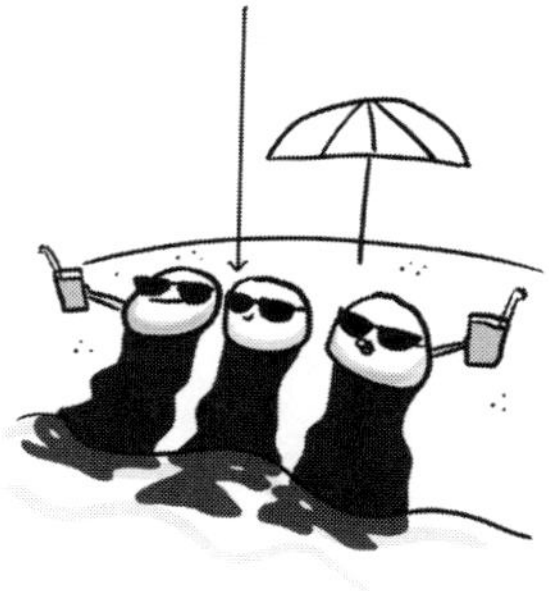

有力な説の一つは、月経血が逆流して――つまり子宮頸部から体外へ出る代わりに、卵管を伝って腹腔《ふくくう》内に流れこんでしまって起きるというもの。月経血逆流はほぼすべての女性に見られる現象ではありますが、免疫《めんえき》機能がうまく働かず、腹腔内に迷いこんだ月経血を追い出せなくなる人がいるようなのです。その結果、月経血に含まれている子宮内膜細胞がそこを適切なすみかと勘ちがいし、骨盤の腹膜や卵巣、腸など、腹腔内のさまざまな場所に居座ってしまいます。

　月経血とともに逆流した子宮内膜細胞は、体内生殖器に定着する場合が多いですが、はるか遠く、肺を包んでいる胸膜《きょうまく》で見つかることがごくまれにあります。そういった例を見て、子宮内膜症の原因は、月経血が体内で迷子になる以外にも何かあるのではないかと疑っている研究者もいます。ある種の幹細胞《かんさいぼう》――どんな種類の細胞にもなれる細胞――がまちがった場所で成長するからなのか、あるいは子宮内膜の細胞が血流に乗って体の別の場所に運ばれるからなのか。近い将来、決定的な答えが見つかることを祈りましょう。

新天地に移住したとはいえ、子宮内膜の集団《コロニー》は、自分たちが何者であるかを忘れたわけではなく、子宮に住んでいたときと同じふるまいを続けます。子宮内にある内膜と同じように、月経周期にともなうホルモンバランスの変化に反応して増殖するのです。にわかには信じがたい話ではあるけれど、子宮の外でも毎月、ミニ月経が起きてしまうということ。

遠く離れた場所で起きる月経は、決して人気のあるイベントではありません。免疫機能は、それまで閑静《かんせい》で落ち着いた住宅街だった場所に住み着いた子宮内膜を容赦なく攻撃します。どんな現象はどこで起きるべきか、体には厳格なルールが存在するからです。子宮内膜のコロニーが本来あるべきところから遠く離れた場所で月経を起こすやいなや、暴動が発生します。突然、血の雨を浴びることになった新しいご近所さんたちは、何が起きているかとっさにわからず、当然のことながら体内警察である免疫細胞に通報します。通報を受けた免疫細胞は現場に急行し、事態を収めようと試みます。その結果、子宮内膜のコロニーの周辺の組織で炎症が起きます。炎症が起きれば、痛みます。

子宮内膜の病巣はたいてい子宮の近くにできるため、子宮内膜症の痛みと、強いけれど心配しなくていい範囲の月経痛とを区別しにくいと感じる人はたくさんいます。ただ、場合によっては奇妙な場所に痛みが出ることがあります。たとえば、はぐれ者たちが尿道口の周辺に腰を落ち着けていれば排尿時に痛むし、直腸が気に入って定住していたら、排便のときに痛みます。

さまざまなタイプの痛みに共通するのは、周期があるということ――決まったサイクルに従うということです。月経開始の一日か二日前に痛みが起き、月経終了後も数日間続きます。子宮内膜症の痛みとふつうの月経痛を区別する一つの手がかりは、初潮から数年かけて少しずつ強くなっていくかどうか――年齢とともに月経痛が強くなるようなイメージで悪化するかどうかです。人によっては十代前半から痛みを感じるようになりますが、そういうケースは珍しく、子宮内膜症と診断を受けるのは一九歳以降のことが多いようです。

病巣周辺で月ごとに起きる炎症は、年月とともに腹腔内で瘢痕《はんこん》化や癒着を引き起こします。たとえば、子宮と、そのとなりの膀胱がくっついてしまったりします。こういった腹腔内の傷が生殖器部に慢性的な痛みを引き起こすこともあるでしょう。子宮内膜症を患う女性の多くは、性交中に刺すような強い痛みを経験します。痛むのは膣や外陰部ではなく下腹部です。

また別の問題として、不妊症に悩まされることが少なくありません。子供がほしくてもできないケースの四分の一で子宮内膜症が原因とされています。[*10] なぜ妊娠しにくくなるのか、正確なところはまだわかっていません。瘢痕化や癒着によって卵管や卵巣がダメージを受けるということもあるのでしょうが、免疫機能とホルモンなど別のメカニズムも働いているように思えます。子宮内膜症があって不妊に悩んでいるなら、人工授精を検討するのもいいかもしれません。[*11] 人工授精と手術を受ける、あるいは人工授精の代わりに手術を受けることもできます。子宮外にできた内膜のコロニーを外科的に取り除いたあと、自然に、あるいは人工授精で妊娠・出産した人もたくさんいます。一つアドバイスを加えるなら、手術は一度だけですませること。子供を産める環境が整ったところで初めて検討するのがいいでしょう。

子宮内膜症の困ったところは、確実な診断のための簡易な検査が存在しないことです。血液検査、婦人科の診察、MRIなどの画像診断では、放浪癖のある子宮内膜の状態についてほとんど何もわかりません。確実に診断するためには、おなかを開けてなかの様子を見るしかないのです。これには腹腔鏡下《ふくくうきょうか》手術で行うことが多くなります。おなかを小さく切開してカメラを挿入し、腹腔内をのぞきます。ほかの手術と同じように合併症のおそれがあるため、強い症状があること、痛みの原因になりそうな病気がほかに見つからないことという二つの条件がそろわないかぎり、この検査は行われません。

そこで、腹腔鏡で検査する代わりに、とりあえず子宮内膜症の治療を開始して様子を見ることが多くなります。ほとんどの場合、治療はシンプルで、しかも安全です——避妊ピルを休薬期間なしで服用するかIUSを装着し、追加でイブプロフェンなどの鎮痛剤を併用します。ピルを継続して使うと、子宮内膜の病巣からの出血を防ぎ、時間とともに病巣は縮小していきます。[*12] イブプロフェンなどの鎮痛剤は痛みをやわらげ、同時に炎症を抑える効果も期待できます。病巣を完全に取り除くことはできませんが、症状は改善していきます。

こういった治療を試しても改善が見られない場合は、手術やもっと強いホルモン治療といったさらに進んだ治療法もあります。しかし残念ながら、治療で完治することはありません。手術で切除しても、時間がたつと子宮内膜の病巣は復活してしまうのです。子宮内膜症は慢性疾患で、閉経まで長々とつきあうしかない病気ではあるけれど、適切な治療を受ければ症状を緩和できることを知っておいてください。大切な第一歩は、痛みの原因が子宮内膜症であるかどうかを確かめ、この病気に詳しい医師を見つけること。子宮内膜症は少しずつ一般に知られるようになってきています。次の世代では、生活の質を大幅に下げる可能性を持ったこの病気を知らない人がいないようになることを心から願っています。

多囊胞性卵巣症候群——暴れるホルモン

「月経なんて来ないほうが楽チン。でも月経が止まったら最悪」。これは著者二人の友人がよく口にするせりふ。月経が止まったり、月一度より間隔が開いたりすれば、誰だって心配になりますよね。月経不順や稀発《きはつ》月経のよくある原因の一つは、多囊胞性卵巣症候群（ＰＣＯＳ）と呼ばれる病気です。初めて聞いた？　知らないという人は、ほかにもたくさんいるから安心して。でも、みんながもっとこの病気のことを知っておくべき理由がいくつもあります。実をいうとこのＰＣＯＳは、生殖年齢にある女性にもっとも多いホルモン障害で、四から一二パーセントに見られる病気なのに、多くの人は自分でも気づかずにいます[*13]。

多囊胞性卵巣症候群という名前は、卵巣にたくさんの卵胞ができることから来ています。卵胞が透明の液体が詰まった小さな水ぶくれのように連なって、卵巣全体がブドウの房のように見えます。ほかのタイプの卵胞とちがい、卵子を放出できないほど小さいため、気づきにくいのです。

この多囊胞性変化と呼ばれる症状が一番よく知られているとはいえ、それはＰＣＯＳという病気の一部分にすぎません。多囊胞性卵巣症候群が〝症候群〟と呼ばれるのは、いくつかの異なる症状が、かならずではなくとも、たいがい同時に発生するから。そしてそういった症状は、さまざまなホルモン系の障害が原因で起きます。卵巣の機能を狂わせるだけでなく、膵臓《すいぞう》や消化器系、下垂体——脳内にある睾丸そっくりの腺——にも影響を及ぼします。

卵巣は持っている卵子を保管し、月に一度排卵を起こすという任務を負っています。PCOSになると、この任務がうまくこなせなくなります。脳下垂体と卵巣が、月経周期をコントロールするホルモンの量を誤って分泌するからです。その結果、排卵の回数が減るか、完全になくなるかします。月経が気まぐれにしか来なくなったり完全に止まったりするから、ふつうに生活していても気づきます。

排卵は妊娠するために不可欠の現象なので、PCOSを患う女性の多くは、自然に妊娠するのに時間がかかったり、何らかの助けが必要になったりします。[*14] PCOSは女性不妊のもっとも一般的な原因となっています。[*15] 流産や妊娠糖尿病など妊娠中に発生する合併症のリスクを高める原因とも考えられています。

PCOSの治療を受けずに放置していると、年齢が高くなってから子宮内膜がんを発症するリスクが高くなります。子宮内膜がんは、欧米の女性のあいだでもっとも多い性器がんです。[*16] ある系統的レビューによると、健康な女性が子宮内膜がんを発症する生涯リスクは三パーセント前後であるのに対し、PCOSを治療していない女性の生涯リスクは九パーセントに上昇するようです。[*17]

PCOSを治療しないとなぜ子宮内膜がんの発症リスクが高まるのか、その理由の一つは、PCOSの女性の子宮内膜はつねに増殖を続け、しかも月経によって排出されないからだろうと考えられています。その結果、子宮内膜細胞が〝古く〟なって、異常なふるまいを始めます。避妊ピルなどの投薬によって一年に三から四度の月経があれば、この問題はそれだけで予防できます。誤解のないようにつけ加えると、ＰＣＯＳが原因で古くなった子宮内膜細胞に起きるような異常は、ホルモン避妊薬を使って月経をスキップしているときには起きません。ＰＣＯＳの場合、子宮内膜は増殖せよというシグナルをつねに受け取っていますが、ホルモン避妊薬はそもそも子宮内膜の増殖を防ぐからです。月経回数が少なくなるという結果だけ見ると似ているけれど、メカニズムはまるでちがいます。

排卵障害に加えて、卵巣は――脂肪組織や副腎《ふくじん》も――男性ホルモン、いわゆるアンドロゲンを過剰に分泌することがあります。どんな女性も男性ホルモンを分泌しているのですが、バランスはふつう、女性ホルモンのほうにかたむいています。アンドロゲンが優勢になると、ふだんはないところに毛が増えます。たとえば顔にひげが生えたり、恥毛《ちもう》がおへその下から細い筋状に生えてきたり。これは多毛症といって、ＰＣＯＳの女性の半数以上に見られます[*18]。また、思春期を過ぎてからしつこいニキビに悩まされることも。脂肪のつきかたも変わります。女性の場合は増えた分の脂肪が腰まわりからももにかけて集中し、洋ナシ形の体型になることが多いのに、ＰＣＯＳの女性は男性ホルモンが増えるため、おなかまわりに脂肪がついてリンゴ形になりやすいのです。ビール腹になってしまうこともあります。これは脂肪のつきかたとしては一番不健康なパターンです。またアンドロゲンには目に見えない作用もあります。たとえば、血中のコレステロール値や脂肪酸量が高くなるようなことです。これは血管壁によくない影響を及ぼします。

ＰＣＯＳになると異常を示すほかの領域は、膵臓です。消化器系の臓器の一つで、消化液のほかに、インスリンというホルモンを分泌します。インスリンは食後に放出され、血中のブドウ糖を取りこんで血糖値を下げよというシグナルを発します。ＰＣＯＳの女性の五〇から七〇パーセントで、インスリンが発したシグナルに対する組織の反応が鈍くなります。[19] こうしてインスリン抵抗性が高い状態になると、膵臓はどうにか信号を届けようとして、さらに多くのインスリンを分泌します。「せっかくジョークを言ったのに、誰も笑ってくれないって？　もっと大きな声で話さなくちゃ聞こえないよ！」というわけ。

インスリン抵抗性が高い状態は、体のためになりません。インスリン抵抗性をコントロールできないと、やがて2型糖尿病になってしまいます。同じ体重、同じ生活習慣と仮定すると、ＰＣＯＳの女性はそれ以外の女性に比べて糖尿病を発症するリスクがはるかに高くなります。[20] アメリカで行われた研究によれば、ＰＣＯＳの女性の二〇から四〇パーセントは、四十代に入るまでに2型糖尿病の予備軍になるか、発症するかします。[21] インスリン抵抗性、血中脂肪酸の異常値、おなかまわりについた脂肪の三つがそろうと、年齢が進むにつれて心臓血管疾患のリスクも高まります。

ここまでの説明でわかるとおり、ＰＣＯＳを侮《あなど》ってはいけません。月経不順の原因はＰＣＯＳかもしれないのです。検査では、ホルモンレベルを調べ、超音波検査機で卵胞を観察します。もしもＰＣＯＳと診断されたら、将来の健康を守るために考えておきたい大切なことがいくつかあります。

一番大事なアドバイスは、体重管理と生活習慣の改善です。肥満ぎみなら、体重を減らすとPCOSの症状も減ります。すでに適正体重なら、それ以上減らしてもあまり意味はないでしょう。体重を減らすのは「言うは易く行うは難し」の典型例だけれど、運動や健康的な食生活は体調を改善します。PCOSかつ肥満の女性の五人に四人は、体重を五パーセント減らすだけで――たとえば八〇キログラムから七六キログラムに減らすだけで――正常な排卵が戻ります。[*22] さらに、体重が減ればインスリン抵抗性が抑えられ、糖尿病や心臓血管疾患のリスクが低くなります。多毛症やニキビも改善するでしょう。太っているというだけで、男性ホルモンが増えるからです。

もう一つの助言は、PCOSの知識を持った医師と、ピルなど混合型ホルモン避妊薬の使用についてよく話し合うこと。これはPCOSの治療においてもっとも大事な部分です。ピルに含まれるエストロゲンは、卵巣から分泌される男性ホルモンの量と作用を抑制し、それが多毛症やニキビの改善につながります。さらに、今後の卵胞の発育を抑制して、子宮内膜がんの発症リスクを低く抑えます。

将来、子供がほしいかどうか、よく考えてみて。ほしいなら、ぐずぐずしていてはいけません。PCOSの女性の多くは妊娠するのに医学の助けを必要とし、それには時間がかかります。それも含めて準備を進めておくのが賢明でしょう。

子宮筋腫――子宮に埋もれたボール

この前、婦人科検診に行ったら不愉快なサプライズが待っていたりしなかった？　子宮に筋腫と呼ばれる良性の腫瘍を持っている人は少なくありません。〝腫瘍〟なんてものが自分の体にあるなんて、想像しただけで全身の血が凍りついてしまいそうだけれど、この場合は肩の力を抜いて大丈夫です。婦人科の診察台に横たわって、深呼吸を。子宮筋腫は、子宮の筋肉壁の組織が異常増殖してできる良性の腫瘍のこと。がんとは関係がありません。いまの時点でもがんではないし、将来もがんにはならないということです。医師は〝こぶ〟などと呼んだりします。その呼び名で良性の腫瘍と良性ではない腫瘍のちがいが理解しやすくなりそうですね。

　子宮筋腫は、平滑筋《へいかつきん》と呼ばれるものからできています。この平滑筋は、たとえば腸や胃を動かしている筋肉と同じように、意図的にコントロールできない筋肉です。筋腫は球状で、ゴムのように弾力がある場合が多いです。目の前のテーブルに筋腫があるとして、それをナイフで二つに切ると、断面は赤いかと思いきや、真珠のように真っ白です。子宮筋腫は、ちょっとだけ真珠《しんじゅ》に――海底の貝のなかで育つ本物の真珠に似ています。

　筋腫は子宮のいろんな部位にできます。子宮の筋層内にできる筋層内筋腫《きんそうないきんしゅ》、外側にできる漿《しょう》膜下筋腫《まくかきんしゅ》、子宮の内腔に飛び出すようにできる粘膜下筋腫《ねんまくかきんしゅ》の三つのタイプがあります。一つだけの人もいるし、六個や七個という人も珍しくありません。[*23] サイズは小さなものからグレープフルーツ大のものまで。かならずしも時間の経過とともに大きくなるわけではなく、短期間のうちに猛烈な速さで大きくなる筋腫もあれば、一センチメートルほどになったところで成長を止めるものもあります。自然に縮んでなくなってしまうことも。

　閉経までのあらゆる年代の女性で発生頻度は高いとされています。生殖器に関連するものはたいがいエストロゲンに感受性が高いけれど、子宮筋腫も同じ。それゆえ、できるとしたら思春期以降で、閉経後は縮小する傾向にあります。全女性の四人に一人が子宮筋腫を持っているとされています。[*24] おそらく実際にはもっとたくさんの女性にあるのだろうけれど、サイズが小さくて気づかないことも少なくありません。良性の腫瘍だから、わざわざ検査して確認する必要はないでしょう。子宮筋腫が原因の不快な症状が出ないかぎり、そのままにしておいて大丈夫。

たいがいは無症状ですが、とくに子宮の内腔に突き出すタイプの筋腫では、強い月経痛、過長月経などの症状が出ることも。不正出血はまれで、一般的には痛みもありません。ただ、筋腫がひじょうに大きくなると、生殖器に圧痛を感じることがあります。たとえば血液供給が遮断《しゃだん》されて子宮筋腫が壊死するときは激しく痛み、とりわけ妊娠しているあいだにこれが起きると不安になりますが、危険はありません。

テニスボール大の真珠が六個や七個もある子宮の図を想像すると、子宮筋腫がほかの問題を起こすことは容易に想像がつくはず。たとえば、子宮のすぐ前にある膀胱を子宮が圧迫すれば、頻《ひん》尿《にょう》になります。膨満感《ぼうまんかん》の原因にもなるでしょう。妊娠中と同じようにおなかが出て、妊娠数カ月かと思われそうな見た目になったりもします。

憎らしい皮肉として、最悪のケースでは子宮筋腫が不妊の原因になることも。[*25] 幸い、それが当てはまるのはごく少数にかぎられますが、子供がほしいのにできにくい女性の一から二パーセントの原因は子宮筋腫とされています。[*26] 子宮筋腫があると妊娠しにくくなる理由ははっきりとはわかっていませんが、筋腫の大きさではなく、位置が主な原因のようです。[*27] 子宮の内腔に筋腫が張り出していると、本来はその場所に着床するはずの受精卵の着床を妨げてしまいます。卵管の出口をふさぐ位置にある場合には、じりじりしながらすてきなデート相手を待っている精子が卵子を迎えにいくことができません。筋腫が不妊の原因と疑われるときは、手術で摘出《てきしゅつ》することもあります。[28]

もう一つ、まだよくわかっていないのは、めでたく妊娠したとして、筋腫がどのような影響を及ぼすのかということ。子宮の内腔に突き出している筋腫はやはり、一番多くのトラブルをもたらします。いくつかの研究によると、筋腫が内腔に向かって成長すると、流産のリスクは二二から四七パーセント程度増します。[29] 赤ちゃんと産道のあいだをふさぐ形で筋腫ができている場合は帝王切開が行われることが多いですが、筋腫が妊娠に及ぼす悪影響はそのくらいしかなさそうです。つまり、通常なら出産前に手術で摘出する必要はありません。[30]

筋腫を縮小させることは可能です。簡単な解決法としては、長期作用タイプのプロゲスチン避妊法があります。[31] 過多月経が悩みなら、ホルモン避妊薬がやはり有効でしょう。エストロゲン用量の低い避妊法なら、筋腫の増大につながることはありません。ホルモン避妊薬が合っているなら、そのまま使いつづけてください。

一般的にいって、子宮筋腫はそばかすに似ています。ちょっとだけの人もいればたくさんある人もいるし、大きさもさまざまだけれど、それ自体が問題を起こすことはありません。あるからといって、かならず除去する必要はないのです。それが原因で問題が起きたとき初めて取り除くのでも充分間に合います。最後に、もう一度念のため――筋腫ががんになることはありません。

ヴルヴォディニア――デリケートゾーンの原因不明の痛み

主治医にも誰にも説明がつかないデリケートゾーンの痛みに悩んでいたりしない？　そういう人はほかにもたくさんいるのに、そういった痛みに関して、ほとんど何もわかっていないのがもどかしいですね。現に痛みが存在することは確かで、おかげで毎日の生活に支障が出るし、セックスが苦痛になります。これ、いったい何の痛みなの？　いまのところわかっていることは本当に少ないのです。

一般的な話をすれば、デリケートゾーンに痛みが出る原因はたくさんあります。膣カンジダ症など生殖器の病気にかかると、ヒリヒリ感やかゆみが続くことがあるし、性感染症は性交痛の原因になります。硬化性苔癬《こうかせいたいせん》など激しい痛みをともなう皮膚病の影響が外陰部に及ぶこともあるでしょう。まれに性器がんで痛みが出ることも。また、バルトリン腺に炎症が起きると激しく痛みます。こうして考えられる原因を挙げていったらきりがありません。ここに挙げた原因すべてに共通しているのは、通常なら診断が可能だということ。病院で痛みについて相談すれば、医師は診察し、検査を通じて痛みのもとを突き止められます。たとえばヘルペスの再発を繰り返しているなら、デリケートゾーンの痛みは謎でもなんでもありません。でも、どれだけ見ても、どれだけ検査しても、原因らしいものが何一つ見つからないとしたら？

デリケートゾーンの痛みにこれといった原因が見つからない場合、その症状はしばしばヴルヴォディニアと呼ばれます。〝ディニア〟とは痛みを意味するギリシア語から来ていて、ヴルヴァディニアは外陰部《ヴルヴァ》の痛みという意味になります。[*32]

初めに強調しておきたいのは、医師にも原因がわからないとしても、ヴルヴォディニアの痛みは本当に存在しているということ。この症状を訴える人は、原因に関して明確な答えを得られないために、そんなことで騒ぐなと言われているように感じてしまいます。数えきれないほどの検査を受け、次から次へと病院を替えてみても、原因らしい原因はまったく見つかりません。痛いと自分が思っているだけで、本当は痛くなんかないということ？ それは絶対にちがいます。痛みはちゃんと存在しています。わたしたちはあなたの訴えを信じます。

ヴルヴォディニアにはいくつか種類があります。このことは二つの意味を持ちます。第一に、デリケートゾーンの痛みを引き起こす未知の病気が複数あるということ。でもそういった病気についてはまだほとんど何もわかっていないため、まとめてヴルヴォディニアとしてカバーしておくしかないのです。第二に、原因不明のデリケートゾーンの痛みが何種類もあるのは、原因は一つなのに、人によって症状の出かたが異なるということなのかもしれません。

ヴルヴォディニアの痛みにはいくつか種類があります。灼熱感《しゃくねつ》をともなうデリケートゾーンの自発性疼痛《とうつう》、専門用語でアロディニア（異痛症）や痛覚過敏症と呼ばれるタイプの痛み。アロディニアでは、ふつうなら痛みを引き起こさない刺激――きわめて軽い圧力や接触――が、急に痛みとして感じられるようになります。たとえば、指先でちょっと触れただけで、外陰部に焼けつくような痛みが走ったりします。過去に何らかの傷を負った部位に生じやすいものですが、これがデリケートゾーンのアロディニアにも当てはまるかどうかはわかりません。痛覚過敏症では、通常でも痛みを引き起こす刺激がいっそう強い痛みとして感じられます。たとえば、ピンの先で指を刺してしまったとして、ふつうならそのときは痛いと思ってもすぐに忘れますが、痛覚過敏症の人には強烈な痛みと感じられます。アロディニアも痛覚過敏症も神経障害性疼痛に分類されます。末梢《まっしょう》神経――脳と脊髄《せきずい》以外の部位にある神経――に損傷や病気があって起きるということ。

ヴルヴォディニアでは、焼けるような痛みや神経障害性疼痛があることが一番多いけれど、それ以外の種類の痛みはないとは断定できません。人それぞれ異なっている可能性はあり、前述したように、ヴルヴォディニアの全症例が同じ病気なのかどうかもわかっていません。もう一つ見逃せないポイントは、痛みの解釈は人によるということ。これは外陰部の痛みにかぎらず、あらゆる痛みに当てはまることです。たとえば、ある不快な感覚をかゆみと認識したとき、以前、腟カンジダ症にかかったときに似たようなかゆみが出たことを思い出して、今回もそれだろうと考える人もいるかもしれません。そうなると、本当の原因は腟カンジダ症ではないのに、たびたび抗真菌薬の投与を受けることになってしまいます[*33]。

痛みの出る位置にも種類があって、これがヴルヴォディニアを分類する際の基準の一つになります。デリケートゾーン全体――腟口、クリトリス、陰唇とその周辺――が痛いと感じる人もいます。これは広汎性《こうはんせい》ヴルヴォディニアと呼ばれ、やや年齢の高い女性に多く見られます。また、外陰部の特定の一部分だけが痛む場合もあって、こちらは局在性《きょくざいせい》ヴルヴォディニアと呼ばれ、比較的若い層の女性に多いものです。クリトリスまたは腟口のすぐ周辺――腟前庭と呼ばれる部分――に痛みがあることが多く、この二タイプの局在性ヴルヴォディニアにはそれぞれ名前がついています。クリトロディニア（クリトリス疼痛）と膣前庭痛です。

ヴルヴォディニアと外陰部のほかの病気、たとえば性感染症などとの明らかな関連は、これまでのところ見つかっていません。しかし、ヴルヴォディニアと膣カンジダ症の治療には関連性があるという説はよく耳にします。抗真菌薬を使うとかならずヴルヴォディニアになるというわけではありません。少し前で説明したように、外陰部の不快感は膣カンジダ症のせいと考える人が多く、症状を抑えようとして抗真菌薬を使いがちになります。そうなると、抗真菌薬が不快感の原因になっているのか、不快感があるから抗真菌薬を使う結果になるのか、区別がつかなくなります。

クラミジアと淋病とその遠い親戚たち

性感染症には、性行為で病原体を受け取り、発症している状態（ＳＴＤ）と、発症の有無にかかわらず、性行為で病原体を受け取って保有している状態（ＳＴＩ）の二つの状態があります。セックスの相手が病原体を保有していると、感染するおそれがあります。さまざまな種類の微生物が原因となります――細菌、ウイルス、寄生虫など。性感染症には、血液や精液など体液を介してのみ感染する種類と、皮膚と粘膜の接触を通じても感染する種類があります。

どこでも見られる性感染症もあれば、住んでいる地域によっては比較的まれな性感染症もあります。生涯のあいだに性感染症に感染するリスクは低いですが、セックスの数少ないデメリットがこの性感染症です。

セクシュアリティは、とくに女性にとって恥や罪悪感と結びついています。同じことが性感染症にも当てはまります。この時代になってもまだ、尖圭《せんけい》コンジローマやクラミジアについてオープンに話す人はほとんどいません。こういった病気はとてもありふれていて、感染予防も困難なのに、無防備なセックスをしてパートナーを感染の危険にさらすようなことをした自分を責める人は多いのです。性感染症に関する知識を広め、感染者を疎外するのではなく社会のなかでケアしていこうという意識を持つことで、恥の意識を少しでも解消することができたらいいと思います。感染を予防するには、まず何よりもコンドームを正しく使うこと。それでもなお感染したとすれば、もはや運の問題でしかありません。一人ひとりの性に対する道徳観の問題ではないということです。数百人もの相手とコンドームを使わずにセックスしていて奇跡的に感染しない人もいるし、誰かと一夜かぎりの関係を持った結果、尖圭コンジローマをうつされてしまう人もいます。生きているといろんな思いがけないことが起きます。セックスライフだって同じです。

現代医学と抗生物質がなかった時代、性感染症がもたらすものは恥の意識だけではすみませんでした。重症化することもあり、場合によっては命に関わることさえあったのです。出産時に母親からクラミジアをうつされたために子供が失明するのが珍しくない時代も長くありました。クラミジアや大腸菌の感染を防ぐため、新生児はエリスロマイシン眼軟膏《なんこう》の塗布《とふ》を受けます。ヘンリック・イプセンの有名な戯曲『幽霊』に登場する画家のオスヴァルは、梅毒《ばいどく》に苦しんでいます。病気はやがて彼の脳や中枢《ちゅうすう》神経系を冒《おか》します。今日なら梅毒はペニシリンで治療でき、万が一感染しても、何ごともなかったかのようにもとの健康体に戻れます。しかし『幽霊』が発表された一八八一年当時、梅毒は治療できない病気でした。大勢がオスヴァルと同じように苦しみ、亡くなりました。

医学は進歩したとはいえ、世界中のどの国でも、性感染症はいまも市民の健康を守るうえで大きな障害となっています。何十万人もの若い同性愛者の男性の命を奪うようになった[*34]一九八〇年代以降、後天性免疫不全症候群（ＡＩＤＳ）のニュースが途切れることはめったにありません。それには理由があります。ＡＩＤＳは、体の免疫力を破壊する病気、つまり細菌やウイルスから身を守る力が弱くなってしまう病気です。原因となる微生物は、ヒト免疫不全ウイルス（ＨＩＶ）。二〇一五年には一一〇万人がＨＩＶに関連する疾患で亡くなっており、現在のＨＩＶ感染者数は三六七〇万人を超えるとされています。流行が始まって以来、三五〇〇万人が命を落としました。[*35]ＨＩＶに感染すると、排除はできません。それでもノルウェーではきわめて優れた治療が行われており、ＨＩＶ陽性の人もふつうとほぼ変わらない生活・寿命を維持できています。きちんとした治療を受ければ、ＨＩＶを他人に感染させる心配はありません。ウイルスの活動を抑える薬はありますが、残念ながら治療を受けられているのは世界のＨＩＶ保有者のおよそ半数だけです。

アメリカとノルウェー、そして日本に共通してもっとも一般的な細菌性疾患はクラミジア。二〇一六年、一五〇万人以上のアメリカ人がクラミジア検査で陽性とされました。もっともリスクが高いのは二五歳以下の若い層です。また、検査で陽性とされたうちの六〇パーセントが女性でした。といっても、かならずしも女性のほうがクラミジアに感染しやすいというわけではなく、検査を受ける人がそれだけ多いということのようです。

若い男性には、女性が検査を受けるのを当てにし、しかも過去のパートナーが検査を受けて感染していたことがわかれば、自分にも電話して教えてくれるだろうと期待しているようなところがあります。決して褒められた態度ではないうえに、人生戦略として隙がありすぎます。セックスパートナーが検査で陰性だったのなら、自分もクラミジアに感染していないだろうと安心することはできません。感染のリスクはすべての性行為につき一〇〇パーセントというわけではなく、だからこそ二人とも検査を受けるべきなのです。たとえ自分は検査を受けていて安全だとしても、どんな場合であれ、性行為を行うときはコンドームを使うのが賢明です。パートナーがあなたと同じように賢く行動しているとはかぎらないのだから。

クラミジアに少し似ている細菌性感染症が二つあります。マイコプラズマと淋菌です。淋菌はクラミジアほど一般的な病気ではありませんが、増加傾向にあって、医療従事者はこの傾向に警戒感を抱いています。淋菌感染症の原因となる淋菌の抗生物質に対する抵抗性が劇的に上がりつづけており、そもそも感染しないことがいっそう重要な予防策となってきています。

マイコプラズマは、しばしば医師が見逃しやすい病気の一つ。クラミジアの弟か妹に位置づけられるような病気です。ひじょうに似通っていて、症状もほぼ同じです。それでも、患者に自覚症状がないかぎり、マイコプラズマの検査は一般的ではありません。たとえ症状があったとしても、マイコプラズマを疑って検査する医師はあまりいません。治療法はクラミジアと別なので、正確な診断が重要です。クラミジアの症状があるのに検査では陰性だったら、マイコプラズマの検査も受けたほうがいいでしょう。

クラミジア、マイコプラズマ、淋菌に共通する症状は、おりものの異常や増加、排尿時の刺すような痛み。そしてどこに感染したかによって外陰部や尿道周辺、肛門にかけての不快感やかゆみが出ます。この三つの細菌性感染症はしばしば子宮頸部の炎症の原因になります。この場合は性交時に不快感があったり痛みが生じたりし、炎症を起こした子宮頸部に圧力がかかるため、性交後または性交中に少量の出血を見たりします。膣から原因不明の出血があったら、どのような場合でも要注意。とくに、性交中や性交後に血が出たときは警戒すべきです。たとえば月経やホルモン避妊薬が原因のこともありますが、原因不明の出血は、性感染症はじめ何らかの病気が隠れている証拠かもしれません。かならず病院で検査を受けること。

ただし、全員にかならず症状が出るわけではありません。クラミジアに感染して症状が出るのは、男性では半数だけ、女性では三分の一だけです。[*36] マイコプラズマや淋菌でも症状が出ないケースが珍しくありません。いまみなさんは、本人が気づきもしない病気なんて取り上げる必要はないのではと思っているかもしれませんね。それでも取り上げる理由は、第一に、細菌性感染症は感染力がひじょうに強いから。無防備なセックスでクラミジアに感染するリスクは二〇パーセントです。[*37] 第二に、長期的なダメージの危険があるからです。

細菌はチャンスがあれば子宮頸部から奥へと侵入し、子宮や卵巣まで到達して、そこで炎症を引き起こすことがあります。これは骨盤内炎症疾患（ＰＩＤ）と呼ばれ、クラミジア、マイコプラズマ[*38]〔2〕、淋菌の原因菌によって引き起こされます。クラミジアを治療せずにおくと、一〇から一五パーセントが深刻なＰＩＤを発症すると推定されています。[*39] 炎症が原因で卵管に瘢痕ができ、卵管を詰まらせてしまうことも。女性の不妊のよくある原因の一つはこれで、不妊に加えて慢性的な痛みも引き起こします。アメリカでは、クラミジアのほか、淋菌もＰＩＤの主要な原因になっています。

ＰＩＤを発症すると、吐き気などの不調が起き、下腹部の強い痛み、膣からの出血、発熱、おりものの量が増えるなどの症状が出ます。一般的に、痛みは消えたりやわらいだりせず、しだいにひどくなっていきます。こういった症状があったら、軽く考えず、できるだけ早く産婦人科で診察を受けること。

また、まれに無症状のＰＩＤもあって、不妊治療を何年も続けたあと、ようやく見つかったりします。[*40] さあ、セックスのパートナーが変わるごとに検査を受ける理由がまた一つ見つかりましたね。

クラミジア、マイコプラズマ、淋菌は、抗生物質で治療できます。現在は、感染してもほとんどの人が治療によって長期的なダメージなしにもとの健康を取り戻せますが、とくにマイコプラズマと淋菌について抗生物質に対する細菌の耐性への警鐘が鳴らされています。抗生物質に対する耐性が上がるとは、細菌の一部が抗生物質に抵抗力をつけて簡単には退治できなくなるということ。死滅させるにはいっそう強い薬が必要になります。コンドームを使って初めから感染を予防するのがもっとも安全です。

ＨＩＶやクラミジア、マイコプラズマ、淋菌の感染予防にはコンドームが有効です。しかしヒトパピローマウイルス（ＨＰＶ）とヘルペスは皮膚と皮膚の接触でも感染するため、コンドームで覆われていない部分から感染する危険があります。

女性にオーラルセックスをするときは、デンタルダムを使うといいでしょう。デンタルダムとは透明な薄手のラテックスシートで、外陰部にかぶせるようにして使います。これなら、ヘルペスが口から性器へ、あるいは性器から口へと感染するのを防げます。デンタルダムはオンラインショップで販売されています。コンドームの先端を切り落とし、円筒部を切り開いて広げ、透明の大きな四角形の状態にして代用することも可能です。

検査を受けるタイミングは？

クラミジアの検査は、たとえ症状がなくても、新しいパートナーと無防備なセックスをするたびに受けるのが賢明です。交際を始めたらできるかぎり早い時期に二人とも検査を受けておくと安心でしょう。性感染症にかかっていても、長期間、なんの症状も現れないこともあります。二人ともクラミジアに感染しているのに、どちらも気づかないままということもあるということです。
無防備なアナルセックスやオーラルセックスをしたときは、当然ながら、肛門や口唇の検査もしなくては感染の有無はわかりません。肛門の検査もしてくださいと自分から申し出ましょう
何らかの症状が出ているときは、生殖器検査を受けるべきです。排尿時に刺すような痛みがある、かゆみがある、おりものの様子が変わった、発疹や水疱《すいほう》がある、不正出血があったなど、ふだんと少しでもちがうことが出てきたら、主治医に相談することが大切です。

クラミジアの検査には少し注意が必要です。病院で抗原《こうげん》検査を受ける場合は、感染が疑われる行為の直後でも結果が出ますが、保健所で採血による抗体検査を受ける場合には、少なくとも二週間が経過していないと正確な検査結果が出ません。二週間以内に検査を受けて陽性とされる人も多く、治療開始が早まるという点ではよいことです。二週間以内の検査で陽性の結果が出れば、まちがいなくクラミジアに感染しているとわかりますが、二週間以内の検査で陰性だった場合、疑わしいセックスから二週間以上過ぎてからもう一度検査を受けないと、本当に陰性なのかどうかわかりません。

要するに、保健所で採血による抗体検査を受ける場合、タイミングが早すぎると、本当は陰性なのにクラミジア陽性という結果が出ることはありませんが、実際に感染しているのに陰性と出ることがあるわけです。この二週間ルールは、マイコプラズマと淋菌にも当てはまります[*41]。つまり、土日に羽目をはずしたからといって、月曜の朝一番におろおろ声でかかりつけの産婦人科に予約の電話をかける必要はないということです。

ここまで、いろいろな性感染症について話をし、クラミジアの検査についても詳しく説明しました。ほかの性感染症の検査はどんな感じでしょうか。病院に行って「全部」の検査をしてもらう人もいますが、毎回、すべての検査をする必要はありません。どの病気の検査を受けるべきかは主治医と相談して決めることになります。その判断基準は、性感染症に感染するようなどんなリスクを冒したのかによって変わってきます。いわゆるハイリスクなセックスを繰り返していないかぎり、ＨＩＶや梅毒といった深刻な病気に感染するリスクは比較的低いでしょう。

ヘルペス——セックスライフはもうおしまい？

口唇や性器に小さいけれど痛いぷつぷつができると最悪な気分になりますが、ヘルペスは思っている以上によくある病気です。伝染性で、やっかいで、予防法がありませんが、幸いなことに、深刻な害もありません。なのに、多くの人が一番恐れている性感染症はヘルペスのようです。

ヘルペスは完治しません。おそらくそのことが恐怖の原因になっているのでしょう。交際中の二人の関係にあるとき突然ヘルペスが割りこんでくると、不信感や不安にもとらわれるでしょう。どっちがどっちにうつしたのか。三年来のパートナーは浮気をしてたってこと？

ヘルペスにはさまざまな作り話や誤解がつきまとっています。すでに感染した人、感染するのではと怯えている人のどちらも共通してヘルペスに対する不安を抱えています。

ヘルペスは皮膚や粘膜を冒すウイルス性疾患。犯人は、単純ヘルペスウイルス1型（HSV－1）と2型（HSV－2）という、微妙に異なる二種類のウイルスです。キスやセックスなど、皮膚や粘膜との接触で感染します。間接的に感染することもあります。典型的な例は、幼稚園でほかの児童がなめたりしゃぶったりしたプラスチックの恐竜の玩具《がんぐ》をなめたりしゃぶったりするような場合です。人口の半数以上はおそらく子供時代に口からHSV－1に感染しています。[*42]

全世界で見ると、成人のHSV－1とHSV－2の感染率はそれぞれ、六〇パーセントと九五パーセントとされています。[*43]小さいころ「みんな持ってる」からゲームボーイを買ってとおねだりしたときとはちがって、「みんな持ってる」という言い訳を胸を張って使える貴重な例の一つです。HSV－1とHSV－2の両方に感染している人もいれば、どちらか一方だけの人もいます。さらに、実際に感染している人口はもっと多い可能性さえあります。感染していてもかならず症状が出るわけではなく、まるで自覚のない人が大勢いるからです。

でも、ちょっと待って。口唇ヘルペスと性器ヘルペスは別の病気じゃないの？　なのにどうして一緒くたに説明しているわけ？　性感染症と口唇ヘルペスはまるで別物でしょ？

ヘルペスは、体のどの部位に症状が表れたとしても、同じ病気です。以前はたしかに、口唇ヘルペスはＨＳＶ－１、性器ヘルペスはＨＳＶ－２と関連づけられていました。しかしＨＳＶ－１が性器に感染すればそこにぷつぷつができるし、ＨＳＶ－２が原因で口のまわりに水ぶくれができることもあります。ほかに、肛門や指、（とても運が悪いと）目に感染することも。とはいえ、性器から口唇にうつることもあるし、口唇から性器にうつる例はさらに多く見られます。近年、ＨＳＶ－１が原因の性器ヘルペスでは、ＨＳＶ－２が原因の場合に比べて症状が軽いようです[*44]。性器ヘルペスを発症する若い女性の大部分は、オーラルセックス中にパートナーの唇からＨＳＶ－１に感染しています。このパターンが八〇パーセントを占めているといいます[*45]。

ヘルペスに感染していることに自分で気づいていない人が多いため、若い女性の多くは、当人に自覚のない男性または女性から感染していることになります。では、ヘルペスから身を守るにはどうしたらいいのでしょうか。

感染すると、二日以内に症状が出ることもありますが、感染していてもまったく気づかないこともありえます。ウイルスは、患部の皮膚から神経を伝って侵入し、体内のもう少し深い部分にある神経節《せつ》に落ち着いて、冬眠中のクマのように休眠状態に入ります。そして患者が生きているかぎりそこに居座りつづけ、ときおり目を覚まして、神経を伝って皮膚の表面に出ます。すると症状が再発して、前回と同じ場所に水疱ができるのです。〝隠れ再発〟が起きることもあります。たとえば、ウイルスが皮膚表面まで出てきていても気づかずに終わることもあるわけです。

目に見える再発は、性器や口唇の皮膚がちくちく刺されるような熱っぽい不快感から始まります。次に小さな水疱が数個ずつ一つところに集まって現れます。数日すると水疱は乾いてかさぶたになり、やがてはがれ落ちます。

たいがいの場合、初めての感染のときにもっとも強い症状が出ます。この〝初発〟がかなりつらいでしょう。高熱が出たり、外陰部の刺すような痛みが強くて排尿が困難になったりします。ほかのあらゆる病気と同じように、原因に心当たりがないのに強い症状が表れたときは、病院で診てもらうこと。ヘルペスの初発では、再発の場合に比べて症状が治まるまでに時間がかかります。一から二週間くらいのあいだは新しい水疱が出つづけます。その後、三から四週間ほどでかさぶたもみなきれいに治ります。*46 初発がとてもつらかったとしたら、再発のときはこれほどひどくないはずと考えて自分を励ますといいかも。それに、かならず再発すると決まったわけではありません。そのまま二度と再発せずにすむ人も多くいます。

再発するときは、かならず初回と同じ部位に症状が出ます。歳月とともに再発の頻度は減少していきます。ヘルペスを根治《こんち》できる薬はありませんが、再発しそうなときに症状をやわらげ、期間を短縮できる薬ならあります。毎年何度も再発するようなやっかいなケースでは、再発を抑制するために長期間にわたって薬を使うこともできます。

再発するのは、たいがい抵抗力が落ちているとき。口唇ヘルペスが〝風邪の華〟などと呼ばれることがあるのは、このためです。風邪をひくなど体調を崩したとき、症状が出やすくなります。ストレス、月経、日光なども再発のきっかけに。また、皮膚への刺激――たとえば下着がこすれたとか、ワックスやカミソリを使って除毛したとか――が引き金になることもあります。

ヒトパピローマウイルス（ＨＰＶ）にはワクチンがありますが、ヘルペスウイルスのワクチンはなく、必要もありません。ヘルペスウイルスは自分に対する免疫のような働きをします。たとえば子供のころに一度でも感染していれば、そのあと体の別の部位に同じウイルスが感染することはありません。最初の感染で抗体ができると、その後は免疫機能が同じウイルスを見分け、別の神経節に居座ろうとすればそれを妨げます。つまり、一種類のウイルスは体のどこか一カ所にしか感染しません。口唇に感染すれば、それ以降は性器に感染することはないのです。その逆も同じです。しかも同じ理由から、ある部位に症状が出たあと、そこから別の部位に感染することもありません。でも、一つだけ気をつけて！　ヘルペスウイルスを認識して免疫ができるまでには少し時間がかかります。だから、あるタイプのヘルペスに感染して最初に症状が出たとき、自分で感染を広げてしまうということはあります。初めての症状が出ているときは、まめに手を洗うなど衛生面に気をつけること。ウイルスのついた手で目をこすったりしてはいけません。絶対にだめですからね！

さらにやっかいなのは、すでに説明したように、ヘルペスウイルスには二種類あること。すでにＨＳＶ－１に感染していても、ＨＳＶ－２の感染を防ぐことはできません。理屈のうえでは、体の別々の部位に別々の種類のヘルペスウイルスが感染することはありえます。けれども、ある程度の干渉効果は期待できます。すでに感染したのとは別のウイルスに感染した場合、軽い症状しか出ない、あるいはまったく出ないことが多いのです。[*47]

初発の症状が治まれば、自分の体のほかの部位にはもう感染しないとはいっても、他人にはうつります。ヘルペスに関してよく訊かれる質問はこれ——他人にうつしてしまうのはどんなとき？　当然のことながら、性器ヘルペスの患者は、他人にうつしてしまうのではと不安に思います。どうしたら安心できる？　薬で治療していれば他人にうつさずにすむ？　それとも、セックスを控えたほうがいい時期があるの？

皮膚や粘膜の接触で感染するのは、ウイルスが皮膚や粘膜の表面にいるときにかぎられます。ヘルペスウイルスはふだん体の奥にある神経節で眠っているから、基本的に他人にうつすことはありません。ウイルスが神経節から皮膚表面へと這《は》い出てきているときしか他人には感染しないのです。そしてウイルスが這い出てくれれば、症状も出ます。感染力がもっとも強いのは、症状が出る前の一週間ほど——皮膚の表面にウイルスが集まってきている時期——と、症状が出ている最中です。水疱にはウイルスがぎっしり詰まっています。再発の予感がしたら、セックスを控えたほうが賢明です。水疱が出る数日前に本人にはきざしがわかることが多いようです。といっても、再発の一週間前に察知するのはむずかしいでしょう。

さらに、隠れ再発もあります。ウイルスが皮膚表面に出てきて、他人にうつる状態にはなるけれど、当人はまったく気づかず、水疱ができることもない状態です。保菌者はいつでも他人にうつしてしまう危険があるということになります。いまは他人にうつらないはずという確信は決して持てません。絶対安全な時期などないのです。いまみなさんはこう思っているかもしれませんね――それって最悪じゃないの！　他人にうつさないと断言することはほぼ不可能で、それがおそらくヘルペスウイルスの保菌者でいるもっとも困った側面です。だからといって、絶望するのはまだ早い。

仮に、ＨＳＶ－１が原因の性器ヘルペスにあなたがかかったとしましょう。そして新しいパートナーとセックスしたいと思っています。今度のパートナーがヘルペスウイルスにすでに感染していて、本人が意識していなくても新たな感染に対する体の防御ができている確率は、七〇パーセント。それだけで、リスクは劇的に低下します。さらに、あなたのパートナーの口のまわりにヘルペス特有の水疱ができている。とすると、あなたからパートナーにうつることはまずありません。口唇ヘルペスの原因はふつうＨＳＶ－１だからです。

別の見方をすれば、ほとんどの人は遅かれ早かれウイルスに感染します。あなたからうつらなくても、将来、別の誰かからうつるでしょう。ヘルペスは命に関わる病気ではなく、保菌者のほとんどは自分が感染していることにほとんど気づいていません。

もう一つ説明しておかなくてはならないのは、ヘルペスがからむとたんにやっかいになる問題――ヘルペスがパートナーとの関係に与える影響です。たとえば、あなたもパートナーも過去にヘルペスの水疱が一度も出たことがないとしましょう。口唇にも、性器にも、ぷつぷつが出たことはないわけです。二人は三年ほど交際して、すばらしい関係を築いています。ところが、そこに事件が起きます。あなたの性器に水疱ができ、あなたは最悪の事態を考えます。自分は浮気をしていないのだから、パートナーが浮気したにちがいない、と。

でも、ここで説明したように、ヘルペスウイルスに感染していることに本人が気づいていないことは多いのです。初めて感染したとき、かならず水疱ができるとはかぎりません。ずっと前に感染していたのに、目に見える症状が一度も出ないままということもありえるのです。もしかしたら、いまのパートナーが隠れ再発したときにうつされたということも大いに考えられるのです。つまり、浮気の有無はまったく関係ないという可能性も考えられるということ。ヘルペスはありふれているうえに、ウイルスに感染していても自分では気づかない場合もあります。

ヘルペスを理由にセックスを怖がる必要はまったくありません。どちらも死滅させられないウイルスではありますが、ヘルペスはＨＩＶではないのです。極論すれば、ヘルペスは無害なもの。性器ヘルペスにかかったからといって、この世の終わりではありません。たくさんいる保菌者の一人にあなたも連なっただけのこと――世の中の大多数の側に加わっただけのことです。この先、生きていくなかで、ヘルペスが原因で問題が起きる場面はおそらくほとんどないでしょう。たとえ症状が出ても、多くは消えます。何度も再発を繰り返したとしても、バルトレックスという抗ウイルス薬で症状を抑えることもできます。

猛烈なかゆみと腐った魚――誰もが経験するトラブル

脚のあいだで何かがふつふつと沸いています。その何かは真っ赤な色をして、へんてこなにおいを強烈に発しています。夜も眠れないほどかゆかったりもするかもしれません。カンジダ腟炎と細菌性腟炎は、デリケートゾーンによくあるトラブルで、性感染症ではありません。ほとんどの女性が生涯のあいだにどちらか一方に、あるいは両方に一度はかかります。いずれも命に関わるものではないとはいえ、発症すればやはりわずらわしいもの。誰しも悩まされる可能性のあるトラブルだから、いざというときあわてずにすむよう、少し詳しく説明しておきましょう。

細菌やカビなどの微生物にはネガティブなイメージがつきもので、思わず石けんや殺菌シートを探してきょろきょろしてしまいます。台所用ふきんについた細菌はあっというまに何倍にも増えることは誰でも知っているし、じめじめした地下室の壁にカビが生えているのを見たことだってあるでしょう。考えただけで身震いが出そうです。でも、あらゆる微生物が有害というわけではありません。

細菌のなかには、人が生きていくために欠かせない種類のものもあります。たとえば腸内細菌は、食物の消化を助けてくれています。人間の体には、細胞のざっと一〇倍の数の細菌がつねに存在していますが、だからといって病気だというわけではないのです。

外陰部や腟内部の粘膜には、たくさんの細菌が棲《す》み着いて正常細菌叢《フローラ》を形成しています。常在菌は、免疫機能と協力して侵入してきた病原細菌を追い払ったり、腟内環境をバランスよく保ったりして、腟の健康を維持するのに一役買っています。前にも話したとおり、腟には自浄作用があり、石けんや腟洗浄器を使うと本来の抵抗力を失います。その理由の一つは、常在菌が全滅してしまうから。

膣内フローラの構成は、ライフステージによって異なります。思春期前と閉経後は、皮膚細菌と腸内細菌が大半を占めますが、生殖年齢になると、エストロゲンの影響を受け、粘膜が厚くなり、活動が盛んになって、正常フローラは、体のほかの部分の正常フローラとは異なる、生殖器に特有のものになっていきます。

生殖年齢の女性の正常フローラの大部分を占めるのは、乳酸桿菌と呼ばれる乳酸菌で、エストロゲンから栄養をもらって生きています。この乳酸桿菌は、ヨーグルトに含まれているのに似た酸を産生します。乳酸菌のおかげで膣内のpH値は四・五前後の弱酸性に保たれています。この環境は、酸性をきらういわゆる悪玉菌にとっては暮らしにくいもの。正常フローラにはほかに、酵母真菌や細菌が含まれます。[48] すべての微生物が生存のために同じ食べ物と住居スペースをめぐって争っていますが、あまりにもたくさんの種類があるため、どれか一つが突出して優勢になることはありません。体の免疫機能とともに、さまざまな微生物が互いに牽制《けんせい》し合いながら共存しています。正常フローラのバランスが崩れると、生殖器はたちまちトラブルに弱くなってしまいます。

カンジダ膣炎

カンジダ膣炎の話から始めましょう。全女性のおよそ二〇パーセントは、カンジダ・アルビカンスという酵母真菌を正常フローラの一部としてつねに膣内に持っています。[49] 肛門に同じ酵母真菌がいる人は多く、それが膣に移動することもあります。とくに、菌にとって膣の棲み心地がよさそうな場合は、すかさず引っ越してきます。妊娠中の女性の五〇パーセントの腟から酵母真菌が検出されます。[*50] これはカンジダ・アルビカンスはエストロゲンを好むこと、妊娠中は体内にふだん以上の量のエストロゲンがあふれていることが原因でしょう。

腟の正常フローラに酵母真菌が含まれている二〇パーセントのうちの一人だからといって、カンジダ腟炎にかかっているというわけではありません。腟炎を発症するのは、酵母真菌が原因で粘膜に炎症が起きたときだけ。つまり、発症すれば自分でそうとわかります。

カンジダ腟炎は、腟の内側にも小陰唇にも影響を及ぼします。強いかゆみが出て、人によってはデリケートゾーン全体がじんじん痛んだり、熱を持ったり。そのために痛くて性交ができなくなったり、排尿時に外陰部に刺すような痛みを感じたりもします。粘膜の炎症が生じた部分は赤くなって腫れます。また、おりものが白く濁ってぽろぽろした感じになることもあれば、水っぽくさらさらした状態になることもあるでしょう。

女性がカンジダ腟炎を起こしていると、男性のパートナーのペニスにも発疹やかゆみなどの症状が出ることがあります。それでも一つ強調しておきたいのは、カンジダ腟炎は性感染症ではないということ。治療中でも、痛みがないならセックスをしてかまいませんが、性交によって炎症が悪化することもあるので、症状が落ち着くまでは控えたほうがいいでしょう。男性のパートナーに発疹が出たとしても、病院で治療を受けるほどのことではない場合がほとんどです。でも、カンジダ腟炎が何度も再発するようなら、二人のあいだで酵母真菌のやりとりが起きているのかもしれません。

カンジダ膣炎はありふれた病気であるため、ドラッグストアで市販薬も販売されています（日本では、再発の場合に限ります。過去に医師の診断を受けていると、市販薬を購入できます）。さまざまなブランドがあり、どれを選んでも効果を期待できます。軟膏と膣坐薬《ちつざやく》、あるいは抗真菌薬で治療しましょう。膣坐薬を使う場合、夜眠っているあいだに効果を発揮するよう就寝前に挿入します。膣坐薬は溶けやすいため、日中に使うとすぐに流れ出して下着についてしまいます。軟膏なら、クリトリスから肛門までの小陰唇全体に少量を薄く塗ってください。月経中は坐薬を避けたほうがいいでしょう。害があるからではなく、月経血に坐薬が押し流されて出てしまうから。

こういった市販薬があるおかげで、再発の場合なら、カンジダ膣炎を自分で診断したり治療したりするのは比較的容易です。

問題は、かゆみがあるからといって、かならずしもカンジダ膣炎とはかぎらないこと！　デリケートゾーンのかゆみの原因がカンジダ膣炎である確率は、五〇パーセント程度です[*51]。症状が似ていても、別の病気であることも。それまで経験したことのない症状が出たら、かならず——かならずです!!——病院で診てもらうこと。かゆみやおりものの異常は、症状としては漠然としていて、さまざまな原因が考えられます。クラミジアや淋菌などの性感染症かもしれず、その場合はとにかく早く診断してもらったほうが賢明です。湿疹《しっしん》や炎症もやはりありふれています。たとえば下着に残っていた洗濯洗剤が原因のこともあるし、石けんやデリケートゾーン用ウェットタオルに香料が含まれていたためにそういった症状が出ることもあります。

過去にカンジダ腟炎を発症した経験がある人でも、カンジダ腟炎とそのほかの性器の異常を区別するのはむずかしいようです。統計によると、カンジダ腟炎を正しく見分けられたケースは、三件につき一件だけ。[*52] もしこの女性たちがみな、病院に行くのではなく市販薬での治療を選んでいたら、本当の原因を取り除くどころか、無意味で誤った治療をすることになっていました。また、不必要に抗真菌薬を使うと、真の病気の発見が遅れて、かえって新たな症状が増えてしまいます。しかも抗真菌薬を過剰に使った場合、それが原因で粘膜にカンジダ腟炎に似た炎症が生じることもあります。つまり、カンジダ腟炎を疑うような症状が出たら、病院できちんと診断してもらったほうが賢明だということ――少なくとも、まだカンジダ腟炎を発症したことがない人、同じ症状が何度も再発する人は、迷わず病院に行きましょう。

カンジダ腟炎と診断されて抗真菌薬を処方されたら、主治医や薬剤師の指示どおりの期間、きちんと使うこと。軟膏なら、症状が消えたあとも少なくとも二日間は使ってください。すぐにやめてしまうと炎症が再発します。薬を早くやめてしまうと微量の酵母真菌が残るリスクがあり、炎症がぶり返してしまいます。

カンジダ腟炎は誰もがかかるもの。全女性の四人のうち三人は一生のあいだに一度はかかることがわかっています。では、原因は何でしょう？　一つだけにしぼるのはむずかしいですが、遠因となっていそうなことがらいくつか考えられます。まず抗生物質を服用したあと発症する例が多いことはわかっています。また、性器周辺を洗いすぎることも原因でしょう。石けんや抗生物質は、腟の自浄作用を維持している正常フローラを全滅させてしまうからです。思春期や閉経後の女性の性器は性ホルモンの作用を受けないため、カンジダ膣炎を発症することはまれですが、妊娠中の女性には発症例が多いことから、エストロゲンも関係しているようです。カンジダ膣炎が月経サイクルの特定の時期に起きやすいことも判明しています――発症の頻度がもっとも高いのは、月経開始の直前です。

糖尿病患者、なかでも血糖コントロールがうまくいっていない人は発症しやすいようです。また、性的関係を持つようになったばかりの若い女性もかかりやすく、月に数回セックスをする女性もややかかりやすくなります。

カンジダ膣炎が完治せず、長期にわたって悩まされる女性もいます。そうなると、日常生活に支障が出やすくなります。全女性の三から五パーセントは、一年に四回以上再発します。[*53] 再発しやすい人は、主治医に相談して徹底した検査をし、市販薬より強い抗真菌薬の使用も検討しましょう。

残念ながら、カンジダ膣炎を効果的に予防できる方法はいまのところ見つかっていません。しかしインターネットにも病院にも、民間療法が蔓延《まんえん》しています。よく見るアドバイスの一つは、乳酸菌サプリメントや大量のプロバイオティクス・ヨーグルトなどで膣内の乳酸菌を補うというもの。こういった療法の効果は検証されておらず、よほどのヨーグルト好きならともかく、単なるお金のムダになるおそれもあります。[*54]

ほかに、酵母真菌は高温多湿の環境を好むため、デリケートゾーンがむれないよう気をつけるというアドバイスは一般的です。合成繊維の下着やタイトなパンツやジーンズを避け、どうしても必要なときを除いて、パンティライナーを使わないように。通気性に優れたコットンの下着を選び、夜はデリケートゾーンを締めつけないよう裸で寝るか、下着やパジャマのパンツをはかないようにするといいでしょう。どれも効果が科学的に立証されているわけではありませんが、カンジダ腟炎に真剣に悩んでいるなら、試す価値はありそうです。裸で寝るのにお金はかからないし、危険な副作用もありませんから。

細菌性腟炎

もう一つ、きわめてありふれた病気は細菌性腟炎（ＢＶ）です。女性器が魚関連の言葉と結びつけられて語られるのを、あなたもきっと耳にしたことがあるでしょう――「腐った魚みたいなにおい」がするとか、ね。健康な女性器から魚っぽいにおいがすることはないけれど、ＢＶにかかると、たしかにそういうにおいがすることが多いようです。

ＢＶは、腟内の正常フローラがアンバランスになったために起きます。腟の健康を守っている乳酸菌が減ると、トラブルをもたらす細菌の勢いが盛んになってしまいます。乳酸菌は腟内を酸性に維持していて、この酸性の環境が健康のカギを握っています。ＢＶを発症すると、腟内の酸性度が少しだけ低下します――つまり、ほんの少しアルカリ性にかたむきます。

ＢＶの原因になる細菌は、どれか一種類だけではありません。さまざまな細菌の〝カクテル〟です。そのうちのいくつかは、正常フローラの一員として、ふだんから腟や体のどこかに棲んでいます。問題は、その細菌が別の部位に移動したか、その数が増えすぎるかしたことです。

ほとんどの専門家は、ＢＶを発症するのはセックスの経験がある人にかぎられ、セックスのパートナーの数が増えるとそれだけ発症のリスクは増し、コンドームを使うとリスクは減少すると考えています。この法則は、女性とセックスをする女性、男性とセックスをする女性の両方に当てはまります。パートナーの数が増えれば、ＢＶのリスクも増します。[*55] そう聞くと、細菌の一部はセックスのパートナーが持っていたものではないかと疑いたくなるかもしれませんね。でも、だからといってＢＶが性感染症の一つということにはなりません。ＢＶを引き起こす細菌にはたくさんの種類があります。クラミジアとはちがい、接触で伝染する性質がある、たった一種類の有害な細菌が原因で起きるわけではないのです。みなさんの正常フローラと、それとは微妙に構成がちがう別の何人かの正常フローラが混じり合った結果だと考えると、いくらか理解しやすいでしょうか。〝料理人が多すぎるとスープの味をそこねる〟ということわざがあるけれど、この場合は〝バランスが崩れる〟ということです。

セックスの経験はあるけれど、複数のパートナーがいたことはないという女性でも、ＢＶを発症することはあります。ＢＶはさほど心配のいらない病気とされていますが、コンドームを使うか、治療中はセックスを控えるかしてパートナーを守りましょう。複数のパートナーがいるなら、つねにコンドームを使うべきだけれど、それはＢＶ予防のためではなく、性感染症のリスクがあるからです。

ＢＶにかかると、〝腐った魚〟と形容される独特のにおいに加えて、おりものの量がふだんより多くなります。灰色っぽいさらさらのおりものがたくさん出て、一日に何度も下着を替えなくてはならなかったという話をよく聞きます。においは強烈で、衣服を着ていてもわかる場合もあります。

腟性交後、あるいは月経中や月経後に魚っぽいにおいがすることがあったり、においがきつくなったりするという人も多くいます。それって、月経やセックスがきっかけでＢＶを発症するということ？　直接の関係はないけれど、もともとＢＶを発症していると、月経や精液で症状が悪化することはあります。

本来は弱酸性の腟内環境がアルカリ性にかたむけばかたむくほど、においは強烈になります。つまり、腟内の乳酸菌が少なくなったり、アルカリ性の物質が増えたりすると、においが強くなるということ。月経血と精液は、どちらも腟内環境に比べればアルカリ性だから、においを悪化させるわけです。月経後やセックスのあとに魚みたいなにおいがしたら、自覚症状がなくても、ＢＶを発症しているせい——環境がアルカリ性にかたむいたために悪化したせいかもしれません。

そんなに強烈なにおいがするなら、発症すればすぐわかるのではと思うかもしれませんね。カンジダ腟炎の場合と同じで、症状からかならず判断がつくとはかぎりません。実際にはＢＶなのに、かゆみなどカンジダ腟炎を思わせるような症状が出ることも少なくないのです。おりものの異常は性感染症にも共通する症状だし、一度に複数の病気を発症している可能性はつねにあります。性器の異常の原因を見きわめるのは困難です。教訓としては、性器にふだんとちがうところがあったら、とにかく病院に行くこと。おりものの異常、かゆみ、じんじんする痛みがある？　迷っていないで、さあ、病院へゴー！

細菌性腟炎にかかるのは、かならずしも不潔だからではありません。いやなにおいがしていることに気づいたとき、そう考える人は多いでしょう。洗ってにおいを消そうとすると、腟内を酸性に保ってくれている善玉菌まで洗い流すことになり、かえって症状を悪化させてしまいます。BVは自然に治ることもありますが、病院で治療を受けるのがベスト。原因は細菌ですから、抗生物質での治療が必要です。BV治療用に、腟内環境を整える乳酸菌を含む腟坐薬も市販されています。ただ残念ながら、その種の治療の効果を検証する研究は行われていません。

排尿時の痛み

〝有刺鉄線を押し出すよう〟――尿路感染症《にょうろかんせんしょう》の痛みはそんなふうに表現されます。本当に痛い。しかもわたしたち女性は、尿路感染症を発症しやすいのです。

女性の尿道が短いことがその一因です。加えて、尿道口と肛門の位置が近いことも災いしています。肛門にいる細菌は、そのまま肛門でおとなしくしてくれていれば何の害もないのですが、そこに閉じこめておくのはむずかしい。隙あらば尿道口に侵入し、尿道や膀胱の粘膜に棲み着いて、そこで炎症を引き起こします。

尿路感染症を起こすと、排尿時に痛むから、すぐにわかります。じんじんと焼けつくような激痛、とげの生えたものを押し出しているような痛みです。おしっこを出し終えるころ――膀胱が最後の一滴まで送り出して内壁同士がくっつきそうになるころ――が一番強烈に痛みます。しかも、しじゅうトイレに行きたくなるのに、おしっこは一度にほんのちょっぴりずつしか出ません。

においもふだんとちがいます。場合によっては血が混じっていることもあるでしょう。

若い女性が発症する尿路感染症のうち、九五パーセントは合併症をともなわないもの。[*56] 形態的にも機能的にも正常な尿道に細菌が入りこんだだけで、炎症はさほど深刻ではなく、簡単な治療ですむという意味です。[*57] それでも、病院ではまずまちがいなく抗生物質が処方されます。加えて、膀胱に侵入した細菌を洗い流すために水分をたっぷり取りなさいとアドバイスされるでしょう。症状が消えたあとも、抗生物質は処方された分を最後まできちんとのみきること。体内で細菌が生き残っていると、その残党が抗生物質に対する耐性をつけてしまうからです。

いうまでもないことだけれど、症状が少しでも悪化するようなら要注意。熱が出たり、痛みが強くなったりするようなら――とくに痛みが背中に向けて広がるようなら――できるだけ急いでいつもの病院に行くか、救急病院で診てもらいましょう。細菌が原因で腎盂腎炎《じんうじんえん》を発症していた場合、腎臓に深刻なダメージが残るおそれがあります。

妊娠中に尿路感染症を起こしたら一大事です。自動的に合併症と診断され、特殊な抗生物質を使った治療が必要になります。また尿路感染症を頻繁に繰り返している場合も合併症と判断されます。悪さをしている細菌の種類を調べたり、尿路感染症を起こしやすくしている根本的な問題がないか、詳しい検査が必要になったりもします。とはいえ、尿路感染症を繰り返す理由に説明がつかないケースも少なくありません。尿道の粘膜に備わった免疫はふつうと微妙に異なっていて、細菌が侵入しやすいのではないかと考えられています。

尿路感染症の予防法を躍起になって探している人は大勢います。クランベリーのジュースやサプリメントは、何世紀にもわたって使われてきた人気の民間療法の一つ。クランベリーには、細菌が膀胱の粘膜に定着するのを防ぐ成分が含まれているとされます。しかし権威あるコクラン・ライブラリーの系統的レビューによれば、クランベリーに膀胱を保護する効果はないとのこと。[58] とはいえ、クランベリージュースが好きなら、試すのをやめる理由はありません。クランベリージュースに副作用はありませんから。ほかには、大量の水を飲んで〝体の配管系統〟の徹底洗浄をするとか、尿意を感じたらすぐにトイレに行くというアドバイスもよく聞きます。それともう一つ、排便のあとは前から後ろへ一方通行で拭《ふ》くというものも。

セックスが尿路感染症のリスクを高めることはわかっています。セックス中は生殖器の湿り気が増し、細菌があちこち動き回りやすくなります。それに加えて、性器と性器が密着して動くことで、細菌がまちがった穴へ移動しやすくなります。三〇歳以下の女性の場合、尿路感染症のリスクは、性交後の二日間にふだんの六〇倍も高くなります。[59]

尿路感染症の予防のため、性交後は排尿しましょうというアドバイスを耳にしたことがあるのでは？　これはすばらしい助言です。セックスのあとおしっこをすると、たとえ肛門から大腸菌が尿道に移動していたとしても、粘膜に定着して騒ぎを起こす前に追い払えるからです。

通常の尿路感染症は、セックスが関わることがあるとはいっても、性感染症ではありません。肛門の常在菌が誤った行き先に移動したというだけのトラブルです。クラミジアや淋菌、マイコプラズマでも、排尿時に痛むことがありますが、性感染症の原因菌のふるまいは微妙にちがいます。尿道で繁殖することはあっても、大腸菌とはちがって膀胱では繁殖しません。また性感染症では、おしっこをし終える寸前が一番痛いということはないし、頻尿の症状はあまり出ません。それでも、どちらが原因か自分で判断をつけるのはむずかしいもの。尿路感染症の症状はクラミジアの症状と似ていることがあるし、クラミジアの症状は尿路感染症の症状と似ていることがあるし――こんなことをいってもわたしたちを恨まないでね――両方をいっぺんに発症することもありえます。そのため、尿路感染症に似た症状が表れたら、ともかく病院で診てもらうことをおすすめします。炎症の原因を見誤る人はたくさんいます。ちゃんと検査してもらって正しい治療を受けるに越したことはありません。

ぽたん、ぽたん、ぽたん――尿漏れのすべて

一九歳で、まだ子供もいないのに尿漏れパッドを買わなくてはいけないとしたら、憂鬱な気分になるでしょう。でも尿漏れに悩まされるのは、高齢女性や経産婦だけではありません。医学の用語では尿失禁《にょうしっきん》といい、女性にはよくあるトラブルの一つです。

年齢と出産経験、高ＢＭＩ（肥満）が三大リスク要因とされています。つまり、年齢が高くなるにつれて尿失禁の症状のある女性が増えるということ。それもあって、出産を経験していない女性には関係のない話と思う人が多いようです。でも実際には、あらゆる年齢の女性に見られる症状です。

尿漏れに悩んでいる人がどれだけいるのか、具体的な数字を挙げることはできません。研究や調査によって数字が異なるうえ、尿失禁に悩んでいても病院に行かない人が半数以上いるといわ

れていて、いまあるデータはおそらく実際よりも低い値になっているからです。[*60]ノルウェーの女性を対象としたある研究では、三〇パーセントに尿失禁の症状がありました。[*61]産後三カ月の女性を対象とした別の研究では、二〇から三〇パーセントが該当していました。[*62]国際的な研究では、尿漏れの程度により、一〇から六〇パーセントまでの幅広い数字が報告されています。[*63]

出産経験のない若い女性のデータはさらに少なく、いくつかある研究でも数値が大幅に異なります。一六から三〇歳の出産未経験の女性を対象としたオーストラリアの研究では、一二・六パーセントもの人が尿漏れを経験していました。[*64]しかしスウェーデンで行われた研究では、まるでちがう結果が出ています。二〇から二九歳の女性のうち、尿漏れの経験があるのは三パーセント前後にすぎません。[*65]

どの研究がより正確に現実を反映しているにせよ、出産を経験していない若い女性のあいだでもそう珍しいことではないといって差し支えないでしょう。

尿失禁にはいくつかの種類があります。腹圧性尿失禁と切迫性尿失禁、そしてこの二つの複合です。

一番多いのは腹圧性尿失禁で、尿漏れの症状がある女性のうち五〇パーセントがこのタイプ。[*66]咳やくしゃみ、笑う、跳ぶ、走るなど、何かのきっかけでおなかに力が入ったとき、漏れてしまいます。切迫性尿失禁と比較すると漏れる量は少ないですが、症状の程度は人によって大きく異なります。漏れる頻度と一度に漏れる量のちがいもあるでしょう。

切迫性尿失禁は、尿意に関わっています。このタイプの尿失禁に悩まされる人は、いますぐおしっこをしたいという強烈な欲求を突然感じたかと思うと、次の瞬間かなりの量が漏れてしまいます。尿失禁の症状のある全女性のうち、このタイプに該当するのは一〇から一五パーセントと少なめ。[*67] 膀胱が過敏になっていることが原因の場合が多いようです。漏れるか漏れないかは別として、まずは強い尿意を感じます。過活動膀胱の人は、ほかの人に比べて排尿の回数が多く、夜間も起きてトイレに行くことがあります。[*68]

残った三五から四〇パーセントの女性は、混合タイプ――腹圧性尿失禁と切迫性尿失禁の二つが合わさっているもの。尿漏れのきっかけがそのときによって異なるということです。跳んだりくしゃみをしたりした瞬間に漏れることもあるし、急に強烈な尿意を催して多量の尿を漏らしてしまうこともあります。

尿失禁の原因はいろいろ考えられます。必要以上の量の水分を取っているなら、飲む量を減らすといいでしょう。大量の水を飲むと健康によいと思っている人が増えていますが、運動量がよほど多いとか、極度に暑い土地に住んでいるという理由がないかぎり、一日二リットル程度飲めば充分です。この二リットルには、食物から摂取する水分も含まれています。また、コーヒーや紅茶など利尿《りにょう》作用のある飲み物を控えるのもおすすめです。

ほかの病気の症状として尿漏れすることもあります。尿路感染症やいくつかの神経疾患などです。たとえば出産直後であるとか、急にたくさんの水を飲むようになったというような明らかな原因が思い当たらない場合は、主治医に相談してみるといいでしょう。アドバイスと解決策を教えてもらえるはずです。

尿漏れが心配だからといって、染みが目立ちにくい黒いボトムスを選ばなくてはならないとか、この先一生ランニングはできないし、笑ったりもできないなどと落ちこむことはありません。幸いにも対策があるからです。たいがいの人が最初に試す尿漏れ対策には、ほんの少しだけ努力が必要です。出産などが理由で骨盤底筋がゆるんでいることが原因になって、尿が漏れてしまうという人はたくさんいます。骨盤底筋とは、排尿を途中で止めたり、膣を締めたりするときに使う筋肉のこと。骨盤底筋を鍛えると、腹圧が高まったときに漏れてしまうのをより確実に防げます。

骨盤底筋を強くする方法はいくつかありますが、代表的なのは、スポーツジムで筋力トレーニングをするときのイメージで、生殖器周辺の筋肉を一定の間隔で収縮させるエクササイズ。主治医や理学療法士にトレーニング法を教えてもらう人が多いようです。ジムの骨盤底筋エクササイズクラスや、それ専用のアプリなどを利用するのもいいでしょう。膣圧強化ボールなどのツールもあります。膣圧強化ボールの使用目的は、骨盤底筋を使い、できるだけ長い時間、ボールを所定の位置から動かさないようにすること。どの方法を選ぶにせよ、骨盤底筋を鍛えれば、尿漏れの回数はしだいに少なくなるでしょう。

骨盤底筋トレーニングは、主に切迫性尿失禁の症状がある人に改善効果がありますが、膀胱訓練というトレーニングはさらに大きな効果が期待できます。切迫性尿失禁の場合、膀胱の筋肉が誤ったタイミングで収縮してしまい、しかもそれを自分ではコントロールできません。大量の尿が漏れてしまうことがあるのはそのためです。膀胱訓練では、排尿の頻度を減らすようなトレーニングを行います。尿意ではなく、スケジュールに従って排尿するようにします。初めは、たとえば一時間に一度に排尿を制限します。決められた時刻より前に尿意を覚えたら、トイレに駆けこむのではなく、我慢します。それに慣れてきたら、二時間、三時間、四時間というように、排尿の間隔を少しずつ長くしていきましょう。しばらく続けると、切迫性尿失禁の症状が改善されます。

患者によっては医学的な治療や手術が必要になることも。外来で簡単な治療を受けるだけでずいぶん改善する人もいれば、エクササイズしか有効ではない人もいます。患者本人がどうしたいか、尿漏れの問題がどれほど深刻であるかによって、ベストな治療法は変わってきます。

痔と肛門ポリープ

使用時に何倍にも広がらなくてはならない肛門は、しわしわの見た目をしています。括約筋がきゅっと締まって穴を閉じているからです。肛門の真の大きさは、ふだんはプリーツスカートに似た構造によって隠されています。通常なら、そのプリーツの幅はおおよそ均一で、穴の周囲は比較的フラットな状態に保たれています。そこにあるとき突然、それまでなかった異物がはみ出していたら、びっくりして心臓が飛び出しそうになるでしょう。新たに出現した突起物が「ここよ、ここ！」と叫び、多くの人ができることなら存在を忘れていたいと考える穴を直視せよと促しているように思えます。その突起物は十中八九、肛門皮垂《スキンタグ》か痔です。どちらも命に関わるような症状ではありません。

痔は、女性にも男性にも共通するありふれたトラブルです。成人の男女のおよそ三人に一人は痔を持っています。なのに意外なことに、いまのところまだディナーのテーブルで持ち出すにふさわしい話題にはなっていません。[*69] 直腸の内側と外側――肛門周辺――のいずれにもできますが、ここでは外側にできるものだけを取り上げます。どこにできようと、痔は痔です。

痔は肛門の静脈瘤《じょうみゃくりゅう》で、紫がかった青色をした風船型の突起物。肛門スキンタグとちがい、もとの位置に押しこめるものが多いですが、次の排便時や、スクワットなどのエクササイズをして踏ん張ったときにはまた飛び出してしまいます。強いかゆみがあり、場合によっては痛むことも。問題らしい問題は、お尻を拭くとトイレットペーパーに真っ赤な血がつくというだけのこともあります。この原因は単純――痔とは、迷子になった血管です。直腸《ちょくちょう》の出口である肛門周辺の血管は、通常なら結合組織や粘膜に支えられていて、外から見えることはありません。しかし加齢とともに血管を支える構造がゆるみ、骨盤にかかる圧が増すと――たとえばトイレで力む、重量物を持ち上げる、妊娠する、出産する――血管のごく一部が本来あるべき場所から押し出されます。散水ホースのねじれたところに似ています。そのねじれに血液がたまってふくらみ、小さな風船を作ります。この風船を、わたしたちは痔と呼んでいるわけです。

肛門周辺の痔は危険なものではありませんが、困りものではあります。血管はこんなふうにねじれた状態を好みません。したがって痔の周辺で小さな炎症が起きやすくなります。そうなると、少量の粘液が出たり、痛みやかゆみが起きたりして、排便はいうまでもなくただ座っているだけでもつらくなってきます。量の多少はあれ、出血する人もいます。

幸い、救済はあります。何より大事なのは――あまりにありふれたアドバイスで拍子抜けするかもしれないけれど――排泄の習慣を改善すること。水を充分に飲んで便を柔らかく保ち、力まずにすむよう、差し迫った便意を感じたときだけトイレに行きます。それともう一つ、新聞はキッチンのテーブルに置いておきましょう。トイレに長時間座っていると、痔の周辺にかかる圧力が増して、トラブルが悪化するおそれがあります。良好な習慣さえ身につければ、痔は自然にもとの位置に戻ってくれます。はみ出してきたら、そのたびに指で押しこんでやるのもいいでしょう。それで正しい居場所を覚えてくれる可能性が高くなります。そうやってお尻の穴に指を突っこむのはなんとなくいやな感じかもしれませんが、医師は毎日、他人のお尻に同じことをやっているのだと考えれば、多少の慰めになるかもしれません。

ドラッグストアではさまざまな軟膏が販売されていて、それでかなり改善されることも多いようです。市販薬が効かなくても、病院で相談すれば、手術をはじめ、いろいろな治療法がありま す。ここまで読んできた人ならわかるとおり、医師は痔の扱いに慣れています。

お尻の穴からはみ出しているものが痔ではない場合は、おそらく肛門スキンタグです。肛門のプリーツの一つがほかより少しだけ大きいと思ってください。それでだいたい当たっていますから。たいがいは、痔が治ったあとに余った皮膚です。痔が肛門から飛び出すと、肛門輪《こうもんりん》の皮膚のひだの一部が本来の位置からずれます。痔が引っこんだあと、そのずれたひだがいくつかつながって一つの大きなひだになり、垂れ下がるのです。スキンタグが一つや二つあっても大きな問題はほとんど起きませんが、ひだがこすれて炎症が起きたりすると――たとえばＴバックの下着をはいたり、排便回数が多かったりすると――一時的にかゆみや分泌液が出たりすることもあります。拭いても拭いてもきれいになった感じがしないということもあるかもしれません。

問題はないとはいえ、スキンタグは見た目に美しくないと感じる人もいます。垂れた部分を手術で取り除くことは可能ですが、手術には合併症のリスクがあるため、それは最後の手段と考えたほうがいいでしょう。切除したあとは痛いということも覚えておくべき。お尻の穴の真ん中に手術痕ができるわけで、あいにく大便のほうは、それが癒《い》えるまで待ってやろうとは考えません。

わたしたちとしては、よほどの問題を引き起こしていないかぎり神経質にならず、肛門スキンタグはそのままにしておくことをおすすめします。

子宮頸がんとその予防

子宮の首に当たる部分、すなわち子宮頸部は、子宮と膣を結ぶ通路です。膣の最上部に位置し、鼻のてっぺんに似た固さがあって、真ん中に小さな穴が開いています。子宮を目指す精子が泳いで上っていく水路がこれで、月経血はここから排出されます。出産のときは、赤ちゃんの全身が通れる大きさまで広がります。そして、子宮頸がんができるのもここです。

子宮頸がんは、がんのなかで異色の存在です。ほかのがんとは異なった性質を持つことは、一八〇〇年代にはすでに知られていました。既婚女性よりセックスワーカーのほうがはるかに発症しやすく、修道女には発症する人がほぼいませんでした。この病気はもしかして、〝身持ちの悪い〟女に天が下す罰なの？

現在では、天も罰も関係ないことがわかっています。子宮頸がんは、セックスを介して感染するウイルス性疾患です。このウイルスとは、ヒトパピローマウイルス（ＨＰＶ）です。

ＨＰＶには一〇〇種類を超える型があり、そのうちのいくつかは尖圭コンジローマの原因になります。ほとんどは害のないものです。たとえば、ある型が原因でできる尖圭コンジローマは、皮膚にできるほかのいぼと変わりません。いくつかの型のＨＰＶは性器で繁殖し、性的な接触によって感染します。性行為を行う人なら、一生涯のうちにいずれかの型に感染するでしょう。八〇パーセント以上の人が五〇歳になるまでに一度は感染しています。そのため、ＨＰＶはもっともありふれた性感染症とされており、[*70] どの世代でも二〇から二四歳の人々の半数近くはＨＰＶに感染しています。[*71]

なかでも、子宮頸部に長期間にわたって感染する型がいくつか知られています。ハイリスク型ＨＰＶと呼ばれていて、代表的なものにＨＰＶ16型とＨＰＶ18型があります。これらの感染が長引くと、がんに進行します。子宮頸がんの症例の半数以上の原因はＨＰＶ16型とされ、膣がんや外陰部がん、肛門がんのほか、口腔《こうくう》がんや咽頭《いんとう》がんの原因にもなります。ＨＰＶ16型の感染は一般的ではあるものの、がんに進行する人はごく一部にすぎません。つまり、がんに進行するかどうかは、ウイルスそのものより、ほかの要因が大きく影響するらしいということ。たとえば感染した人の免疫機能の強弱のほか、喫煙などの環境的な要因が関わっています。ほかにどのような条件が危険因子なのかはまだわかっていません。

少しちがった角度からいえば、子宮頸がんを発症する人のほぼ全員がＨＰＶに感染していますが、感染したからといってかならずがんになるわけではないということです。

ヘルペスの場合とはちがって、ＨＰＶは基本的に免疫機能の働きにより自然に排除されます。風邪が自然に治るのと似ています。時間をおいてＨＰＶの検査をまた受けると、検出されるウイルスの型が前回とちがっていることが多いため、自然に排除されるものであることがわかります。つまり、感染しても短期間で排除され、その後パートナーが変わると、また別の型のウイルスに感染することがあるわけです。

セックスからがんに至る長い道のり

幸いにも、がんは一晩で発症するものではありません。ウイルスはまず、子宮頸部の細胞に変化を引き起こします。専門用語では異形成《いけいせい》といい、細胞に小さな障害や異常が起きて正常な発育が阻害《そがい》されます。そういった異常な細胞は、最初は正常細胞とほんの少しちがうだけですが、免疫機能が手出しをせずに放置していると、しだいに勢力を広げていきます。時間とともに変化が進み、やがて正常細胞とは似ても似つかないものになって、本来とかけ離れた場所で増殖を開始します。ここに至って初めてがん細胞となるのです。

最初の無害な変化から子宮頸がんに進展するまでに、多くの場合、五から一〇年かかります。その間《かん》に、細胞の変化はさまざまな段階を経ます。その段階によって細胞は正常に戻ったり、免疫機能によって破壊されたりします。

こういった細胞の異常――前がん病変かもしれないもの――は、できるだけ早期に発見したいもの。二年に一度、婦人科定期検診や細胞診を受けていれば、細胞の異常を発見して、大事《おおごと》に発展する前に取り除くことができます。子宮頸がんの効果的な予防のために定期検診はかならず受けましょう。

細胞の異常も子宮頸がんも、初期にはほとんど自覚症状がなく、症状を感じた時点ではすでに進行していることが少なくありません。細胞診が大事なのはそのため。子宮頸がんの症状には、不正出血――月経と無関係の出血や性交に関連する出血――があります。性交時や日常生活で性器や下腹部の痛みを経験する人もいますし、おりものからいやなにおいがしたり、血が混じったりすることもあります。

つまり、子宮頸がんだけに特有の症状があるわけではなく、もっとありふれた病気、深刻度のさほど高くない病気でも見られるものと共通しています。少しでもおかしいと感じたら、かならず婦人科で検診を受けること。ただし、子宮頸がんではと必要以上に怯えることはありません。治療が可能な性感染症や使用中の避妊薬の副作用、性交時の痛みが関連するトラブルである可能性のほうがずっと高いのですから。それでも、検査で確かめることがとにかく重要です。

子宮頸がん検診を受けよう

子宮頸がんを予防するには子宮頸がん検診（細胞診）を受けるのが簡単です。定期的に細胞診を受けていると、一生のあいだに子宮頸がんを発症するリスクは七〇パーセント低下します。お安い生命保険料と思えば、その価値はあるでしょう。日本では二〇歳から子宮頸がん検診を受けはじめることが推奨されています。性交渉を経験して数年したら受けましょう。性交渉経験のある人は二〇歳以上なら二年に一回、細胞診を受けるといいでしょう。

細胞診はいつもの婦人科病院で予約すれば受けられます。月経中は避けて、検査の二日前からは膣性交も控えたほうがいいでしょう。検査自体は数分で終わります。膣鏡《クスコ》という器具を使って膣を広げ、子宮頸部を観察したあと、ちっちゃなブラシで優しくこすって細胞のサンプルを採取します。採取した細胞はラボに送られ、顕微鏡検査を受けます。一、二週間後に結果を聞きにいきましょう。病院によっては、検査結果を郵送してくれるところもあります。

《異形成＝がんではない》

細胞診のあと、病院から頭がこんがらかるような連絡が来る場合もあります。「細胞に異常が認められました」――それって、要するにどういう意味よ？

子宮頸部の細胞に異常があったとき、医師から提供された情報が不充分だったため、困惑して不安になってしまったという女性は大勢います。細胞に異常があるといわれても、体調はふだんとまったく変わらないし、自分ががんになるかもしれないなどとは一度も思ったことがない若い女性がほとんどだからです。だから、異常ありと知らされると、医師の側が想像している以上に大きなショックを受けてしまいます。

わたし、がんを発症しちゃったんだ、もうじき死ぬんだと怯えてしまう人もいるけれど、性行為をする若い女性なら、子宮頸部の細胞にほんのわずかな変化が認められるくらい、ちっとも珍しいことではありません。ローリスク型であっても、ＨＰＶに感染すれば細胞に変化が起きることがあります。二〇歳未満では検査をせず、細胞診も二年に一度でいいとされているのも、そのためです。そうでないと、早期がんの検査精度が向上しないかぎり、おそろしくたくさんの人がいらぬ不安に怯えたり、無用の治療を受けたりすることになりかねません。

子宮頸部の細胞の異常はほとんどの場合、とくに治療しなくても自然に消えます。ほかのウイルスと同じで、ＨＰＶもたいがいは体が自然に追い払ってくれるからです。わたしたちの体に備わった免疫機能はとても片づけ上手ですから！　医師もそのことを知っています。患者が〝がんになっちゃった〟と思いこんで呆然《ぼうぜん》としていても、医師のほうはとくに心配している様子もなく平然としているのは、だからです。

さて、細胞診で採取された細胞の行方《ゆくえ》を追ってみましょう。子宮頸部からブラシで採取された細胞は、検査ラボに送られ、そこで染色され、顕微鏡検査を受けます。検査官は、異常な外見をした細胞を探します。異常の度合いはどの程度か、いくつくらいあるかによって、細胞の異常は軽度、中程度、高度の三つに分類されます。高度と分類された場合でも自然に消えることはありますが、それでもやはり異常があればすべて詳しく調べることが重要です。

異形成の度合いによって、その次のステップは変わってきます。

《細胞の異常――程度不明から軽度の場合》

軽度病変の疑いの場合はＨＰＶ検査をするか、半年後に細胞診をするかします。ＨＰＶ検査をした場合、結果が陽性なら、生検《せいけん》の精密検査を受けることになります。結果が陰性なら、正常と同じで、次は二年後の細胞診を受けることになります。
半年後に細胞診をした場合、ウイルス感染によって変化した細胞が正常に戻っているか、免疫機能によって排除されているかすることが多いです。異常な細胞が消失していれば、もとの健康な状態を取り戻していると判断されて、次の二年間は細胞診の必要はありません。

《細胞の異常――中程度から高度の場合》

その後の処置は二段階に分かれます。まず、特殊な拡大鏡を使って子宮頸部を観察します。これはコルポスコープ診といって、粘膜に変化があるかどうかを確認します。そのあと子宮頸部から組織サンプルを採取し（生体組織検査または生検）、専門家――病理医――に送って顕微鏡検査をしてもらいます。細胞診では粘膜の表面からごくわずかな細胞をブラシでこすり取るだけでしたが、生検では子宮頸部をほんの少しだけ切り取り、粘膜の下の層に異常な細胞があるかどうかを確かめます。粘膜の全層を検査するということです。

生検の最中やあとに痛みが出ることもあります。検査の前に鎮痛剤の服用をすすめられる場合も。生検のあとには少量の出血があるのがふつうで、その日は（タンポンではなく！）生理用ナプキンを使ってください。

病理医の顕微鏡検査の結果、変化の度合いによってＣＩＮ１～３のステージに分類されます。このいずれに分類されたとしても、まだがんと決まったわけではありません。異常な細胞が粘膜の奥深くまで入りこんでいるのが見つかったとき初めて、子宮頸がんが疑われます。

コルポスコープ検査と生検の結果、正常、またはごくわずかな変化と判断されたなら、肩の力を抜いて大丈夫。でも、三カ月後にまた病院に行って細胞診を受ける必要があります。一〇件のうち九件では、異常な細胞は消失しているか、悪化せずに安定した状態を保っているでしょう[*72][3]。

いずれかの検査で、前がん病変の中程度から高度の段階にあるという結果が出たら、円錐《えんすい》切除術という負担の少ない処置を一泊または日帰り入院で受けることになります。ループ型電気メスを使って子宮頸部を円錐状に切り取る処置です。以前はメスを使って切り取っていて、切除した部分がアイスクリームのコーンをさかさまにしたような形をしていたため、円錐切除と呼ばれるようになりました。現在は切り取った部分はコーンというよりつぶれたドーナツに似ています。

円錐切除術は部分麻酔で行われることが多いですが、軽い全身麻酔をかけることもあります。簡単な処置とはいえ、実際に行うのはどうしても必要な場合にかぎられます。円錐切除術後に妊娠した人に、早産や流産のリスクがやや高くなる場合があることがわかっているからです。

円錐切除術を受けた人の大部分――およそ九〇パーセント――は完治します。一〇〇パーセントにするために、その後も細胞診を定期的に受けて、異常がないことを確認しましょう。

細胞の異常が自然に消える、あるいは円錐切除術によって取り除かれれば、以降は子宮頸がんの心配をする必要はありません。白紙の状態から再スタートです。

それでも、ＨＰＶにふたたび感染するおそれがあることを忘れてはいません。予防のためにＨＰＶワクチンを接種しておくといいでしょう（次の「子宮頸がんワクチン」の項参照）。それに加えて、六五歳になるまでは定期的に細胞診をはじめとする検査を受けること。ただし、検査で細胞に異常があるといわれたからといって、そのたびに過度に怯えたりしないように。

子宮頸がんワクチン（HPVワクチン）

ここまで、HPVによって引き起こされる細胞の異常をどう治療すべきかという話をしてきました。でもちょっと考えてみて。発がん性を持つウイルスの感染をそもそも防ぐことができるとしたら？　何年か前ならSF小説のなかの話かと思ってしまいそうですが、現在、がんを予防するワクチンが本当に存在します。医学が起こした奇跡です。

少し前に説明したように、HPVには一〇〇種類以上の型があります。がんの原因になるのはそのうちの一部です。高リスク型のHPV16型と18型の感染を予防できる子宮頸がんワクチンは三種類あります。[*73] ガーダシル、シルガード9、サーバリックスです。

ガーダシルには、ほかにHPV6型と11型の感染予防効果もあります。この二つは尖圭コンジローマの原因です。いくつかの研究によると、サーバリックスは尖圭コンジローマに対しても部分的な予防効果があります。尖圭コンジローマと子宮頸がんのあいだにはいっさい関連性がないことには注意すべきだけれど、両方を防げるのなら、それはそれですばらしいことですよね。シルガード9は、ほかに五つの型のHPV（31型、33型、45型、52型、58型）の感染防止効果があります。これらは子宮頸がん、肛門がん、外陰部がん、膣がん、口腔《こうくう》がん、陰茎がんを引き起こします。

子宮頸がんワクチンは、半年かけて複数回接種する必要があります。日本では九から二六歳の女性なら、三度――初回から一、二カ月空けて二回目、六カ月後に三回目を接種します。なお、日本では小学六年生から高校一年生までの女子は無料で接種できます。また、一九九七年度生まれから二〇〇七年度生まれの女子は二〇二五年三月までキャッチアップ接種の対象です。

これらのワクチンを若い女性に接種すると、感染をほぼ一〇〇パーセント予防でき、したがって細胞の異常や子宮頸がんの予防にもなります。その結果、ガーダシルとサーバリックスは七〇パーセント以上の子宮頸がんを予防し、シルガード９は九〇パーセントを予防できます。

ワクチンは治療薬ではなく予防接種です。いつか感染したときに備え、ウイルスが体内に定着して病気を引き起こすのを防ぐためのもの。ワクチンは、ウイルスを記憶するよう免疫機能に働きかけ、いざウイルスが侵入してきたとき、一番効率よく排除するための戦闘プランをあらかじめ考えておくよう促します。すでに16または18の型のＨＰＶに感染している場合、ワクチンを接種したからといって、いま体内にあるウイルスを退治できるわけではありません。年齢が低いうちに接種するのはそのため。性行為をする年齢になる前にワクチンを接種して、ウイルス感染を予防する作戦です。

ワクチンは、日本では九歳以上の男女に承認されています。また、四五歳まではワクチンの接種が推奨されています。その理由は二つ。第一に、ＨＰＶ16型と18型の両方に感染する人はきわめて少数です。まだこの二つの型に感染していないなら、ワクチンが予防効果を発揮します。第二に、ＨＰＶに感染しても、ほとんどの場合は自然に解消します。しかし残念ながら、体に自然に備わっているＨＰＶに対する免疫は、強力とはいえません。したがって、過去にＨＰＶに感染したことがあったとしても、別のセックスパートナーからふたたび感染すると、かならずしも免疫によって守られるとはかぎらないのです。HPVワクチンはそのような再感染の予防を助けます。たとえばアメリカの疾病管理予防センター（CDC）は、男女両方にワクチン接種をすすめていますが、女子の接種にはるかに力を入れています。子宮頸がんを発症するのは女性だからです。しかし女性にかぎらず、ワクチン接種は男性にもメリットがあります――尖圭コンジローマや、ペニス、肛門、咽喉《いんこう》／口腔などHPVに関連して引き起こされるまれながんの発症を防げるからです。近年、男性の咽喉がんと口腔がんが増えているというデータもあります。以前に比べてオーラルセックスが一般的になり、それにしたがって口腔内HPV感染が増えているからだろうと考えられています。ワクチン接種で感染は予防でき、がんの発症も防げます。同性愛者のティーンエイジャーはとくにワクチン接種を検討すべきでしょう。女子には広くワクチン接種が行われていて、集団免疫が期待できますが、ワクチン非接種者である同性愛者の少年は、集団免疫によって間接的に守られるというメリットを受け取れないからです（二〇二三年二月時点で日本でも男子への定期接種を求める署名活動が行われています）。

セックスのパートナーが変わるごとに、HPV感染のリスクは一〇パーセントほど生じます。すでにいずれかの型のHPVに感染したことがあっても、HPV16型や18型にはまだ感染していない可能性は高いでしょう。ワクチンを接種すれば、将来、パートナーが変わることがあっても、感染を予防できます。平たくいえば、過去のパートナーの数が重要になるということ。パートナーの数が少なければ、それだけワクチンの効果が期待できます。この先、何人のパートナーを持つことになるか、それも重要な意味を持ってきます。パートナーが増えれば増えるほど、感染の潜在的リスクはそれだけ高くなって、ワクチン接種のメリットが大きくなります。しかも、過去に異常細胞の治療を受けたことがある女性は、子宮頸がんワクチン接種によって新たな発症のリスクを低下させることができるわけです。

ワクチンは安全で効果的

現在、ノルウェーでは、一二歳の少女の四人に一人が子宮頸がんワクチン接種を受けない選択をしています。[*74] 接種を拒否する理由は明らかにされていませんが、どうやら副反応の不安が広がっているようです。また、一二歳の娘がセックスをするのはまだ何年も先のことだから、ワクチンは必要ないと判断する親もいます。デンマークではメディアが副反応の不安を大きく取り上げた結果、ワクチン接種を受ける少女の数が急減しました。[*75]

アメリカでは、子宮頸がんワクチンに対する懐疑的な意見が根強く、論争も続いています。二〇一六年、一一から一七歳の子供を持つ親を対象に行われた、子宮頸がんワクチンに対する考えを尋ねる調査では、ワクチン接種で子宮頸がんを予防できると考えているのはわずか四〇パーセントにすぎませんでした。二五パーセントは、ワクチンは長期的な健康問題を引き起こしかねないと考え、三分の一は、医薬品メーカーが接種を推奨しているのは金儲けのためだと考えていました。また三分の一は、自分の子供にワクチンを受けさせるかどうか判断するための情報が不充分であると感じていて、ワクチン接種を義務づける法律の制定を歓迎する親は二一パーセントしかいませんでしたが、ワクチン接種を親の判断で拒否できるという但し書きが盛りこまれるなら賛成するという人は五七パーセントに上りました。[76]

日本では、セクシュアルデビューする年齢にさしかかっている二〇〇〇年生まれ以後の女性はほとんどHPVワクチンを接種していません。また、二〇一三年にHPVワクチンを接種した少女に痛みやしびれなどの症状が出たとして、厚生労働省が積極的接種推奨を差し止めている状況が続いています。

二〇一八年に、七万人の少女を対象に行われた調査「名古屋スタディ」の結果が発表されました。接種した集団と接種していない集団で、痛みやしびれが出た割合は変わらず、HPVワクチンと症状のあいだに因果関係は認められないことが明らかになりました。多くの産婦人科医は自分の子供にはHPVワクチンを打っているし、HPVワクチンの接種を強くすすめています。

ノルウェーではこれまでに五〇万回分近いワクチンが一六万人の少女に接種されました。そのうち六四五のケースで、ワクチンが原因かもしれない副反応が報告されましたが、そのうちの九二パーセントは重篤な副反応ではなく、接種した部位の腫れや痛み、発熱、吐き気、下痢といった一時的な症状でした。

二〇〇九年以降に報告された数少ない重篤な副反応は合計で五二件。そのうちの一〇件は慢性疲労症候群、五件が体位性頻脈症候群《たいいせいひんみゃくしょうこうぐん》（ＰＯＴＳ）でした。ＰＯＴＳとは、立ち上がったときに心拍数が上がったり、血圧が不安定になったり、疲労やめまいなどが起きたりする疾患です。ノルウェー医薬品庁の発表では、ワクチンを接種したグループでも接種しなかったグループでも、同年齢層での発症数に差異は見られませんでした[*77]。また最近ノルウェーで一七万五〇〇〇人の少女を対象に行われた研究でも、ワクチンを接種した少女に慢性疲労症候群の発症率が高いわけではありませんでした[*78]。つまり、そういった疾患の原因はワクチンではないと考えられるということです。

それにもかかわらず、重篤な副反応がありうるとする報告は、いつもきわめて深刻に受け止められます。ワクチン接種後のＰＯＴＳなどの発症例がデンマークで数多く報告されたことを受け、欧州医薬品庁は安全性に関する再調査を実施しました。この調査の結果が二〇一五年一一月に公表されています。結論は、子宮頸がんワクチンと、ＰＯＴＳや複合性局所疼痛症候群（ＣＲＰＳ）との因果関係を裏づけるデータはないというもの[*79]。そういった疾患はまれであり、子宮頸がんワクチンを接種した少女に発生する頻度はそれ以外の全員と比べて変わりません。また、ここでもやはり、ワクチンと慢性疲労症候群に因果関係は認められませんでした。デンマークとスウェーデンの女性三一〇万人を対象としたより最近のコホート研究でも、子宮頸がんワクチンと、自己免疫疾患と神経疾患を含む四四の重篤な慢性病とのあいだに因果関係は見つかっていません。唯一関連性が見られたのはセリアック病〔小麦などに含まれるグルテンによって引き起こされる自己免疫疾患〕ですが、これはデンマークの女性に限られていました[*80]。

これまでに全世界で一八〇万人の女性が子宮頸がんワクチンの接種を受けていますが、重大な安全上の問題があることは証明されていません。医薬品やワクチンには、この先も副作用や副反応のおそれがついて回ることになるでしょうが、軽度で一時的な問題にとどまりそうです。一方の子宮頸がんは、軽度で一時的な問題でないことは明らかです。

流産――隠すべきこと？

二〇一五年の夏、フェイスブックの創業者マーク・ザッカーバーグは、三三〇〇万人のフェイスブック上の友達に向け、ふだんとは雰囲気がちょっぴりちがう投稿をしました。[*81] 彼と小児科医である妻は、第一子となる女児の出産を楽しみにしており、娘のために世界をよりよい場所にする努力をしていく心がまえでいるという投稿でした。そう、よかったね――大勢の友達は、あくびをしながら〝いいね！〟をクリックしたことでしょう。謙虚を装った自慢話やセルフブランディングの代名詞のようになったフェイスブックでは、こういった私事の発表はありふれているからです。

でも、ザッカーバーグの投稿はそれだけで終わりではありませんでした。今回の妊娠に至る苦難の道をも打ち明けたのです――ふつうなら誰もしないような話を。数年前から子供がほしいと願っていた夫妻は、これまで三度の流産を経験したといいます。今回、四度の妊娠で、ようやく一人の子供（と一六〇〇万回の〝いいね！〟）に恵まれました。

流産とは、二〇週未満（日本では二二週未満）で胎児の成長が止まるか、胎児が子宮内で死亡して、妊娠を継続できなくなることを指します。下腹部痛や腟からの出血があるため、妊婦本人が気づく例が多数を占めます。とはいえ、妊娠中に出血があってもとくに異常ではありません。妊娠した女性の四人に一人は妊娠初期に出血を経験しますが、出血した人のうち流産するのは一〇人に一人です。[82] それでも、妊娠中に出血があったらかならず病院で検査してもらいましょう。

　流産は妊娠初期に起きやすい合併症の一つです。日本では、臨床的妊娠——超音波検診で一個以上の胎嚢《たいのう》が確認されること——の一五パーセントほどで起きます。妊娠検査で妊娠が確認される前に起きる流産もあります。これは一般に化学的流産と呼ばれていて、化学的流産も計算に入れると、生育可能な妊娠に至るのは受精卵の半数ほどにすぎないと思われます。[83] つまり、成功する妊娠と流産は、同じ数だけ起きているのです。

　最近の妊娠検査薬はとても精度が高く、信じられないほど早期に妊娠を検出できます。でも、子供を望んでいるなら、検査薬を使うのはかならずしも賢明なこととはいえません。なぜかというと、大部分の流産は受精から数週間のうちに、つまり次の月経開始予定日より前に起きるからです。妊娠初期は流産の危険が高いので、がっかりしたくないなら月経開始予定日を過ぎるまで検査を待ったほうがいいでしょう。その二週間の差で——つまり妊娠六週目に入っていれば——流産のリスクは一〇から一五パーセント程度まで低下します。その時点で陽性の結果が出れば、あなたはおそらく八カ月後にお母さんになります。八週に入れば、流産のリスクは三パーセントまで低下し、三カ月以降は〇・六パーセントで安定します。[84] 一週過ぎるごとに、万事順調に進む確率はどんどん高くなっていくのです。

　妊娠したことを周囲に話すのを三カ月まで待つ人が多いのは、流産の不安があるから。この秘密主義の陰には、万が一何かあったとき、女性本人の心理的負担を軽くするという目的があります。待望の赤ちゃんを失うだけでつらいもの。それに加えて、この前話したうれしいニュースは忘れてちょうだいと友人や家族に連絡しなくてはならないわけです。妊娠をオープンにする期限を三カ月とすべきかどうかには議論の余地があります。どうしても期限を決めておきたいなら、もうひと月早めて八週くらいにしても大丈夫でしょう。

この秘密主義があるがために、残念ながら、流産は隠すべきことであるという意識を多くのカップルが持ってしまっているように思います。流産のあと、こんなことを言ってくる人が少なくありません——「あんなに早くからみんなに話しちゃって、大丈夫なのかなって心配してた」。これではまるで、おなかの赤ちゃんのことを話題にしただけで、赤ちゃんは死んでしまうとでもいうようです。そんなバカなことがあるはずがありません。マーク・ザッカーバーグは、流産とは孤独な経験だと綴りました。「流産の話をする人は少ない。そんな話をすると、引かれてしまうんじゃないか、中傷されるんじゃないか——自分に何か欠陥があるか、流産の原因になるようなことをしたのではないかと言われるのではと怖いからでしょう。だから誰にも打ち明けないまま、一人で苦しむのです」

流産の原因にまつわる誤解

そう思うのはザッカーバーグ一人ではありません。学術誌『産婦人科学（*Obstetrics & Gynecology*）』に掲載されたある研究によると、流産を経験した人の半数近くが、自分のせいだとか、何かいけないことをしてしまったせいだと考え、孤独や恥の意識を感じていました。[*85] そんな話に触れると、悲しくなってしまいます。だって、この人たちが自分を責めているのは、世間の多くが流産の原因について誤解しているせいなのだから。同じ研究は、流産の最大の原因はライフスタイルの選択——たとえば喫煙や飲酒、ドラッグなど——だと信じている人が四分の一に上ると指摘しています。重量物を持ったり、ストレスをためたりといったことが流産につながると考えている人もたくさんいます。母親と赤ちゃんのネットフォーラムでは、コーヒーやバブルバスも流産の原因に挙げられていました。

現実には、流産の原因は母親の（そして父親の）過失ではありません。一番多い原因は、胎児の染色体異常——受胎の時点ですでに決定されている遺伝コードのエラーです。妊娠する前に、お酒や不健康な食事やソーシャルスモーキング〔ふだんは喫煙しないが、不特定多数の喫煙者が集まる環境では喫煙すること〕を楽しんでいたとしても、それは原因ではありません。

母親と父親の遺伝物質が合わさって、この世に一人しかいない人間のレシピができあがります。そのレシピには正確に従わなくてはなりませんが、レシピの内容は想像以上に複雑です。これといった理由がなくてもエラーが頻繁に起きるのは不思議でもなんでもありません。流産とは、長く生きられる健康な子をできるだけ確実に産むために体に備わった、一種の制御機構です。流産はとてもつらい事実ではあるけれど、体がみなさんのために正しい選択をした結果だと考えましょう。

流産の原因が母親（あるいは父親）にある可能性を探るのは、二度、三度と続けて流産してからでも遅くありません。それ以下なら異常な頻度とはされません。流産を繰り返す場合、その原因として、解剖学上の異常からホルモン障害、自己免疫疾患、遺伝性血液疾患まで、あらゆるものが候補に挙がります。こういった疾患があるからといって誰のことも責められないし、治療できる可能性だってあります。

流産のもっとも多い原因は単なる不運であるとはいえ、リスクを高める要因のいくつかは判明しています。なかでも大きな要素は母親の年齢です。デンマークで行われた研究で、三五から三九歳の女性の全妊娠の二五パーセントは流産に終わっていました。二五から二九歳では一二パーセント。[*86] 四〇歳になると、出産に至る妊娠は半数ほどにすぎません。主な原因の一つは、卵子の質が低下して、染色体や遺伝子にエラーが起きて胎児が発育できなくなる例が多くなることです。

妊娠中にたばこを吸ってはいけないことは誰でも知っていますね。妊娠がわかったら即座に禁煙しましょう。でも、妊娠がわかる前は？　まだ気づいていなかったとき、パーティでたばこを吸ってしまったけど、それはどうなの？　過去最大規模の系統的レビューによれば、喫煙と流産には明らかな因果関係があります。[*87] 一〇〇人の非喫煙者と一〇〇人の喫煙者が妊娠した場合、非喫煙者では二〇人が流産し、喫煙者では二六人が流産します［4］。一〇件の流産のうち一件で、原因は喫煙と推測されますが、[*88] よほどの本数——一日一〇本以上——を吸わないかぎりリスクが目に見えて高くなることはありません。[*89] つまり、妊娠の最初の数週間にちょっとだけソーシャルスモーキングした程度なら、自分をひどく責める理由にはならないし、不安を感じる必要もないということです。

同じ原則は、お酒にもある程度まで当てはまります。飲酒は胎児にきわめて有害です。でもどれだけの量を飲んだらダメージが生じるのかはわかっていません。どれだけ飲むと胎児に悪影響が及んだり、死んでしまったりするか確かめるのは容易なことではありませんよね。妊娠中の女性にお酒を飲んでもらって、どれくらいの量で流産するか、胎児に害が及ぶか実験するわけにはいきませんから。限度がわからない以上、医療従事者としては、アルコールはいっさい飲まないようにと助言するしかありません。用心のためです。

しかし、断酒するのが唯一の正しい方法であるということで全員の意見が一致するわけではなく、何を信じていいかわからなくなります。著者の一人、ニナは自分が妊娠したときにそのことを実感しました。たまに赤ワインを一杯飲むくらいはまったく問題ないと大勢の医師からいわれたりもしました。世界的に有名な経済学者エミリー・オスターは、人によっていうことがまるでちがう現状にうんざりして、アドバイスの裏にある理屈を調査しました。その結果をまとめた『お医者さんは教えてくれない：妊娠・出産の常識ウソ・ホント』（東洋経済新報社）によると、妊娠中は一滴たりともお酒を飲んではいけないという表向きのアドバイスを裏づけるエビデンスは、ほぼないに等しいとのこと。[*90] ワインを小ぶりのグラスで一杯、あるいはビールをグラス一杯程度を同じ週の別の日に飲むくらいであれば、子供の発育や知性に長期的な影響が及ぶことはないそうです。またオスターによると、いっさいのアルコールを控えるべしという表向きのアドバイスは、自制の効かない女性を想定したもの――たとえば誕生日に乾杯だけつきあうつもりで一杯飲んでしまったら、そのまま一本空けてしまうだろうという前提――に基づいています。女性の自制心を見くびりすぎているという彼女の見解に、わたしたちも賛成です。女性の大部分は、現にまるまる九カ月間、お酒を断つことに成功しているのだから。

でも、妊娠検査で陽性が出たとき、みなさんが不安に思ったのはたぶん、ディナーの席で赤ワインをグラスに一杯だけ飲んだことではないでしょう。妊娠したとわかった瞬間、女性たちが思い出すのは、何週間か前に出席した飲み会のこと、一杯や二杯をはるかに超える量のアルコールを飲んだ夜のことです。二〇一二年にデンマークで行われた集団ベースの研究で、妊娠初期の三カ月間、週に四杯以上お酒を飲むと、流産のリスクは二倍になることがわかりました。[*91] したがって、理屈の上では、妊娠が判明する数週間前に大酒を飲んで酔っ払ったことがあるとすると、それが流産に結びつくリスクはあります。しかし、だからといってかならず流産すると決まったわけではありません。また、たとえ流産したとしても、お酒を飲んだことが原因だとは断言できません。どのみち流産していたのかもしれないのです。だって、流産がどれほどの頻度で起きているものか、少し前の説明を思い出してみて！

さて、ネット上にあふれているいろんな噂の真偽はどうでしょう。重量物、ストレス、それくらい誰でも飲んでいるといいたくなるような量のコーヒー。それが流産につながることはありません。前日にコーヒーを一〇杯も飲んだというのでもないかぎり、リスクというほどのリスクはないのです。[*92] クロスカントリー・スキーの女王マリット・ビョルゲンは、妊娠中も毎日六時間のトレーニングや練習を続けていましたが、無事に出産しています。また、ビタミンのサプリメントをのんでも流産の予防にはなりませんが、[*93] 妊娠がわかった瞬間から——できれば妊娠したいと思うようになった瞬間から——ビタミンB群の一種である葉酸《ようさん》は摂取したほうがいいでしょう。胎児の神経管閉鎖障害を予防できます。

いまの時代、誰もが当たり前のように私生活をソーシャルメディアでシェアしています。妊娠に関係する個人的な体験は、公の場で話すようなことではないし、評判を傷つけかねない行為でもあるでしょう。でも、マーク・ザッカーバーグの家族に関する投稿で見たように、シェアに値する大切なメッセージもなかにはあります。流産の経験を率直に打ち明けたことにより、それは誰の身にも起きうることだし、どんな立場の人にとっても悲しいできごとであるということが世界中の人に明確に伝わりました。流産は恥ずべきことではありません。そして、ほとんどの場合は誰か一人や二人に原因があるわけでもありません。流産の経験があっても、ほとんどのカップルはその後、健康そのものの赤ちゃんに恵まれています。

前述した〝三カ月まで秘密〟ルールは、流産したとき周囲に伝えるつらさから女性を守るのは確かです。でも、このルールには、メリットよりデメリットのほうが多いのかもしれません。流産は決して特別なことではないという理解や受容を促すどころか、誤解や不名誉のイメージを助長することにつながりかねないからです。その結果、大勢の女性がいわれのない羞恥《しゅうち》や罪悪感を抱えて一人苦しむことになります——本当なら、周囲の支えや気遣いが何より必要なときでしょうに、ね。だから、いまこそオープンに話をするよう心がけていきましょう。

歳月は待ってくれない——子供を産めるのはいつまで？

三十路《みそじ》が近づくと、こちらの私生活に口出しをする権利があると勘ちがいする他人がなぜか増えます。「年齢には勝てないのよ！　そろそろ子供のことを考えなくちゃ」。こちらが独身だろうと、新しい人と交際を始めたばかりだろうと、仕事と結婚しているような毎日であろうと、おせっかいな人たちは気にしません。いましていることをすべて放り出し、最初につかまえた男性と即座に子作りに励みなさいと言わんばかりです。

子供を産むことを考える……ね。子供を産みたいとは思っていても、なかなかできずにいる女性は大勢います。子供がほしい人でも――そもそも、ほしくて当然ではありません――その前にクリアしなくてはならない問題がたくさんあります。わかりやすいところでは、この人となら子供を持ちたいと思える相手、しかも自分について同じように思ってくれるような人を見つけるという難題が。しかし世の中はうまくいかないもので、若くてかわいらしい女性が二杯ほどお酒を飲み、ほろ酔いかげんで目をきらきら輝かせながら、子供を産んで落ち着きたいのと口にした瞬間、一目散に逃げていく男性は珍しくありません。

わたしたちにはあいにく、理想のパパを見つける手伝いはできません。でも、口を開けば「子供はまだ?」と訊いてくる人たちに対抗できるちょっとした切り札を授けることならできます。〝子供はまだ攻撃〟にさらされてストレスがたまっているなら、ちょっとした慰めにもなるかもしれません。

手始めに、いくつかの事実を挙げましょう。子供を希望する全カップルのおよそ七五パーセントは、半年以内に妊娠し、八五から九〇パーセントは一年以内に妊娠します。[*94]〝不妊〟の定義は、避妊せずに性交しているのに妊娠しない状態が一年間続くこと。これは全カップルのおよそ一〇から一五パーセントに当てはまりますが、話はそこで終わりません。不妊とされたカップルのうち、半数は次の一年間で自然に妊娠します。この人たちは不妊ではなく〝不妊症ぎみ〟に分類されます。子供ができにくいけれど、時間をかければ妊娠できる人たちです。全体で、異性愛の人たちのおよそ九五パーセントは、時間の制限がなければ通常の性交を経て子供を持つことができます。

次に年齢という問題があります。女性の社会進出が進み、一般的になるにつれて、初産《ういざん》の平均年齢は着実に上昇を続けています。二〇一四年、ノルウェーのオスロに住む女性の初産の平均年齢は三〇・八歳でした。[*95] アメリカでは、二〇〇〇年には二四・九歳でしたが、二〇一四年には二六・三歳に上昇しました。[*96] 初産の年齢が以前より上がっている主な理由は、学歴が高くなったこと、子供を産む前にキャリアを築こうとする人が増えたこと。一方で、医学界は女性に向けて警告を発しています――年齢が上がるにつれて自然に妊娠する確率が目に見えて低くなるというデータを示し、出産を先延ばしにする前によく考えましょうねと促しているのです。これには根拠があります。そのうちの一つを挙げると、母親の年齢が高くなるほど妊娠合併症のリスク、子供に先天性の異常が生じるリスクが増すからです。問題は、三〇歳の誕生日を過ぎると妊娠しにくくなるというのは本当なのか、それとも単なる脅しにすぎないのかということです。

健康な女性を対象に、妊娠しやすさを調べた最新の研究を見てみましょう。自然に妊娠する女性は、年齢が上がるごとに少なくなっていきますが、その落差は世間が想像しているほど大きくはありません。ある研究は子供を望んでいる七八二組のカップルを追跡調査しました。[*97] その結果、一九から二六歳の女性のグループの妊娠率は明らかに高く――一年以内に九二パーセントが妊娠

——年齢が上がるにつれて妊娠率は下がっています。しかし二十代後半から三十代はじめの女性の妊娠率に大きな差は見られませんでした。二七から三四歳の女性が一年以内に妊娠した率は八六パーセント。これが三五から三九歳になると、同じく一年以内に妊娠した率は八二パーセントです。ほかの研究でも似たような結果が出ています。三〇〇〇人の女性を対象としたデンマークの研究では、三五から四〇歳の全女性の一年以内の妊娠率は七二パーセント、排卵日を狙って性交した同年齢グループの女性では七八パーセント。三〇から三四歳のグループでは、八七パーセントでした。[*98]

このデータからどのような事実が読み取れるでしょうか。仮に、すべての女性が高校を卒業すると同時に妊娠に向けた努力を始めた場合、子供ができないのは一〇人に一人です。二〇年後、その数字は一〇人に二人または三人に増えます。しかし裏を返せば、大半の女性は三十代後半になっても妊娠できているということになります。

子供がほしいのにできない人にとって、年齢は直接の原因ではありません。まずは三分の一のケースで男性側に理由があることを指摘するべきでしょう。男性の年齢も関係があるのです。残りの三分の二で、女性側に理由が——または理由の一部があります。では、何が問題なのでしょう。不妊の最大の原因は、排卵をコントロールしているホルモンの分泌が不充分であることです。ホルモンバランスが崩れる多嚢胞性卵巣症候群が原因のことが多いようです。次に卵管のダメージが挙げられます。これはクラミジアなどの性感染症が原因かもしれません。細菌の侵入によって卵管が炎症を起こし、瘢痕が残ってしまうのです。また、子宮内膜が本来あるべきでない場所で増殖する子宮内膜症も不妊の原因になります。最後にもう一つ、子宮筋腫も妊娠を妨げることがあります。不妊の原因としてよくあるのはこういった疾患やトラブルで、年齢ではないのです。

ただ、年齢が上がるにつれて流産のリスクは高くなります。少し前に説明したように、三五歳を超えると流産のリスクは二倍になります。[*99] つまり、三五歳未満の女性に比べて、三五歳以上の女性は流産しやすいといえそうです。

年齢が妊娠する確率にマイナスの影響を及ぼすのは明らかです。また流産や妊娠合併症、ダウン症候群など遺伝子疾患の割合も高くなります。それでも大半の女性は、三十代後半にさしかかってからでも〝昔ながらの方法〟で健康な子供を出産しています。特定の女性が不妊に悩むことになりそうかどうかを統計から予測するのはもちろん不可能ですが、二八歳の時点で妊娠を希望したとしても、同じように不妊に悩んだ可能性はあるでしょう。子宮内膜症や多嚢胞性卵巣症候群の疑いを指摘されたなら、あるいはクラミジアに感染したことが何度かあるのなら、〝妊活〟を始める時期をあまり先延ばししないほうがいいかもしれません。思った以上に時間がかかってしまうことがあるからです。

〔1〕正確な数字を把握するのはむずかしい。ほとんどの場合は症状が出ず、手術件数から推測するしかない。

〔2〕マイコプラズマがどの程度まで骨盤内炎症疾患に関与しているか、医師のあいだでも意見は一致していない。この分野の研究はまだ数えるほどしか存在しないけれど、小規模の個人研究では、マイコプラズマの関与が示唆されている。用心に越したことはない。

〔3〕軽微な変化の六〇パーセントは自然に消失し、三〇パーセントは安定した状態を保つ。高度な変化へと進むのはわずか一〇パーセントで、一パーセントは生涯のあいだにがん化する。

〔4〕非喫煙者と比較した場合、喫煙者の流産の相対リスクは一・三二倍。この例では、非喫煙者の流産のリスクを二〇パーセントとした。これは高すぎるかもしれないが、相対リスクをわかりやすく示すためにこの数字にした。

あとがき

波瀾万丈《はらんばんじょう》の長い旅でしたね！　この本を書いたコンビと同じように、みなさんがたくさんのことを学び、ときにはちょっと驚いたりもしてくれたとしたら、わたしたちも書いた甲斐《かい》があったというもの。女性器はとてもすてきなものです。女性器を備えている自分をぜひ誇りに思ってください。この本を読んで好奇心に火がつき、自分の性器のことをもっとよく知りたいと思いはじめてくれていますように。どんな分野にもいえることですが、学ぶべきことがなくなることなんて決してありません。それに、医学は日々進歩を続けています。だから、どうか学ぶ姿勢を忘れないで。

残念ながら、自分の性器は謎のかたまりで、しかも恥のもとでしかないと信じている女性はたくさんいます。性器には山ほどのトラブルがつきものだし、わたしたちのすてきな相棒である生器はたいがいのことに耐えられるようにできていますが、それでもジレンマや病気に直面することだってあります。それでも、タマを蹴られて悶え苦しむ心配をせずにすむのはラッキーでしょう？　性器にトラブルがあると、誰にも相談できない、恥ずかしいと思ってしまいがち。喉の痛みや椎間板《ついかんばん》ヘルニアのことを話すのと同じように、性器の問題を開けっぴろげに話す人はあまりいませんから、脚のあいだに何かいつもとちがったところが見つかったとき、心細さと不安に押しつぶされそうになる人はたくさんいます。でも、この本を読み通したあなたにはもう、胸を張って婦人科病院に行けるだけの知識が身についているはず。いまある異常は心配すべきものなのか、肩の力を抜いて様子を見ていてもよさそうか、これからは自信を持って判断できるでしょう。

また、性器やセックスライフについてこれまでネガティブな考えにとらわれていたとしても、そこから少しでも解放された気持ちになってくれているのではないかと思います。膣性交ではオーガズムを得られないとか、性器ヘルペスにかかっているのではないかと心配だとか、あるいは性器の形が解剖学の教科書に載っている挿絵《さしえ》と似ても似つかないとか、そういったことから自分はどこかヘンなのではないかと悩んでいる女性は大勢います。この本で紹介してきたように、そういった誤解はとてもよくあることです。

何から何までセックスに関連づけられているような世の中で暮らしていると、体の価値は見た目や機能では決まらないこと、裸の体はいつもセックスと結びつくわけではないことをつい忘れてしまいます。ベッドでの、あるいは外見の魅力を物差しにして自分の価値を決めたり、何かを自分の欠点だと思いこんで、そのことばかり気にしたりして終わる日もあるでしょう。でも、あなたのセックスライフはあなただけのもの。あなたの思いどおりにしていいのです。大切なのは、一人でするときも、パートナーとするときも、いまのままのあなたの体を楽しむこと。何でもかんでもやれる人ばかりではないし、同じ外見をしている人はほかに一人としていないのです。体なんてみんな同じといってしまえばそれまでだけれど、でも、あなたのその体をどうか大切に慈《いつく》しんでください。体に替えはないのですから。

謝辞

次にお名前を挙げる方々に心の底からの感謝を伝えたいと思います。マリウス・ヨハンセンは、すばらしい人物であり、すばらしい医師です。この本の医学情報に誤りがないか、綿密にチェックしてくれました。別のプロジェクトでぜひまたご一緒できたら幸せです。ほかにもさまざまな分野の専門家の方々にお知恵を拝借しました。話を聞かせてくれ、原稿を通読し、アドバイスをくれた、キャルタン・モー、トロン・ディセット、カリ・オルムスタッド、スヴァイヌン・ソルビー、ヨルン・トリン、アンネ・リサ・ヘルゲセン、アンネシュ・ロイネバルグ、エシュテル・ヴァンケ、ベリト・アウシュトヴェグ、ライドゥン・フォルダに、感謝を捧げます。講義中にさまざまな疑問に答えてくれたり、講義の合間の休み時間に辛抱強く会話につきあってくれたりしたオスロ大学医学部の教授陣にも感謝します。この本の記述にもし誤りがあるとすれば、すべて著者二人の責任です。

有益で刺激的な学びの場を提供してくれている《Medisinernes Seksualopplysning Oslo》《Stiftelesen SUSS-telefon》《Sexog samfunn》《Olafiaklinikken》の各団体の過去のメンバー、そして現在のメンバーにも感謝を捧げます。原稿を読み、検討し、説明が込み入っていてわかりにくいところを指摘してくれた友人や同僚に、心から感謝しています。

わたしたちのブログの読者のみなさん、そして新たなトピックを提案したり、疑問を投げかけたり、わたしたちを応援してくれたりしたみなさん、本当にありがとう。この本は、あなたたちのために書きました。

担当編集者ナズニーン・カーン＝オストレムに、特大の感謝を捧げます。生理からパンクロックに至るまで、あらゆるトピックをめぐっての議論は楽しく、あなたがすべてに目を配ってくれているのだからと思うと、本当に心強かったです。そして、この本にぴったりの挿絵を描いてくれたイラストレーターのテグネハンネ（ハンネ・シグビョルンセン）にも。彼女のユーモアがいつもチームを明るくしてくれました。また、北欧発の本をアメリカ向けに仕上げてくれた出版社クエルカスのチームにも感謝しています。

そして、やっぱり家族にも感謝の気持ちを捧げなくては。

ニナより

この本のアイデアは、息子とちょうど同じころに生まれました。忍耐強く思いやり深いボーイフレンド、フレドリクの支えがなければ、両立はむずかしかったでしょう。フレドリク、あなたは男の中の男よ。そしてマッズ、あなたはママの小さなお日様です。大きくなってママの本を読んだら、顔から火が出る思いをするでしょうけれど。女性の秘部について、夕飯のテーブルではあまり話題にしないように気をつけるわね。そしてママ、パパ、ヘルク――私は最高の家族に恵まれました。

エレンより

世界最高の家族であるママ、パパ、ヘルゲ、本当にありがとう。処女膜や外陰部の痛み、ヘルペスなどなどについて、一人で延々とぼそぼそつぶやきつづけている私に、三人とも根気強くつきあってくれました――ときには公の場、そんな話題がとんでもなく不適切な場所でも。わたしとニナを、女性の性の健康に関するノルウェー人パイオニアであるカール・エヴァンになぞらえたおじいちゃんにも感謝しています。みんな、言葉では言い表せないくらい愛してるから！　そして誰より、ヘニングにありがとうと伝えたい。あなたに感謝している理由は、ここにはとても書ききれません。

ニナ＆エレン

ではみなさん、楽しい読書を！
ノルウェー、オスロにて

医療監修者あとがき

性教育をしたいと思って産婦人科医師になり、もうすぐ二〇年になります。教育のプロとは到底言えませんが、学校における性教育外部講師の立場から日本の性教育を取り巻く現状を眺めてきました。

日本の性教育は、世界的に見てかなり後れていると言わざるを得ません。一九九二年に学習指導要領に「エイズ」が記載され、日本における「性教育元年」を迎えたものの、二〇〇三年には七《なな》生《お》養護学校で行われていた性教育に関してバッシングが起こり、七生養護学校側が最高裁で勝訴するまでの一〇年間、とりわけ東京都では性教育を行うことが難しい状況でした。そして二〇一八年には、東京都の公立中学の性教育に対するバッシングが再び起こっています。

現在日本の学習指導要領では、中学三年生に、性感染症予防としてコンドームについて教えることになっていますが、「受精に至るまでの段階は取り扱わないものとする」という歯止め規定があり、つまりセックスを教えずにコンドームについて伝えなければならないのです。そのため生徒が性感染症を自分事だと思えるような授業を展開することができず、現場の先生方も歯がゆい思いをしています。なかには学習指導要領に縛られない外部講師を活用して性教育を行う学校もありますが、そうした性教育を受けられない多くの若者たちが、インターネットやアダルトビデオからゆがんだ情報を取りこんでいるのが現状です。

他方、二〇一九年七月に視察をしたスウェーデンでは、日本で私が外部講師として中学三年生向けに行ってきた性教育の内容を、小学六年生で、生徒同士でディスカッションしながら学んでいました。避妊や性感染症、性的同意や性の多様性について、テレビの教育番組を使ってディスカッションする授業も盛んだそうで、日本との差を痛感しました。

また、日本では避妊法の導入も遅々として進んでいません。本書の一五一ページをご覧いただくと一目瞭然ですが、ノルウェーなどで導入されている避妊法の多くが日本ではまだ未承認です。女性たちが自分の体の状態や、ライフスタイルに合わせて、より手軽な方法も含めて自由に避妊法を選択できるような日が早く日本にも訪れることを願うばかりです。


こうした状況の中で、本書が刊行されることはとても意義深いと考えています。若い女性たちがこの本を読んで最先端の正しい知識や情報を身につけ、自分の体を守り、性や生殖に関して正しい選択ができるようになってくれれば嬉しく思います。避妊法の多くが日本でまだ導入されていませんが、その現状を知っていただくこともまた、性の問題を考える機会になるのではないでしょうか。そして多くの女性たちがこの問題に声を上げるようになれば、日本の状況も変わるにちがいありません。

本書では、著者らの了解を得て、必要に応じて日本の状況を補足しています。第4章の避妊法のIUSに関してさらに補足をするならば、未産婦にミレーナを装着してくれる病院は日本ではまだ限られていますが、以下のサイトにリストが載っています（https://www.huffingtonpost.jp/2018/11/10/ius-itiran_a_23585769/〔©HUFFPOST、田中志乃〕）。

本書の魅力は、性をポジティブに語っているところです。本来、性は豊かなものであるはずです。この本ではタブーや恥の意識にとらわれず、性や体のすばらしさが明るく語られていて、女性たちは自分の体に誇りを持てるようになるでしょう。また、科学に即して語られているのも重要な点です。価値観が多様化している現代、年代を超えて語り合うときの最低限の共通言語は、押しつけの倫理観ではなく、科学です。この本から、科学に裏打ちされた新たな知識をたくさん得られるでしょうし、選択肢も増えることでしょう。自分の体を自分で守る権利は、一人一人に保障されているはずです。この本で学んだことをみなさんの生活や選択に生かしていただけたらと願っています。この本を手に取ったすべての人が、豊かな自分らしいステキな性を摑み取ることができますように。

二〇一九年一一月

高橋幸子

【著者】

エレン・ストッケン・ダール Ellen Støkken Dahl
ニナ・ブロックマン Nina Brochmann

2人ともノルウェーの医師で、ここ数年は若者に向けた「性の健康」の教育的なアドバイザーも務めている。2015年に2人が医学生時代に開設したブログ《性器》がノルウェー最高のアクセス数を誇る健康情報ブログに成長し、本書のもととなった。原書 *GLEDEN MED SKJEDEN* はノルウェーで発売後にたちまち話題を集め、36か国で刊行決定の世界的ベストセラーとなる。2人で行ったTEDトーク「処女性にまつわる嘘」は300万回以上再生された。

【医療監修者】

高橋幸子 たかはし・さちこ

1975年生まれ。2000年山形大学医学部卒業。埼玉医科大学産婦人科医師。同大学医療人育成支援センター・地域医学推進センター助教。中学・高校・大学などで毎年100件ほど性に関する講演を行うほか、NHK「ハートネットTV」に出演して性の疑問に答えるなど、性教育の普及や啓発に尽力する。

【訳者】

池田真紀子 いけだ・まきこ

1966年生まれ。翻訳家。上智大学法学部卒業。訳書に、メアリー・ローチ『セックスと科学のイケない関係』『わたしを宇宙に連れてって』、マヤ・ルンデ『蜜蜂』(以上、NHK出版)、ケイトリン・ドーティ『煙が目にしみる：火葬場が教えてくれたこと』(国書刊行会)ほか多数。

校正：河本乃里香
本文組版：岩井康子（アーティザンカンパニー）

世界中の女子が読んだ！

からだと性の教科書

2019年12月25日　第1刷発行
2023年 2 月25日　第5刷発行

著　者　　エレン・ストッケン・ダール、ニナ・ブロックマン
医療監修者　高橋幸子
訳　者　　池田真紀子
発行者　　土井成紀
発行所　　NHK出版
〒150-0042　東京都渋谷区宇田川町10-3
電話　0570-009-321（問い合わせ）
0570-000-321（注文）
ホームページ　https://www.nhk-book.co.jp

印　刷　　亨有堂印刷所、大熊整美堂
製　本　　ブックアート

Printed in Japan　ISBN978-4-14-081805-3　C0098